共依存の倫理

必要とされることを渇望する人びと

小西真理子 著

晃洋書房

Contents

第2章

共依存の病理化……44

第5章 共依存とトラウマ論……145

序　章

共依存という生き方

1　映画『リービング・ラスベガス』

映画『リービング・ラスベガス』（一九九五）は、アルコールで死ぬことを決意したアルコホリック（アルコール依存症者、alcoholic）のベンと、そんな彼を全面的に受け入れ、彼の死に寄り添った娼婦サラのラブストーリーである。原作者のジョン・オブライエン（John O'Brien: 1960-1994）自身もアルコホリックであった。オブライエンは飲酒開始後すぐにアルコール依存症になり、二〇歳の時には仕事中にスキットル（携帯用酒入れ）を持参し、こっそり飲酒していた。治療を受けながら禁酒に成功した一九八八年から一九八九年の二年間で『リービング・ラスベガス』を執筆し、一九九〇年に出版。その後、再びアルコールの世界へと戻っていった。そして、映画化の契約が完了した二週間後の一九九四年四月一〇日、オブライエンは拳銃で頭を撃ち抜いて自殺した。このような背景から、『リービング・ラスベガス』は彼の半自伝小説ないし遺書、あるいは、彼の願ってやまなかった「ファンタジー」であると言われている。原作では、ベンとサラが出会う前の個々の物語が詳細に描かれており、二人の出会いは小説の後半である。しかし、マイク・フィギス監督は、この小説はアルコホリックの男と、娼婦の女の物語というよりも、男女のラブストーリーだと解釈し、その要素を抽出することで映画を制作した。主人公ベンをニコラス・ケイジ、サラをエリザベス・シューが演じた。ニコラス・ケイジは、アカデミー賞をはじめ、数々の主演男優賞に輝いた(1)。

ベンは人生に背を向けた男性である。ハリウッドの売れっ子脚本家だったベンは、アルコール依存症という病のために人生を失っていく。妻子には逃げられ、友人には拒絶され、仕事もくびになった。彼のかつての仕事を評価していた上司から受け取った退職金すべてを持って、ベンはラスベガスへ向かうことを決意した。アルコール販売に時間規制のあるロサンゼルスと違って、ラスベガスはアルコールを二四時間飲める歓楽街だ。ベンは酒を飲み続け、アルコールで死ぬために、ロサンゼルスの生活に終止符を打って、ラスベガスへと向かったのだ。

サラは孤独な女性であった。彼女の職業は娼婦。相手の望むことが手に取るように分かるサラにとって、それは天職だった一方、時に暴力的な客にひどい仕打ちを受けることもあった。仕事での稼ぎは、ギャングでヒモのユーリに没収され、サラは彼から絶えず暴力を振るわれていた。「俺はお前を殺せる」と脅され、何度かナイフで切られたこともあった。サラによれば、ユーリはサラがいつも悪いことをしたと思い込んで彼女を罰するパラノイア（異常で強烈な被害妄想を抱いている人）である。こんなにひどいことをされているのに、ユーリが泣くとサラはかわいそうだと思ってしまうのだった。

そんなベンとサラが、夜のラスベガスで出会った。ベンから一時間五〇〇ドルとの交渉を受けたサラは、モーテルに到着してすぐに仕事にとりかかろうとする。しかし、ベンは「君と話がしたい。ただ傍にいてほしい」と言う。孤独を抱えるサラが、孤独なベンを必要としたはじめての瞬間だった。二人でお酒を飲みながらいっしょに会話をすることにしたサラは、ベンになぜラスベガスに来たのかをたずねる。「死ぬまで酒を飲むためだ」と答えるベンに対し、サラは諭すようなことはしない。少し笑いながら、「それで、酒を飲んで死ぬまでにどれくらいかかるの？」と問う。「四週間くらいかな」とベン。

ベンの傍にいることに安らぎを覚えたサラ。たった一晩いっしょに過ごしただけなのに、ずっとまえから関係があったような気持ちになった。それに恐怖を感じたサラは、二度と彼と会うべきではないと思いながらも、夜のラスベガスで彼を探すのだった。ベンと再会したサラは、ますます気持ちを強めていく。彼といるといろんなことが急展開に起こって、いっしょにいるとすごく楽で、他の誰かになることなく、「私が私でいられる」と感じたのだった。

やがて、ユーリがギャング仲間の争いで殺されてしまう。しがらみがなくなったサラは、ベンを訪ねていっしょに暮らしてほしいと切望する。初めは「君は狂っている。アルコホリックといっしょにいることがどういうことか分かっているのか」と断ったベンであったが、サラがそれでもいっしょにいたいと伝えると、「絶対に酒を飲むなと言わない」ことを条件に、サラの申し出を受け入れる。ベンが自分の家で暮らすことを承諾してくれたことがうれしくて仕方がないサラは、ベンへのプレゼントを買いに行く。タクシーで帰宅したところ、自宅の前で酔っぱらって倒れているベンを見つけて満面の笑みを浮かべる。門の前で大家さんにこっぴどく文句を言われるが、謝りつつも喜びを隠せないサラ。部屋に入って、プレゼントをベンに披露する。その一つが、酒を入れるためのスキットルだった。スキットルを見たベンは、「俺は最高の女性といっしょにいるんだな」と涙を流す。プレゼントとは、相手が自分に与えたいと思っているものを意味するのだ。

サラはベンが飲み続けられるようにサポートする生活を始める。その一方、ベンはサラと出会って数日、とても調子がよく、酒を飲みつつも自分をコントロールできていた。サラはベンにとって「酒と均衡を保つ解毒剤」になっていたのだ。その「解毒剤」の効力が切れたのは、ベンとサラがカジノに行ったときのことだった。スタッフに話しかけられたベンは、狂ったように暴れだす。帰宅したベンはいったん眠りについたが、夜中に目を覚ますと飲みはじめ、吐き続け、サラの呼び声にやっと正気を取り戻す。記憶がないベンは、サラに昨夜何が起きたのかをたずねる。サラは暴れるベンを引きずりだそうとする警備員を説得して、ベンを家まで連れて帰ったという。「私たち」は二度とこのカジノに入らないことを約束して。今まで「自分（私）」だけが排除の対象だったベンは、サラがアルコホリックである自分と運命を共にしてくれたことに気づく。「君は酔っ払いの俺に訪れた天使なのか」とたずねるベン。すると、さっと背を向け「私はただあなたを利用しているの。あなたが必要なだけ。この話はもうおしまいにしましょう」と涙を流すサラ。その後、二人はどこに行ってもいっしょに追い出されることになる。

献身的にベンの飲酒を支えるサラであったが、ある日、腐敗していくベンにたまりかねてついに医者に行くようにお願いした。それを聞いたベンは、医者には行かないと主張し、サラの家を出てモーテルに行くと言った。この言葉を聞いたサラは声を荒げた。「あなたはここにいるの。モーテルになんて行かない。一つくらい私のためにしてくれてもいいでしょ！」この後、ベンは出先で会った娼婦をサラの家に連れ込み、それをサラに目撃させ、サラに自分を追い出させるのであった。

サラの家を出て行った後も酒を飲み続けていたベンは、ついにやってきた自分の死期を悟り、サラに電話して自分の場所へと呼び寄せる。サラが訪れた薄暗いモーテルで、ベンは瀕死の状態だった。「会いたかった。君は僕の天使だ。離れ離れになるようなことをして、ごめん」。そのモーテルで、二人は最初で最後の愛を交し合う。眠りから覚めたベンは、傍にサラがいるのを確認して、静かに息を引き取った。映画の最後、サラは語った。「二人とも時間があまりないことが分かっていたから、ベンが変わることを期待せず、ありのままの彼を受け入れた。彼も同じ気持ちだったと思う……私は彼が引き起こす騒動が好きだった。彼には私が必要だったし、だから、私は彼を愛した。本当に愛していた」。

物語において、ベンの「死」は明らかに絶望的なものとは表現されていない。「題材は暗いとしかいいようのないものを描きながら、一貫して底を流れる明るさ」が漂い、「救いを求めないいなかの救い(2)」とでもいうようなものが存在する。ベンを演じたニコラス・ケイジは、サラ役のエリザベス・シューの魅力を以下のように称賛した。

エリザベス・シューは私の演技を位置づけました。彼女の瞳を通してベンを見ることで、ベンを愛すべき人だと伝えることができました。私はベンとサラとの関係を人びとが信じないのではないかと心配していました。[3]

その心配にもかかわらず、彼は数々の賞で主演男優賞に輝いた。しかし、この映画には、言うまでもなく賛否両論があり、否定的な見解も見受けられる。映画で描かれている二人の「愛」は美しいかもしれない。他方、二人は互いの傷をなめ合いながら、変わることを拒絶し続けたとも解釈できる。挙句の果てにベンは死んでしまった。もっと早く、サラが無理やりにでも病院に連れていけば、ベンは一命を取り止めたかもしれない。本当に愛しているのならば、そうすべきだったのではないか。この二人の物語を監督・役者は「絶望のなかで見つけた真実の愛の物語」として描き、多くの人びとがそれに心動かされた。しかし、他方、この物語は、本書がこれから論じる「共依存」と呼ばれ得る現象を美化した物語として、人びとに一種の拒否反応を与えるのである。

2　共依存とは（個人的症状／関係性）

一九七〇年代末、アメリカのアルコール依存症の臨床にて、共依存（codependence, codependency, co-dependence, co-dependency）[4]という概念が生まれた。アメリカ各地のアルコール依存症の治療を専門とする施設において家族カウンセリングを担当していたセラピストやケースワーカーは、アルコホリックの治療を行うなかで、必然的に彼らの妻との面会も繰り返すようになった。その面会においてセラピストたちは、妻たちが自分自身のことは全く顧みず、常にアルコホリックのことばかり考えていることに気がついた。自分の生活すべてを賭けてアルコホリックを支えている妻たちの極端なまでの姿に、セラピストたちは注目するようになった。次第にセラピストたちは、妻たちのことをイネイブラー（支え手、enabler）と呼ぶようになった。イネイブラーは、アルコホリックへの自己犠牲的な献身や、アルコホリックからの暴力などに疲れ果て、その関係性から逃げ出すために安全と思われる場所へ一旦逃亡を遂げたとしても、次第に残してきたアルコホリックのことが心配になるため、進んで危険な場所へと帰って行く。「彼には私が必要。傍にいてあげたい」。そう言い残して、イネイブラーは去って行く。

誰の目から見ても破綻している関係性。そのような関係性のなかにとどまり続けようとするイネイブラーの深層には、「アルコホリックに必要とされること／依存されること」に対する依存がある。アルコホリックが健全になってしまえば、イネイブラーは必要でなくなってしまう。それを避けるため、イネイブラーはアルコホリックの病理を悪化させる行動を無意識にもとってしまうのである。したがって、一見アルコホリックを心身共に支えているかのようにみえるイネイブラーは、実は「アルコホリックの支え手」どころか「アルコホリックの病気の支え手（アルコホリックであり続けることを可能にする人）」なのである。このような観察から、アルコール依存症の専門家たちは、アルコホリックからイネイブラーを引き離すことがアルコホリックの回復にとって重要なことを発見したのである。

さらに、アルコホリックを抱える家族で育った子どもは、大人になってアルコホリックと結婚する確率が高いことも報告されるようになった。これは、新しい家庭においても両親の関係性を再現しようとする試みや、子どもの頃から背負っていたイネイブラーという役割を持続させようという試みであると考えられている。イネイブラーは、アルコホリックのような依存体質の人間を探しているのである。

イネイブラーに類似する症状は、イネイブラーのような個人的症状という意味にとどまらず、アルコホリックとイネイブラーのような関係性という意味も含む「共依存」と呼ばれるようになった。すなわち共依存は、個人的症状、および関係性の双方を含意する概念である。「共依存」という語は、アカデミズムの研究者ではなくアルコール依存症の専門家たちの観察によって生まれた。そのため、「共依存」という語が定着する過程において、「共依存」は明確な定義をされず、また、個人的症状と関係性の概念が明確に区別されることもなく使用されてきた。「共依存」は、ある著書では依存的な症状や行動を指し示す概念であり、ある論文ではカップルの依存的な関係性を指し示す言葉であり、別の著書のなかでは双方の意味で使用されている。これが「共依存」という語の実態である。

　このような共依存概念の混同について指摘している研究は二つある。第一に、社会学者のアンソニー・ギデンズ（Anthony Giddens）は、「共依存」という概念において、「嗜癖が相手の人に対して屈折した作用を及ぼし、相手はその嗜癖を中心に行動を展開させていくこと」と「関係性の相互作用的特性」という二つの事柄が混同していると述べている[5]。第二に、セラピストの遠藤は、「共依存」という言葉には、「イネイブラー自身の持つ対人関係態度とその元となる認知・情動・行動の特徴」と「嗜癖者とイネイブラーとの間の病的人間関係」という二つの視点が含まれていると指摘し、前者を共依存症、後者を共依存関係と呼び分けた[6]。本書では遠藤の案を採用し、「共依存」という語が、特に区別が必要であると考えられる場合に、個人的症状のみを指す場合は共依存症、関係性のみを指す場合は共依存関係と呼び分けることにする。また、「共依存者」は、共依存症、ないし、共依存関係にある者を指す言葉として使用する[7]。なお、個人的症状と関係性の双方の意味を含んでいることが、共依存概念の最大の特徴であると考えている[8]。

　共依存概念は、イネイブラーの個人的症状、および、アルコホリックとイネイブラーの関係性をモデルに成立した概念であるが、概念が浸透していく過程で飛躍的な意味拡張を遂げている。まず、共依存は、アルコール依存症以外の薬物依存症（chemical dependency）の領域や、ドメスティック・バイオレンス（以下ＤＶ）も対象とする概念になっている。より幅広く、「依存的な」個人的症状および関係性を対象として、「共依存」という語を使用する専門家もいる。このように、拡張された意味で使用され得る「共依存」という語には、明確な定義がない。これまでも共依存の定義については多くの専門家によって論じられてきたが、その場合においても、それぞれの研究者や専門家によって、何が共依存か、という認識が異なっている。したがって、「共依存」は一つの定義に縛られる語／概念というよりも、幅のある語／概念だと認識した方が理解しやすいし正確だろう。

とはいえ、これまで専門家たちが共依存にいかなる定義を与えてきたかを確認することは、共依存がいかなるものとして語られてきたかを具体的にイメージするのに役立つ。例えば、アメリカの共依存研究第一人者であるシャロン・ウェグシェイダー＝クラウス（Sharon Wegscheider-Cruse）は、共依存症を「他者あるいは他者の抱える問題への嗜癖、あるいはその問題との関係性への嗜癖」[9]と定義づける。日本の共依存研究第一人者の斎藤学は、共依存関係を「人に自分を頼らせることで相手をコントロールしようとする人と、人に頼ることでその人をコントロールしようとする人との間に成立するような依存・被依存の嗜癖的二者関係」[10]と定義している。ギデンズは、共依存者（a codependent *person*）を「自らの存在論的安心を維持するために、自己の欲求を定義してくれる人を、一人ないし複数必要としている人間」、共依存関係（a codependent *relationship*）を「同じような類の衝動強迫性に活動が支配されている相手と、心理的に強く結びついている間柄」と定義している。それに加えて、「関係性そのものが嗜癖対象となっている間柄」を固着した関係性（a *fixated* relationship）と称している[11]。その他、多くの専門家によって、共依存概念は定義や分類されてきたのであり、その過程で飛躍的な意味拡張を遂げることになるのだ（その他の共依存定義については注を参照[12]）。

3　見逃されてきた存在

これまで共依存は、セラピストやカウンセラーのような専門家たち[13]、依存症者本人たちによる自助グループ[14]、嗜癖（addiction）[15]を研究対象とする研究者たちによって[16]、その回復の手段を探すことを主な目的として研究されてきた。共依存に関連した書籍として思い浮かぶのが、まずこのタイプのものであろう。しかし、何よりもまず、本書は共依存からの回復方法を示すことを主要目的としたものではない。ただし、これまでどのような回復方法・理論が示されてきたかを紹介しているので、本書をそのような目的で読まれる場合は、興味関心と一致する回復理論の「いいとこ取り」をしていただきたい。そして、これは本書の中心的論点ではないが、本書には、共依存に苦しみ、そこから逃れたいと切に願っている共依存者に対して、その苦しみから解放されてほしいという願いも込められており、既存の回復論の尊重すべき点についても論じている。本書が出版される前に、そのような理解で本書が役に立ったという読者の意見にも触れており、それは私にとって本望であった。しかし、本書は、既存の回復論における絶対的な正当性の論拠として活用されることを一切意図していないことを断言する。そして、もし本書で紹介されている既存の回復理論に疑問をもたれた場合は、本書が共依存言説を追うことで浮かび上がらせたイデオロギーに注目していただきたい。本書はその疑問に対する答えの一つを提示するものかもしれない。

また、本書は「共依存」という語の学術的および概念的意義を示すことはあるが、その語の臨床における使用価値を強調し、その語の普及を目指すことを目的とはしない。これから示すように、共依存概念は現在非常に複雑なものになっているため、専門家がその概念を深く理解したうえで治療実践に生かすことは効果的と思われるが、むやみにその語を使用したり、簡略化された説明でクライエントに説明したりすることは、誤解を生む危険性があると考えている。そういった意味では、本書は、共依存概念がいかなるものかを示す一助になると考えている。今日、日米両国において、「共依存」という語が臨床から消えつつある。その一方、臨床現場で根強く共依存概念を応用した治療が行われたり、現代のネガティブな現象を批判するにあたって共依存概念を使用した書籍等が発売され続けていたりもする。本書が「共依存」という語を使用することの影響は否めないが、本書は「共依存」という語の普及を目指すのではなく、これまで語られてきた、そして、今も根強く語られている共依存概念を取り巻く言説に着目することで、現代社会に定着・蔓延している倫理観について疑問を提示するものである。言い換えれば「病理概念としての共依存」が著しい意味拡張を遂げ続けている背景にあるイデオロギーへの批判書である。あるいは、「共依存」という語で呼ばれている（または呼ばれ得るが別の表現で描写されている）現象における諸問題について倫理的な考察を行うものである。狭義には、本書は、そのような「現実」を念頭に置いたうえで、現代社会の諸問題を考えることを提案するものである。本書に内在する問題関心を最も集約した概念が「共依存」であるため、本書のテーマは「共依存」となった。本書を読まれる方のなかには、本書が「共依存」という言葉を使用して描写している諸々の症状、出来事、関係性などが、現代においては別の言葉や言い回しで表現されていることに気づく方もおられるであろう。「共依存」という語をたとえ使用しなくても、この概念の歴史が意味するものは、今もなお現代社会に深く影響を与えているのであり、ここに存在するイデオロギーは根深いものである。

以上に示した目的を達成するために、本書では共依存の回復論をはじめ、既存の回復論を批判的に検討する。しかし、だからといって、既存の回復論を全否定するつもりはまったくない。これらの回復論によって、耐え難い苦しみを乗り越えることができた多くの者が存在することは明白であるため、私はそれらの回復論に対しても敬意をもっている。しかし、本書で焦点を当てるような対象が、既存の回復論の普及と引き換えに不可視化されていることは大いに問題であると感じており、それについて共依存概念を媒介としてその事実を浮かび上がらせたいと考えている。また、本書は異性愛カップルの言説を中心として展開されているが、そのことが性の多様性を否定しているわけではないことは確認しておきたい。

本書では、共依存言説について、心理学や社会学をはじめ、領域を超えて再検証することを通じて、これまでの共依存研究における以下の三つの問題点の解決を目指す。第一の問題は、共依存概念生成の歴史が、詳細に研究されてこなかったことである。共依存は医学界より定義が曖昧でその存在自体が疑わしいと批判されている。この批判が生じる原因のうち最も顕著なのは、共依存概念生成の歴史が曖昧だということである。共依存の概念史を検証すれば、それが共依存の病理化の歴史であることが分かる。しかし一方、その概念史において、共依存の病理性は、完全なる病理として成立しているとはいえず、共依存概念は、常に非病理性を抱えた両義的なものとして現れてくる。共依存の病理性は共依存概念史において重要な論点であるにもかかわらず、それについて論じている研究においては、共依存の精神医学的病理の確立を目指しているものや、その病理性における曖昧さの事実のみを記述しているものが多く、病理性における両義的側面の歴史的必然性に対する指摘は見当たらない。さらに、共依存概念は飛躍的な意味拡張を遂げているため、「共依存」という語が使用される際に、その言葉が一体何を意味しているのかが不明瞭なまま使用され、それが原因で臨床において不適合を引き起こす危険が懸念される。

この問題を解決するために、第Ⅰ部（第1〜3章）において、共依存概念生成にはじまり、共依存という現象がいかに病理化されてきたのか、そして現在、共依存概念はどのような意味で用いられ得るのかを歴史的に検証し、概念生成以後、著しい意味拡張を遂げた「共依存」の現在における意味範囲を明確にする。そして、病理と非病理の狭間をさまよう概念である共依存概念の実像に迫り、共依存の「病理性」が曖昧なものであること、また、共依存概念の病理性に元来含意されていた神経症的要素や、支配性の文脈が、意味拡張の過程で薄れていっていることを示す。

第二の問題は、これまで共依存の倫理的考察がされてこなかったことである。共依存が物語られるとき、物理的な暴力や、共依存関係にある者同士が、互いを単なる手段として利用しているあり方や利己的なあり方などに対する倫理的な批判がされてきた背景がある。この事実は、共依存を倫理的に考察する必要性を説いている。

そのために、本書の第Ⅱ部では、共依存の各種療法、理論研究、フェミニズム批判などを分析することで、共依存の回復論のなかに、自立主義・自律主義・個人主義を背景とする一定の倫理観が存在することを浮かび上がらせることを試みる。最終的には、共依存概念を分析することで導き出される、共依存にまつわる諸問題を倫理的に扱うための基盤を提示することを目的としている。

第三の問題は、前述の共依存理論における倫理観が、共依存にまつわる一部の現象に対する否定・排除を生むことである。これまでの共依存研究は、他者との関わり（依存）の重要性を指摘した上でもなお、最終的には回復者としての自立を目指すためのものであると言える。この理論に潜む倫理観は、もちろん問題解決の一つのあり方を示す重要なものである。しかし、他方でこの倫理観は、「関係性におけるあるべき姿」を示しており、この流れにそぐわないものは「未熟」ないし「不健全」とみなすものである。

本書では、従来の共依存研究が見逃してきた、あるいは否定してきた、共依存者の生き方を肯定することを最大の目的とする。共依存者のなかには、治療や他者の介入を通じて現状の「改善」を拒否することで、あるいは、そのようなことを想定しないで、その「悲劇的な人生」のなかに「肯定性」を発見し、「不幸」のなかの「幸福」を見つめて生きている者がいる。共依存的なあり方こそが幸せの形だと考え続ける者もいる。本書では、このような共依存者の人生を、他者が評価することの危険性について考えたい。

したがって、本書は、共依存の概念史を提示すること（第Ⅰ部）、共依存にまつわる各領域の理論を整理・分析し、そこに存在する倫理観を暴き出し、そこから生まれる排除的思想を明らかにすること（第Ⅱ部）を目的とする。この研究を通じて、臨床の専門家や各領域の理論家が見逃してきた共依存における「現実」を描き出し、これまでの研究に見逃されてきた倫理を提示する。

注

（1）小林理子（ジョン・オブライエン）一九九六、二四一頁；Whitney, 2015.

（2）小林、一九九六、二四二頁。

（3）DVD『リービング・ラスベガス』（二〇一〇）収録インタヴュー。

（4）「共依存」という日本語に訳されている英語は、厳密には四つある（codependence, codependency, co-dependence, co-dependency）。「codependence」と「codependency, co-dependency」は使い分けられていることもある。例えば、ピア・メロディの『児童虐待と共依存』の翻訳において、「codependence or codependency」という箇所を翻訳者は「『共依存 codependence』もしくは『共依存症　codependency』」（三二五頁）と訳している。あるいは、co-dependence を関係性、co-dependency は個人的症状を示す「共依存」として使い分けているものもある。しかし、ほとんどの場合は混同して使用されている。

（5）Giddens, 1992, p. 89.

（6）遠藤、二〇〇一、一〇二—一〇三頁。

（7）共依存者（codependent, co-dependent（person））は共依存症者と和訳されていることもある。確かに共依存症は個人を指す用語であり、共依存に関わる個人を共依存症者と定義するのは不自然ではない。しかし本書では、共依存症と共依存関係に優劣をつけないため、共依存者という語を採用する。

（8）本書では、「共（co）」という契機、すなわち、個人の症状だけでなく、関係性それ自体も病理とみなす視点に着目した上で、共依存と、精神医学・精神分析の関係を分析している。個人の症状を診断する視点は従来の精神医学、精神分析における視点である。共依存は、その視点を担保した上でなお、従来の精神医学・精神分析において見逃される傾向にあった視点である関係性的視点も対象とした言葉と言える。共依存概念は、「共」という視点の重要性を示し、関係性の病理を取り扱う際に、個人的症状および関係性の双方を取り扱わなければ、その病理の本質に迫りかねることを示唆するものであると筆者は考えている。類似した議論は、精神分析学者ステファン・ミッチェルを代表する関係精神分析学派によって指摘されている（Mitchell, 1988）。

（9）Schaef, 1987, p. 29（Workshop on Adult Children of Alcoholics with Sharon Wegscheider-Cruse and Rokelle Lerner,

Rocky Mountain Counsel on Alcoholism, Denver, Colo., January 1984). ウェグシェイダー＝クラウスは未公開の研究において、この定義を発表しており、それをシェフが彼女の著書のなかで紹介している。

(10) 斎藤、一九九三、xi頁。

(11) Giddens, 1992, p. 89.

(12) 他にも、アメリカ共依存研究の第一人者であるウィットフィールドが、一九九一年の著書において、まず一つ目に自身の定義を示した後で、共依存の専門家による二二の共依存定義（計二三の定義）を時代順に整理しているので参照したい。

(1) 他人の欲求や行動に焦点を当てたり、関係づけたりしているために生じる苦悩や機能不全によって症状を呈する多面的（身体的、精神的、感情的、霊的）状態。それは中度から重度まであり、ほとんどの人にある。またそれは類似しており、それらは関連して、身体的、精神的、霊的な状態を悪化させる。そして次第に、自分の人生や幸せの責任を自我（偽りの自己（false self））や他人に帰すようになる。治療可能で、回復も可能である（Whitfield, 1987: 1990）。

(2) 人生を痛ましくする学習された行動、信念、感情の過剰な依存様式。自分以外の物や人に依存し、自己同一性がなくなるほど自己を見失っている（Smally, 1985）。

(3) 人や対象へのとらわれや依存（感情的、社会的、身体的）。結果的には、他人への依存は「共依存者」（アルコホリックと恋愛・婚姻関係にある人、アルコホリックを親や祖父母にもつ人、感情が抑圧された家族に育った人）のその他のすべての関係性に影響を及ぼす病的状態を生む。それは第一義的に病気であり、アルコホリックの家族全体の病気である（Wegscheider-Cruse, 1985）。

(4) アルコール依存症（alcoholism）といっしょに暮らしたり働いたり、過ごしたりすることによる不健康や、不適応や問題的行動。個人だけではなく、家族、会社、機関、社会までをも蝕んでしまう（Whitdield, 1984: 1986）。

(5) 感情をオープンに出したり、個人やお互いの問題を率直に話し合うことができない抑圧的なルールのもとに育ったり行動したりする結果として生じる、感情的、身体的、行動的な対処様式（Subby, 1984: 1987）。

(6) つぎのようなことに基づいたパーソナリティ障碍。意に反する重篤な結果に直面したときの支配欲。自分の欲求の無視。親密性や分離に関する境界の歪み。ある機能不全の人々（dysfunctional people）に巻き込まれた網状の関係。否認、抑圧した感情、抑うつ、ストレスに関係した病気（Cermak, 1986）。

(7) 「嗜癖過程」と呼んでいる病気過程から生じる、多彩な形式や表出を呈する病気。その「嗜癖過程」は不健全で異常とは気づかれないが、進行性で生活を損なう過程になってしまう（Schaef, 1986）。

(8) ストレスに誘発された他人の人生への思い入れ。不適応行動を招く（Mendenhall, 1987）。

(9)　愛情関係を開始したりそれに参加したりする能力が減少してしまった結果として生じる自己の内的な学習された行動、性格障碍（Larson, 1987）。

(10)　感情的な痛みやストレスを経験した家族のメンバーが、生き残るために獲得した不適応的で強迫的な一連の行動のひとつ。次世代に伝承される（Johnson, 1987）。

(11)　自分のために他人に行動させようとする人や、他人の行動を操作しようと強迫的になる人（Beattie, 1987）。

(12)　他人や他の物で意思決定、認知、信念、価値などの自分の人生を構築しようとする人（Brown, 1988）。

(13)　私たちの源家族（our family of origin）や文化が原因で生じたアダルトチルドレンの機能不全の症状パターン。同一性の発達を停止させたり、外部の物に過剰反応したり、内部の物に過少反応したりする。治療しないと、嗜癖へと悪化していく（Friel & Friel, 1988）。

(14)　次のような点に問題をもつ病気。適切な自己評価の経験、機能的境界の設定、自己の現実性の保持と表出、大人としての欲求や願望の調節、自己の現実性の適度な経験や表出（Mellody, 1989）。

(15)　児童虐待による病気。自分と他人との関係が自己破壊的になる。一次的、進行性、慢性、致命的、治療可能なものがある（Snow & Willard, 1989）。

(16)　自己の発達や親からの分離に必要な心理的自律を達成できないことによる心理的障碍（Weinhold & Weinhold, 1989）。

(17)　強迫的行動への痛ましいほどの依存や、安全感、自己評価、同一性の感覚を求めて他者から賞賛されようとして痛ましいほど依存することのひとつの様式（U. S. Journal pre-conferenceforum, 1989）。

(18)　他者の欲求に不健全に合わせたストレスに満ちた学習された行動や、他者の考え、感情、行動を支配しようとする行動。その行動は安全感、受容、自己評価への希求が動因となっている（Des Roches, 1990）。

(19)　自己以外の他者や物に依存することによって表出される学習された行動。この依存は自己の同一性を無視したり減弱させたりする。表出される偽りの自己は、強迫癖、嗜癖、自己の同一性からの疎外感を助長したり羞恥心を強めるようなその他の障碍として出現したりする（全米共依存会議、一九九〇）。

(20)　家族システム内にある不適応的な拘束。この機能不全家族（this dysfunctional family）で、心理的ないし社会的に生き残るために、子どもたちが取る考え方や行動や感情のパターンで、最初は痛みを和らげるが、最後には自己否認的になってくる。これらのパターンは内在化され、パーソナリティや個人の世界観の一部を形成する。子どもたちは、大人になっても思考や行動や感情の自己破壊的行動をつづけ、その生みのもととなった不適応的な拘束を再生する（Kitchens, 1990）。

(21)　ひとつの無意識的な愛の形。かかわっている人びとは、無意識的に封じ込められている、ということに合意している。悪いと感じたり、お互いの能力を制限するのに二人以上の人たちがおこなったりする無意識的な共謀。そこでは各人の自由は制限され、不平等こそがひとつの指標である（Hendricks & Hendricks, 1990）。

(22) 感情の疎外感が特徴的な感情の混乱の致命的な病気。他人を愛する基礎になっている自己愛が十分に発達していないので、他人を通した他人のための人生を送っている。つぎのように定義される。①自分の発達を犠牲にした他人の人生への嗜癖。②正直な自己表出の適応の代用。③感じたり行動したりしたことの責任を他人に求める習慣と非難の悪循環。④相手を依存的にし、欲求を不可能にしようとする支配のメカニズム。⑤虐待、忠誠心、献身、世話焼き、おべっか（Lash, 1990）。

(23) 愛の本質の影の部分である魂の状態。行動化された不平等な関係性と、力の喪失を招くものとの病的な状態（Small, 1991）。以上。

（13）Beattie, 1987; Mellody, 1989; Schaef, 1987a; 1987b など。

（14）Alcoholics Anonymous, 2001 など。

（15）本書では、医学的な意味で使われている「dependence, dependency」には「依存症」、医学的な意味以外で使われている「dependence, dependency」には「依存」、「addiction」には「嗜癖」という訳語を採用する。また動詞の場合、「depend」は「依存する」、「addict」は「嗜癖する」と訳す。これらの語の使用（および訳語）は、日米両国において混乱が見られる。本書では、これらの語を使用するにあたって、引用文献の表記に従うことにする。ただし、「依存症」、「依存」、「嗜癖」の言語史は、それぞれ異なるため、これらの語がいかに交わるようになったのかを検証する必要があると考えている。

（16）Hands & Dear, 1994; Palino & McCrady, 1977 など。

第Ⅰ部

共依存の概念史

第Ⅰ部では、共依存概念について歴史的に検討し、共依存という語の現在における意味範囲を明確にする。

第1章 共依存概念の誕生史

第1章では、共依存概念がいかにして誕生したかを歴史的に検討する。[1] 共依存概念生成の背景には、アルコール依存症の歴史が深く関係している。アメリカで行われた禁酒運動の歴史をたどれば、その運動もまた、共依存概念の誕生と接合しているであろうことが推測される。レヴァイン（H. Levine）によれば、一九世紀の禁酒運動は、自らを病人であると認めた人びとに対して共感的な態度を取っており、習慣的飲酒者がアルコール飲酒をやめられるように手助けを行うことに熱心であった。一八二〇年代から一八三〇年代には、多くの医者が酔っ払いの保護施設（asylum）を建設した。一八三〇年に提出されたコネティカット医学会の委員会による報告書によれば、この施設で健全な規律と必要に応じた拘束に従うことを通じて、酔っ払いは社会の有用な一員になることができる。委員会はこの実現のために、酔っ払いを処罰のために労役所へ送るのではなく、矯正のために保護施設へ送るべきであると主張した。この主張はアメリカ社会に浸透し、一九〇〇年には全米五〇カ所を超える保護施設が運営されるに至った。二〇世紀に入ると、これまで飲酒者に共感的であった禁酒運動は、そのあり方を一様に変えた。酒造営業と酒場を社会的悪として抹消するために反酒場同盟（the Anti-Saloon League）が形成されたのである。この背景には、一部の独占的な大企業家とその他大勢の被雇用者で形成されるようになったアメリカの社会情勢の変化がある。酒場は政治汚職が行われる政治的悪としても位置付けられるようになった。この世論の高まりの中、一九一九年に禁酒法が成立し、飲酒は法的に規制すべきものとなった。ところが、禁酒法時代は、ビクトリア主義の終焉の時代でもあったため、本来、禁酒法が責任を負う必要のない世相の変転までも禁酒法の帰結と見なされた。一九二九年の大恐慌後の社会大混乱はそれに拍車をかけた。酒造産業からの税収することで期待される経済回復や、社会の治安の回復のため、禁酒法は一九三三年に廃止された(2)。

しかし逆説的にも、禁酒法廃止後において飲酒が病理であるという見方はより明確になった。一九三五年に元アルコホリックの医師らによって民間団体アルコホリック・アノニマス（Alcoholics Anonymous、以下ＡＡ）が形成され、アルコール依存症という病理の回復ためにアルコールを一生涯断つことを推進するという一九世紀に見られた治療法が再度明確にされた。さらに、一九四〇年に設立されたイェール大学アルコール研究センターが、一九四三年から開始した夏期講習プログラムの貢献も加わり、アルコール依存症が病理であり、アルコホリックが病人であるという見方は全米に普及した。そして、一九五四年、アメリカ医学会も、アルコール依存症が正真正銘の病理であることを宣言した(3)。

また、アルコホリックの妻の病理に焦点が当てられ始めたのも、禁酒法廃止直後の一九四〇年代であり、共依存概念と密接な関わりを持つイネイブラー概念を産み出した自助グループ、アラノン(4)（Al-Anon）が設立されたのも一九五四年である。ここにおいて、アルコホリックの病理の解決を目指そうとする女性たちが着目されるようになったわけであるが、このような女性たちも禁酒運動と深い関わりを持っていた。一八三〇年代の禁酒運動は、「夫の過度の飲酒が家庭を崩壊させる被害から妻達を守るという実際的な目的から出発(5)」したものであったため、この時代の女性運動家たちと共鳴し合っていた。一八六〇年代末の禁酒運動は、個人節制ではなく、法による強制を対象とするものに変容を遂げていたが、この時代の女性運動が急進的で危険な思想と見なされていたこともあり、女性運動家は禁酒運動との関係を持ち続けることで、自身の運動に対する社会的承認を求めようとしていた。両運動を経て、禁酒法が成立した一九一九年の一年後の一九二〇年に、婦人参政権が合衆国憲法の一部となった[6]。

さらに、一九七〇年代、財政的要因がアルコール依存症の医療化を促進させた。それまで酔っ払いを犯罪と見なして裁判にかけたり刑務所に入れたりしていたアメリカの司法制度は、この時期になって経済的に破綻してしまった。そこで、酔っ払いから犯罪者というラベルを剝ぎ取り、病人という新しいラベルを貼り付けて医療の手にゆだねることにしたのである。これまで司法に流れていた膨大な資金の何割かは、医療に流れ込むことになった。その結果、自治体病院の多くが連邦予算に刺激されて、アルコール依存症の回復プログラムや施設を設け、回復率を競うようになった。問題飲酒とされる守備範囲は広がり、アルコール依存症の予防から社会復帰までを含む長期的な医療介入を行う正当性が保証され、治療対象もアルコホリック本人だけでなく、それを取り巻く家族や関係者へと拡大することを可能にしたのである。この流れのなかで、家族プログラムが盛んになると同時に、アルコホリック本人およびその関係者に対する長期的な観察が施設内において可能になった[7]。こうして、アルコール依存症の歴史は、共依存概念が発見される準備を整えたのである。本章では、これらの歴史的背景を考慮したうえで、共依存の概念史と特に直接的な関わりを持っている「アルコホリックの妻」の病理化における言説について検討し、そこから導き出される共依存の概念史について論じる。

第1節では、イネイブラー概念の成立とその歴史的変遷を明らかにする。一九四〇年代にアルコール依存症の家族研究で、アルコール依存症の病理の原因をアルコホリック本人だけではなく、その妻にもみる理論が成立した。また、神経症的欲求をもつ妻の病理的人格が夫の病理の一因だと見なされることで、妻の病理だけではなく、アルコホリックの結婚に病理を見る視点も成立した。この家族研究の理論は次第に臨床に介入し、一九六〇年代にはアルコホリックの病理を可能にする人を意味する「イネイブラー」という語が成立したことを明らかにする。

第2節では、「共依存」という語の誕生について検討する。一九七〇年代初頭の臨床において、アルコホリックと苦悩を共にする人を意味する「コ・アルコホリック」概念が成立した。その後、イネイブラー概念を生成したアルコール依存症の家族研究の影響や経済効果を狙った政策を背景に、「コ・アルコホリック」という語がイネイブラー的な意味をもつ共依存という語に変化した経緯を明らかにする。第一に、当初はイネイブラー的個人のみを指す語だった「コ・アルコホリック」が、アルコール依存症以外の臨床で応用できる「共依存」という語に変化した経緯を明らかにする。第二に、「共依存」という語が「共（co）」という言語特性を有していたことによって、アルコール依存症の家族研究および臨床においてすでに存在していた、「関係性に病理を見る視点」を含む語に変化したことを示す。

1　共依存の前史

1-1　精神障碍的人格論（内部原因論）

一九四〇年代以降、アルコホリックの妻を対象としたアルコール依存症家族研究の専門家たちによって、共依存と同型の議論がすでになされていた。主に一九四〇年代から一九五〇年代前半にかけて議論されたのが精神障碍的人格論（disturbed-personality theory, 以下、人格論）である。夫を操作・支配したい（dominate, control）あるいは夫の自尊心を傷つけたいという神経症的欲求（neurotic need）をもつ妻の病理的人格が夫の病理の一因であること、アルコホリックが回復すると、妻に神経症的症状（neurotic symptom）が現れ始めることが次々と報告され、アルコホリックの結婚は「慢性神経症的相互作用（chronic neurotic interaction）」を生み出すという通説が生じた(8)。この学説で描かれた妻のイメージは、「満たされるということをほとんど知らず、対人関係は少なく、すぐ動揺し、一見支配的とみえながらも、深層では依存的で、過度に不安が強く、そのうえ性的にも不適応で、罪障感の強い、怒りっぽい女性」[9]と要約されている。これらの歪んだ性格の特徴は、子ども時代の病理誘発的な体験の産物とみなされることが多かった。

プライス（G. Price）は、アルコホリックの問題を診断・治療するときにその家族も考慮するべきという見解が精神医学でたびたび言及されてきたにもかかわらず、これまでアルコホリックの家族メンバーに焦点を当てた研究報告がほとんどされてこなかったことを批判した。その相違を埋めるべく、アルコホリックの家族メンバーのうち、最も重要なメンバーの一人であるアルコホリックの妻二〇人を対象とした観察について考察した。その結果プライスは、彼女たちが不安定で依存的な人びとであることを発見した。妻たちは、夫が強く、信頼でき、頼りになる人だと期待して結婚した後、夫も同様に依存的な人だと気づいてしまうため、自分が愛されていないと感じ、腹を立てて攻撃的になる。妻は自己の期待を再度要求するが、夫はさらに自らの不甲斐なさを露呈するという悪循環が生じる。この循環のなかで、夫は飲酒に逃避するようになるため、妻は無自覚のうちに夫をアルコホリックへと仕立て上げてしまう[10]。

次に、フッターマン（S. Futterman）は社会機関や精神衛生クリニック、自身の個人的な臨床データから導き出した観察のうち、四つの主張を紹介する。第一に、アルコホリックの妻たちが、自身の無意識の欲求のため、夫のアルコール依存症の治療に表向きは協力的だが、実は夫の病理を促進させようとしていると論じた。ある妻は自分の母親が強い女性であったため、自分も母のように強くならなければならないという自我理想を抱き、子どもと共に夫を侮辱するなど、夫を弱い人間へと仕立て上げた。しかし、夫がしらふになると、妻はもはや夫の欠陥を理由に自らの強さを証明できなくなるため不安を感じ始める。自らの強さを証明し続けるために、夫に飲酒し続けてもらう必要性が生じるのである。

第二に、アルコホリックの妻が、初めからアルコホリックである男性と結婚することを望んでいた可能性を指摘している。ある妻が夫と出会ったのは、夫がアルコール依存症のため入院させられているときのことだった。彼女は専門家の説諭にもかかわらず、彼の看病の担当をした。また、クリニックでの観察報告によれば、初めの夫だけではなく、二人目、三人目の夫もアルコホリックだった、あるいは、アルコホリックになったというケースを見つけるのは珍しいことではない。ある妻は、彼女の三番目の夫と、彼の飲酒を理由に離婚する必要はないと述べた。そうしたところで、自分が他のアルコホリックと再婚するだろうと予測していたからである(11)。

第三に、アルコホリックの妻は、性的な困難も抱えているという記述がある。ある女性は、初めから夫に対して興味がなく、性的なものを嫌っていたが、子どもが欲しかったために結婚して二人の娘を産んだ。彼女は、子どもたちが性的興味を持つことを否定して育てていたため、飲酒すると性的要求を自分に突きつける夫は、子どもたちを育てるにあたって必要ないと感じていた。夫のことを性的に嫌悪する一方で彼女は、夫以上に他の男性に対して警戒心を見せており、夫が飲酒していない期間にこそ、女性として魅力的な装いをすることを避けていた。彼女の行動は、自分が性的に魅力的になることに対する恐怖への防衛および夫以外の男性との性的な出会いを避ける方法として解釈された。

第四に、アルコホリックとその妻の共棲的関係（symbiotic relationship）についても言及している。ある精神科の看護師の夫は、著しく情緒不安定な神経症者だった。彼は二度自殺を試みたことがあるが、そのどちらも妻が彼の元を去ろうとしたときのことであった。このような背景において、妻は、不安定でアルコホリックである夫から逃げ出したいという気持ちを抑えて、夫を献身的に支えていた。しかし、この夫が禁酒を一年継続したとき、妻は鬱病になったという。妻は、夫が禁酒すると憂鬱になるため、まるで自分は彼が禁酒を成功させることを望んでいなかったようだと述べた(12)。

ワーレン（T. Whalen）はアルコホリックの妻の性格を四つに分類することで、人格論における最も総括的な議論を提示した。第一の性格は、不幸であり続けることを望む自罰的性格がゆえ、サディスティックな男性や無力な男性と結婚する「受難者（Sufferer）」、第二は、自分より劣った男性を夫に選び、相手を意のままに操るだけでなく、さらに劣った人間に育成しようとする「支配者（Controller）」、第三は、自分を死に物狂いで必要としてくれる弱い男性と結婚し、夫の問題行動に疲れて夫のもとから逃げ出したり、周囲に反対されたりしても、最終的には夫のもとにとどまることを選ぶ「迷い人（Waverer）」、第四は、仕事志向で経済力もあり、夫の望むものは男らしさ以外すべて与えるが、相手が思い通りにならないと夫を叱りつける「懲罰者（Punisher）」である。これらの女性たちは、自らの根深い無意識的欲求を満たすために、アルコホリックのような男性と結婚すると分析されている(13)。

プライスが指摘したように人格論は、これまでアルコホリック個人のみを対象としていたため、アルコール依存症研究で見逃されてきた、妻がアルコホリックに及ぼす影響も考慮する視点、すなわち相互作用的視点を与えた。しかし、次第にこの議論は妻の病理性を強調するものになったため、あたかも妻の病理性がアルコホリックを作るというかのような、妻に原因をみる因果論的議論へと変化した。したがって、妻の神経症的症状こそが問題であるという認識が強まったのである。

1-2　ストレス論（外部原因論）

主に一九五〇年代から一九六〇年代にわたって、人格論に対する反論であるストレス論（stress theory）が唱えられた。アルコホリックの妻の神経症的振る舞いは、夫のアルコール依存症に対処することで生じるストレスの結果であるため、夫が妻に及ぼす影響を考慮せずに妻の症状を理解することはできないという見解である。

ストレス論を最初に唱えたジャクソン（J. Jackson）は、シアトルのアラノンに三年以上通い、ミーティング記録やアルコホリックの妻たちとの面接結果から、妻たちのアルコール問題への対処の仕方には、七段階にわたる共通のパターンがあることを明らかにした。第一段階（問題否定努力）では、夫の飲酒問題が現れ始めるが、妻は自らその問題を誇張して想起しているとして問題の重大性を否定しようとする。第二段階（問題除去努力）では、家族が夫の飲酒が原因で社会的な孤立を経験したため、外部に問題を隠そうとする。この段階では、妻は自分が正しく夫が間違っていると言い聞かせることで、自己への憐れみの情に対応しようとする。第三段階（解体・混乱）では、妻は問題除去を諦め、小言を言ったり、沈黙の中に退いたり、時に暴力的に反抗してしまう自分の「女性らしくない」行動に自己嫌悪を覚えたりする。性的関係でも夫に思いやりが欠けていることから欲求不満を感じ、セックスを避けるようになる。第四段階（再構成努力）では、妻は夫から家庭内での役割（夫・父）を奪い、自らがその役割を引き受け始める。そして、もはや飲酒問題を隠すことができなくなってしまい、社会的にも孤立した夫に対し、彼には自分が必要であり、自分なしでは彼が崩壊してしまうと思うようになる。第五段階（問題逃避）では、妻は夫から離れようとし始める。妻が本気で自分から離れようとしていることを悟ると、夫は妻を必要としていることを訴えたり、子どもを傷つけることや自殺行為を通して妻を脅したりする。第六段階（部分的家族再構成）では、妻は離婚などによって、夫との関係性を完全に断つ。夫との分離を通じて、夫のことを暖かい眼差しで見ることができるようになる。第七段階（家族全体の回復と再構成）では、夫の断酒が成功した後、妻は元夫が以前の家族役割を担うことが彼の断酒の継続に必要であると気づき、夫を含めた家族の再構成を図ろうとする。ジャクソンによれば、ワーレンが論じた「受難者」は第一段階、「迷い人」は第三段階、「支配者」は第四段階にあたる。ジャクソンはこのように、妻は夫のアルコール依存症から影響を受けた結果、各段階において神経症的症状を経験すると主張した[14]。

ワイズマン（J. Wiseman）によれば、人格論を唱える研究者たちは、あらゆるアルコホリックとその妻が、飲酒期間と禁酒期間の双方で同一の反応をすることを想定している。妻のなかには、一日中家にいるため、夫が自助グループAAに入り浸ることで孤独を感じる者もいるし、禁酒中の夫がいつ飲酒を再開するか不安に感じている者もいる。禁酒中の夫のなかには、神経質に振る舞ったり、禁酒を理由に自分の要求に従うよう妻に命じたりする夫もいる。妻は、夫が禁酒中であっても様々なストレスにさらされ得るし、一旦夫抜きで構成していた、あるいは飲酒する夫を含めて構成していた家族を再構成しなければならないというストレスにもさらされる[15]。

ストレス論は、妻たちに観察された神経症的反応の多くは、夫の飲酒問題から生じるストレスの結果であることを論証した。時間の連続性に着目するならば、妻の病理的症状は一時的なものであって、決して人格と言えるものではないし、妻がストレスを感じる場面も一義的ではない。こうしてストレス論において、人格論が主張するような夫のアルコール依存症の原因を妻に認める見解は批判され、再度、夫にこそ原因があるという見方が強調されたのである。

ストレス論によって、アルコール依存症家族研究の因果論的思考はさらに定着したと推測される。だが一方でジャクソンは、これまでの研究が、アルコホリック本人や妻以外、すなわち、アルコール依存症によって影響を受けた子どもたちや他の親族について記述していないことへの批判も行っている。ジャクソンによれば、アルコホリックの家族に注意を向ければ、アルコホリックと彼の家族との関係性が一方的（one-way）なものでないことや、家族もアルコホリックと彼の病理から影響を受けていることが分かる[16]。したがって、アルコホリックと彼の家族の関係性は双方向的（two-way）なものなのである[17]。この着眼点は、これまでアルコホリックとその妻のみが着目される傾向にあったアルコール依存症家族研究が、他の家族メンバーを見落としていたことを指摘し、その上、相互的視点を再提示させるに至らしめた。

1-3　家族システム論（要因論）

このように人格論、ストレス論を経て、アルコール依存症が生じる原因を妻と夫、それぞれに見ることを強調した議論が成立した。一方で陰に潜んでいた相互性に言及する議論が再び姿を現した。ストレス論を提唱していたジャクソンは、アルコホリックの妻のみに着眼点を置くにとどまらず、他の家族メンバーへの着目の必要性、さらには、家族内の特定の二者に限定されない「家族全体（over-all）の危機的パターン」[18]を配慮する必要性も解いていた。この過程を経て、一九七〇年代以降、家族全体を一つのシステムとしてとらえ、一連の出来事を循環的かつ相互作用的に捉えようとする家族システム論（family systems theory）[19]がアルコール依存症家族研究にも導入されるようになった。

家族システム論を体系づけた一人であるボーウェン（M. Bowen）は、家族システム論をアルコール依存症に対する治療に応用した。ボーウェンによれば、人間の一般的な機能不全（dysfunctions）の一つであるアルコール依存症は、家族システム全体の機能において不均衡の文脈のなかに現れる。この文脈では、すべての家族メンバーの存在が、アルコホリックの機能不全的振る舞いやアルコール依存症が生じるシステムの一因として見なされる。この着眼は、アルコホリックが治療を拒否した場合でも、他の家族メンバーが協力することでアルコール依存症を緩和することを可能とする治療法を編み出した。つまり、家族システム論は、アルコール依存症を概念化するための異なる構造を与え、従来の理論や治療によって緩和することができなかった問題に対して多くの接近方法を導き出したのである[20]。

スタイングラス（P. Steinglass）はアルコホリックを含む家族では、アルコールが家族生活の中心的位置を占めるようになると述べた。スタイングラスによれば、アルコホリックが飲酒することにより、アルコールが引き起こす行動的、文化的、社会的、身体的結果は、家族内に相互作用的法則、すなわち、アルコールシステム（alcoholic system）を形成する。このシステムにおいて、アルコールの有無は、アルコホリックと他の家族メンバーとの関係だけでなく、アルコホリックでない家族メンバー同士の関係にも重要な影響を与える。アルコホリックが飲酒することで、家族メンバーがその問題に集中し、家族の別の重要な問題を隠蔽するという効果も発揮する。アルコホリックの家族内で、アルコールが家族システムを形成すると同時に、その維持を可能とする役割を担っているのである。家族システム論を用いることによって、従来とは異なる治療法を提示することができると論じたボーウェンとは異なり、スタイングラスは「アルコール消費が、家族システムで進行中の相互作用的パターンの一部でしかないならば、禁酒が目指される伝統的治療法は、完全に間違った手法[21]」であるとして、システム論の優位性を唱えた[22]。

家族システム論がアルコール依存症家族研究に応用されたことにより、治療において家族全体を配慮すべきという着眼点が生まれた。しかも、この理論は因果論の克服を目指しているため、特定の家族メンバーが原因とみなされることもない。したがって、たとえ誰かが家族を代表して治療に参加したとしても、その代表メンバーを病理の「原因」と見なすことがないので、治療に参加した個人が強烈な自責の念に苛まれることは回避されるのである。

1-4　イネイブラー概念の成立

ここまでみてきたように、一九四〇年代以降、アルコール依存症家族研究においてアルコホリックとその妻の関係に焦点が当てられるようになった。アルコホリックの妻たちもアルコホリックの病理の一因になり得るという主張は、実はアルコール依存症家族研究のみでみられる着想ではなかった。アルコホリックの妻に病理を見る視点は、その当事者によって設立された自助グループにおいても見出されていたのである。

元アルコホリックのビル・ウィルソンとボブ・スミスは、アルコホリックが酒を飲まないでいるためには、他のアルコホリックと自らの経験を共有し合うことが効果的であることに気がついた。彼らは、一九三五年にアメリカのオハイオ州において、アルコホリックの治療を目的とした自助グループＡＡを設立したことによって、継続的な断酒を見事達成した(23)。

一方、ビルの妻であるロイスは、断酒に成功する夫の陰で、夫が酒を止めるという長年願ってきたことが叶えられたというのに、どうしても幸せを感じることができなかった。ある日、ビルにミーティングに参加するかと尋ねられたとき、ロイスは「ミーティングなんかくたばれ！」と叫び、力いっぱい靴をなげつけた。ビルが断酒を遂げて以来、夫の飲酒を止めさせるというロイスの「人生の目的」は失われていた。ビルがＡＡを創設してからは、ビルといっしょに過す時間が少なくなった。ビルが新しい酔っ払いを救いに行ったり、古い仲間といっしょに活動しに出かけたりしている間中、ロイスは一人ぼっちでおきざりにされていた。このことをうらんで、自己憐憫におちいっていたことをロイスは認識した(24)。そして、自分とビルのような関係が、ＡＡの他の家族にも生じていることに気がついた。こうしてロイスは、一九五四年にＡＡの現・元メンバーを夫に持つ妻たちや、夫がＡＡのメンバーではないが、夫の過度の飲酒に悩まされている妻たちのための自助グループ、アラノンを設立した。アラノンでは、アルコホリックの夫に対する自分たちの振る舞いや行動に関する見直しがされた。この見直しの過程のなかで、一九六〇年代にはイネイブラーの概念が確立したと言われている(25)。すなわち、「イネイブラー」は、自助グループにおいてイネイブラー本人によって名付けられた概念として伝えられている。イネイブラーの動詞形（イネイブラーの行動を表す）イネイブリング（enabling）は、本来、個々人の発達や成長をうながす相互作用的なパターンを示すような、肯定的な意味で使用される英語である。しかし、アルコール依存症の文脈では、「アルコホリックが飲み続けることを可能にする（enable to drink）」ような、問題行為を指す否定的な意味を持つ語として浸透するようになった。

アルコール依存症の文脈におけるイネイブラーとは、他者をアルコールに依存させることを助ける・許す人である[26]。イネイブラーは自分を必要としてくれる誰かを支えることを望んでいる。したがって、イネイブラーは、「無意識に（時に意識的に）機能不全的な人ないし人びとの有害な行為の手助け[27]」する役割であり、「家族メンバー（多くの場合、配偶者）のアルコホリックに飲酒を続けさせることを可能にする行為に没頭する役割[28]」である。イネイブラーが、夫に飲酒の不適応なパターンを維持するように働きかけていることが指摘されているのである。さらに、イネイブリングは、「援助することによって、嗜癖者が感じなければならない『嗜癖することの痛み』を和らげてしまう[29]」ような、「潜在的にアルコール使用の継続を補強する広い範囲の行動[30]」を含んでいると考えられている（イネイブリングの詳しい特徴に関しては注を参照[31]）。序章で紹介した映画『リービング・ラスベガス』のサラは、ベンの妻ではないが、彼のパートナーとして、ベンが飲み続けられるように彼を支えたイネイブラーであると解釈できる（ベンがアルコホリックだと知った後も、ベンといっしょにお酒を飲んで楽しむ・ベンが外出中にも酒を飲めるようにスキットルをプレゼントする・飲酒によるベンの迷惑行動に対し、彼に代わって許しを請う・ベンの「飲酒で死ぬ」という決断を肯定し、そのサポートをするなど）。

イネイブラーにとって、「家族の機嫌をとったり、心配したり、手助けをしたり、世話をやいたりする役割」を担うのは当たり前のことである。「愛ゆえに、彼らは他者を世話し」、「自分を『必要としている』人のためなら、どんなことでもする」。しかし、イネイブラーの行動は、「強力な愛の防護壁を造り、愛する人びとを覆ってしまい」、相手を息苦しくしてしまい、そして、愛する人の「自由と自立」を奪ってしまう。「愛でさえ闇の側面をもつ[32]」ことを、イネイブラー概念は指摘しているのである。

2　共依存の誕生

2-1　コ・アルコホリック

共依存は、コ・アルコホリック（co-alcoholic）という語が変化したものだと言われている。[33] ウィスナーとルーム（C. Weisner & R. Room）によれば、コ・アルコホリックという語は、一九七〇年代初頭、アルコホリックの親族（特に妻）に向けた自助文献（self-help literature）が初発である。[34] 一九七二年の書籍においてコーデルト（J. Coudert）は、アルコホリックの振る舞いの責任をコ・アルコホリックに押しつけることやコ・アルコホリックを病理的とみなすことを避けている。[35] また、ライス（J. Rice）によれば、原初的な意味では、「愛する人がアルコールに嗜癖しており、嗜癖による困難な状況の結果、アルコホリックの配偶者や子どもに心理的な問題が生じる」[36] ことにおいて、この問題に苦しんでいる人がコ・アルコホリック、その人に生じた心理的問題がコ・アルコホリズム（co-alcoholism）である。このように、コ・アルコホリックは元々、アルコホリックの傍にいる人の苦痛について言及する言葉だった。

しかし、アルコール依存症治療施設、サマリタンセンターの創始者・会長であるファジャルド（R. Fajardo）は、一九七六年の著書で、「アルコホリックの問題的態度を共有している人」という意味でコ・アルコホリックという語を使用している。彼によれば、コ・アルコホリックは、アルコホリックと対の病理を抱えているため、コ・アルコホリックの協力を欠いた治療には悲惨な結末が待ち受けている。[37] すなわち、彼は、コ・アルコホリックも治療に参加すべきであると考えており、したがって、コ・アルコホリックも治療の対象となる病人として認識されている。このようにコ・アルコホリックは、元々は単にアルコホリックの周囲の人を指す語、あるいはその人の苦痛について言及している言葉であったが、一九七〇年代中頃にはアルコール依存症治療施設での観察のもと、アルコホリックの周囲の人の病理性を含意する語になったのである。

ところで、コ・アルコホリックが病理性を含意するようになったのは、純粋な治療的事情だけとはいえないところがある。ウィスナーとルームは一九七〇年以降のカリフォルニアにおけるアルコール依存症治療サービスの歴史的記述を参照し、この治療サービスがいかなる変容を遂げたかを示した。一九七〇年代中頃から、アメリカ国家と連邦政府は、民間健康保険のアルコール依存症治療の適用と、民間営利機関への委託・契約化を促進させたため、アルコール依存症問題を対象とする民間施設は急増し、アルコール依存症産業が急成長を遂げた。その結果として市場競争が生じ、治療機関はその存続を賭けてアルコール依存症以外の社会的健康的問題や潜在的にクライエントになり得る個人も対象とすることを視野に入れなければならなくなった。その解決のために、政府機関が注目したのが、民族集団、女性、ゲイなどの「社会的弱者」と呼ばれ得る人びとであった。彼らは、アルコール依存症問題を中心とした助けを必要としているわけではないにもかかわらず、アルコール依存症治療システムを従事する政府機関に頻繁に訪ねて援助を求めていた。政府機関は、民間施設が所在する地域の「社会的弱者」のニーズに応じることを推奨し、彼らがその治療サービスの顧客リストに加えられるようになったことで、アルコール依存症サービスの対象とその機能は再定義されるようになった。例えば、女性を対象としたことから、DV問題が治療対象となり、アルコール依存症問題を強調したDV対策方針が現れ、アルコール依存症問題の範疇にDV問題が加わった。このように、アルコール依存症関連問題は、幅広い定義を確立させていったのである(38)。

この一連の流れのなかで、注目されたものの一つが、コ・アルコホリックの存在であった。コ・アルコホリックは、元々は病理的な意味をもつことを避けて使用されている語であった。しかし、人格論を唱える専門家たちが、アルコホリックの妻の病理性を訴え、アルコール依存症治療に妻が参加することの必要性を説いたことによって、アルコホリックの妻の治療参加が促されていたこと(39)、自助グループをはじめとするイネイブラー概念が定着していたこと、コ・アルコホリックと呼ばれる人（多くの場合、妻）が、他の家族の問題を相談するために、自らアルコール依存症治療機関を訪れていたことを考えれば、コ・アルコホリック概念にアルコール依存症家族研究／イネイブラー概念から受け継いだ病理性を与え、女性たちを治療対象にすることは容易だったであろう。(40) こうして、アルコール依存症治療機関は、コ・アルコホリックという着想をアルコール依存症の概念理解として構築し、彼（女）らを治療対象として組み入れたのである。

一九七〇年代は家族システム論がアルコール依存症家族研究に導入された時期でもあり、この理論の代表として紹介したボーウェンの論文は一九七四年、スタイングラスの論文は一九七六年のものである。人格論とストレス論の論争において循環的な関係性が着目され、家族システム論への発展が促されていたとはいえ、アルコール依存症治療産業が発展した時期と、家族システム論が依存症問題に応用された時期とが重なることは注目に値する。家族全体をクライエントに仕立て上げる家族カウンセリングの実施や、治療を拒否したアルコホリックの代わりに他の家族メンバーを治療へ取り込む画策によって、アルコール依存症治療機関が、コ・アルコホリックの病理化によって経済的安定を築くことを促進させたことは否定し得ない。

また、ワイズマンがストレス論について言及している論文には、アルコール依存症家族研究とコ・アルコホリックの接点がみられる。ワイズマンは、社会学者レマート（E. Lemert）の論じる第二次的逸脱（secondary deviance）概念に見られる相互作用の視点を組み込んだうえで、逸脱の同行者（co-deviant）とみなされるものとして、アルコホリックの妻を論じた。逸脱の「同行者（co）」の発想源は、他ならぬコ・アルコホリック概念であった。この発想を用いて、ワイズマンはこれまでのアルコール依存症家族研究や、コ・アルコホリックという語は、逸脱者へのラベリングであると批判している。アルコール依存症家族研究と臨床現場の双方において、コ・アルコホリックという語は使用されていたのである。(41) 専門家によって論じられてきたアルコール依存症家族研究と、臨床現場で誕生したコ・アルコホリックは、別々の領域に属していたが、イネイブラー概念に説明されるような同種の事象を扱っていたため、社会的背景を軸に交差した。この遭遇が、コ・アルコホリックが含意する病理性の背景にあるのだ。

2-2　共依存

コ・アルコホリックは、嗜癖臨床における言語使用過程において、共依存（co-dependence）に変化した。共依存という語が誕生したのは、多くの著者により一九七〇年代末、また一部の著者からは一九八〇年代であると言われている。ティメン・チェーマック（Timmen Cermak）は、コ・アルコホリックが共依存に変化したのは、ミネソタ州で「薬物依存症」という語がアルコール依存症とその他の薬物嗜癖双方を言及する包括的な言葉として生じたのと同時期であろうと推測している[42]。また、メロディ・ビーティー（Melody Beattie）によれば、共依存分野のリーダー格である心理学者ソンドラ・スモーリー（Sondra Smalley）の事務所から、共依存という語が一九七〇年代末にミネソタ州にある何カ所かのアルコール依存症治療センターで同時に使われ始めたという情報を得られた[43]。さらに、ビーティーは、共依存という言葉ができたのを一九七九年だと限定している[44]。共依存という語が誕生した特定の施設や、概念を生成した特定の人物など、その明らかな起源については共通の見解が得られていないが、ビーティー自身がミネソタ州にあるミネアポリス治療センターでアルコール依存症治療に携わっていたことや、ミネソタ州は「薬物依存治療と、強迫障碍のための一二ステッププログラムの中核地域である[45]」という背景もあるため、ミネソタ州が注目すべき場所であるということは言えるだろう。いずれにせよ、共依存は、コ・アルコホリックの変化形であり、コ・アルコホリックという語が誕生した背景の延長線上にあるということは、共依存研究における共通認識である。

ライスによれば、嗜癖治療施設の数が増加し、嗜癖カウンセラーたちがアルコール依存症も含む「薬物依存症

（chemical dependency）[46]」という語を使い始め、より一般的な区分を保つとき、薬物依存症者（chemical-dependent person）の近い関係にある人を意味する「共依存者（co-dependent）」という語が使用されるようになり、古い概念であるコ・アルコホリックに取って代わった[47]。一方、チェーマックによれば、「コ・アルコール依存症（co-alcoholism）という語は、薬物依存症（chemical dependence）や嗜癖的病理（addictive disease）という、より一般的な語に吸収されたとき、共依存（co-dependence）と共嗜癖（co-addiction）という語に変化した[48]」。現在、コ・アルコホリックの変化形は共依存だと一様に語られる傾向があるが、実はその変化の過程には共嗜癖という語も存在したのである。しかし、医学においては共嗜癖よりも共依存が優位に立ったのだろう。というのも、生理学的事象を示す場合および治療場面では依存が病理を示す語として使用され、他方、嗜癖は「意志の病」として語られていたという背景をもつからである。

依存と嗜癖という語は、現在はそれらの語の使用に混同が見られるものの、当時はその語が使用される事象において使い分けられてきた。情緒的あるいは精神的事象に関する事象については、「嗜癖」が病理性を有する概念として使用されてきた。この背景には、禁酒運動の歴史がある。レヴァインによれば、一七世紀と一八世紀のアメリカは、現在と比較するとアルコール飲酒に対してはるかに寛容であり、性別や社会階層を超えての飲酒が受け入れられていた。しかし、一九世紀になると、それまで自然な行動と考えられていた習慣的な飲酒は病理であると再定義されるようになった。医師のラッシュ（B. Rush）は、自己統制ができなくなる強迫的な飲酒行動を病理と呼び、その唯一の治療法として飲酒を完全に禁じることを推奨した。この主張は一八〇〇年代初頭における禁酒運動を巻き起こした。こうして、「嗜癖」は、情緒的事象を取り扱う場合、「意志の病」を示す語として定着した[49]。

しかし一方で、精神医学における生理学的事象については、「依存」が病理を示す語として採用されてきた。一九六四年にＷＨＯは、嗜癖という語はもはや科学的な名称とは言えないという結論を下した。嗜癖は極めて口語的に使用されている語であり、その語には侮辱的なニュアンスが含まれていたからである。そのため、耐性や離脱といった生理学的依存概念が医学用語として採用され、薬物依存（drug dependence）という語が嗜癖に取って代わった。こうして生理学的事象において、依存は病理を示す語として使用されるようになったのである。[50] このように、使用場面に応じて、依存と嗜癖はそれぞれ別種の病理性を示している。医学的立場では依存が病理用語として定着し、一般社会では嗜癖がそれに対する説明用語として定着したのである。

松本によれば、生理学的依存概念が「アルコール・薬物依存症者を医学的・心理社会的支援サービスの対象としていく働きを促進してきた[51]」という背景をもつ。すなわち、当時の社会背景から考えるならば、医療側は、コ・アルコホリックの変化形として共嗜癖ではなく共依存を採用することで、生物学的ないし医学的に治療対象となる意味での病理性を維持しようとしたと考えられる。さらに、口語的な意味での嗜癖には、侮辱的な意味合いが含まれていたため、共嗜癖者よりも共依存者のほうが、ラベルを貼られる側も治療可能かつ純粋な病理として受け入れることができるという事情もあっただろう。こうして、「共嗜癖」ではなく「共依存」という語が採用されたと考えられる。[52]

さらに、「共（co）」という契機がアルコール依存症治療現場で普及していたことは、その治療機関がアルコホリックの妻ないし家族を治療現場に引きこむことを望んでいた背景において、最大の貢献をしたと思われる。ウィスナーとルームによれば、アメリカには、共統合失調症者（co-schizophrenics）や共ドラッグ依存症者（co-drug addicts）という言葉はない。その点においても、「共」という契機に注目したコ・アルコホリックは新しい概念であった。[53] アルコール依存症の領域だけではなく、様々な領域で家族が治療に参加することの必要性が唱えられていたが、「共」という契機が語られていたアルコール依存症治療現場だからこそ、その家族を治療現場に引きこむことを容易にしたのではないだろうか。こうして、アルコホリック治療のための全く新しい集団であり、その性質から、アルコホリック人口と同規模、さらにはそれ以上の規模であろう集団が示されたのである。「共」という着眼点が、その後、アルコール依存症を越えてその他の依存症にも適応されるようになり、コ・アルコホリックが、あらゆる依存症を網羅する共依存（co-dependence）という語に変化したのは、クライエント確保の視点から考えても必然的なことであったと言える。こうして、コ・アルコホリックという語の誕生から一〇年にも満たないであろう年月のなか、病理性の含意を経由して、「共依存」が誕生したのである。

さらに、共依存は人格論、ストレス論、家族システム論、イネイブラー、そのすべてを包含し得る概念へと成長した。コ・アルコホリック（あるいはコ・アルコホリズム）から変化した共依存は、はじめはコ・アルコホリックが含意していた病理性、すなわち、人格論やストレス論で描かれていた病理的症状を示す語として使用されただろう。しかし、アルコール依存症現場に家族システム論を軸とする治療法が導入されたことにも触発され、共依存は病理的症状のみならず、家族システム論で描かれていた病理的関係性も含意する概念へと変化した(54)。共依存はコ・アルコホリックを経由していることから、一見関係性が症状に先行している概念という印象を与える。しかし、コ・アルコホリックにおける病理性がアルコール依存症家族研究の影響を受けた背景をもつことから、共依存における病理性もその影響を受けていると言える。そして、アルコール依存症家族研究において「アルコホリックの妻」が重要であるという着眼点を生んだのは、相互的視点にほかならない。共依存は、むしろ他者との関係性を前提にした症状から生まれた概念であるというのが適切かもしれない。このように、「共依存」は、依存における病理性と接する個人的症状および関係性の双方を指し示す言葉として、アメリカ社会に浸透していったのである。

付記
第Ⅰ部・第1章と第2章は、小西真理子、二〇一二「共依存と病理性——アルコホリックの妻を追う」『生存学』vol.

5.をもとに、加筆・改良したものである。

注

（1）共依存の概念史を記述した代表的なものとしては、ハンズとディアーによるCo-dependency: a critical reviewや、上野による「アディクション・共依存の社会的構築」があげられる（Hands & Dear, 1994; 上野加代子、二〇〇一）。しかし、両論文とも、妻を対象としたアルコール依存症家族研究と共依存との関係を語りきれていない。このアルコール依存症の家族研究は、共依存の病理性概念に深い影響を与えたものであるため、この研究と共依存の関係性の提示は重要である。さらに、共依存の病理性を検証するにおいて欠かせない概念であり、共依存という語の祖先でもある「コ・アルコホリック」が、「共依存」に変化した過程についても言及していない。あらゆる先行研究においても、コ・アルコホリックと共依存の関係に対しては、両概念の類似と相違について論じられたものしかなく、言語変化過程を検証する意味での研究は存在しない。例えば、メンデルホール（W. Mendenhall）は共依存者（co-dependent）とコ・アルコホリックは同じ意味を指す語であるため、一つの語を選択すべきであると論じており、この種の人びとが共有しているのは病理ではなく依存であるという理由から、共依存者という言葉を採用している。また、ハンズとディアーも両用語が取り替え可能であると述べている。そこで、共依存概念の前史から共依存概念の生成、さらには生成以後の共依存概念の拡張の概念史を追うことで現在語られている共依存概念の意味範囲を明確にする必要がある。

（2）Levine, 1984, pp. 109-119.

（3）Corad & Schneider, 1992.

（4）ＡＡの創始者であるビルの妻、ロイスをはじめとする、ＡＡに通う妻たちによって設立された自助グループ。この団体は、ＡＡの現・元メンバーを夫に持つ妻や、夫がＡＡのメンバーではないが、夫の過度の飲酒に悩まされている妻によって構成されている。

（5）篠田、一九八三、一〇三頁。

（6）ジエル（J. Giele）による未刊行の博士論文「女性的役割における社会的変容——女性参政権と女性の禁酒についての比較一八七〇—一九二〇（"Social Change in the Feminine Role: A Comparison of Woman's Suffrage and Woman's Temperance, 1870-1920"）」において、女性による禁酒運動を先導してきた「婦人キリスト教節酒同盟（The Woman's Christian Temperance Union, 以下ＷＣＴＵ）」と「全国アメリカ婦人参政権連盟（The National American Woman Suffrage Association,

以下NAWSA）」が女性の地位向上を目指すなど、多くの共通点を持っているが、他方で重要な相違点があると指摘している。ジェルによれば、禁酒運動の指導者たちは、"other serving"な特徴を持ち、慈善、動物愛護、児童虐待などの個人的な問題に関心を示すのに対し、参政権の指導者たちは、"self serving"な特徴を持ち、労働運動、教育、地方都市の政治などに関心が深い。WCTUのジャーナル *Union Signal* と参政権運動 *Women's Journal* を比較した結果、前者は三パーセントの記事が市民としての女性の平等を取り扱っていない一方、後者は、三一パーセントがその話題を取り上げていた。ジエルは「節酒運動の女性は、第一に温情あふれる慈愛の世界からスタートしている。彼女達は権力者にとり入るよりも、貧しい人々を助けるという人道的な努力を好んだ。また彼女たちは伝統的な女性像に満足し、自分を変えるよりも、欠点のある男を己のレベルにまで引き上げることを望んだ」と結論付けた。このような、女性運動の二つの視点は、本書第4章で取り上げる、共依存に対するフェミニズム批判が二種類に分けられることとも関連してくるだろう。

（7）斎藤、一九九五b、四―五頁。
（8）Pixley & Stiefel, 1963, pp. 304-305.
（9）Paolino & McCrady, 1977, p. 13.
（10）Price, 1945, pp. 620-627.
（11）プライスの観察においても、アルコホリックの妻の二〇人中一二人が結婚する以前から夫がアルコホリックであることを知っていたという記述がある。
（12）Futterman, 1953, pp. 37-41.
（13）Whalen, 1953, pp. 632-641.
（14）Jackson, 1954, pp. 563-586.
（15）Wiseman, 1975, pp. 172-179.
（16）Jackson, 1958, p. 91.
（17）Jackson, 1958, p. 90.
（18）Jackson, 1958, p. 94.
（19）家族療法は一九四〇年代終わりから一九五〇年初めにかけて出現し、一九五〇年代中頃に精神医学の舞台に登場した（Bowen, 1975, pp. 366-367）。
（20）Bowen, 1974, pp. 115-122.
（21）Steinglass, 1976, p. 106.

(22) Steinglass, 1976, pp. 97–123.
(23) ビルの妻ロイスの記述によれば、ビルはボブと出会った後、死ぬまで飲まないで生きることができた。
(24) アラノン家族グループ、出版年不明、四頁。
(25) 斎藤、一九九五a、九六三頁；遠藤、二〇〇一、八六頁。
(26) Anderson, 1986, pp. 207–214.
(27) Whiteld, 1991, p. 45.
(28) Vernig, 2011, p. 542.
(29) 斎藤、一九九五a、九六四頁。
(30) Rotunda & Doman, 2001.
(31) ルトゥンダ（Routunda, 1996）は、「イネイブリング行動の基準（the Behavioral Enabling Scale）」というイネイブリングの尺度を考案した。この尺度は、アルコホリック（あるいは物質依存症者）であるパートナーの依存症を潜在的に促進させるだろう行動から構成されている。以下が、その尺度に使用された二〇の「イネイブリング行動」である。

(1) パートナーは、アルコール飲料／ドラッグを買うお金をクライアントにあげた。
(2) パートナーは、クライアントのためにアルコール飲料やドラッグを購入した。
(3) パートナーは、クライアントが飲酒／ドラッグをしていたので、彼（女）がネグレクトしている日課を引き継いだ。
(4) パートナーは、クライアントが飲酒／ドラッグしていることを隠すために、家族／友人に嘘をつく、ないし、許しを請うた。
(5) パートナーは、クライアントと共に、あるいはクライアントの前で、飲酒したりドラッグを使用したりした。
(6) パートナーは、特定の日や、特別な家族ないし社会的な集まりでは、飲酒したりドラッグを使用したりしてもよいと、クライエントに伝えた。
(7) パートナーは、クライエントが飲酒／ドラッグを使用することによって生じた借金を返済するために、お金を借りた。
(8) パートナーは、クライエントが飲酒していたり、ドラッグをしていたり、二日酔いだったりしたので、家族の予定や社会活動を変更したりキャンセルしたりした。
(9) パートナーは、クライエントが飲酒／ドラッグをしていたので、全くしたくないときに彼（女）とセックスした。
(10) パートナーは、飲酒やドラッグの使用と関係するトラブルからクライアントを救い出すために、警察、判事ないし弁護士、他の専門家に助けを求めた。
(11) パートナーは、飲酒やドラッグの使用のせいでクライアントと別れることを恐れていたが、別れた後は追いかけなかった。

(12) パートナーは、飲酒やドラッグに関連した違反が原因となる事態において、弁護士や裁判の費用を払ったり、クライアントが刑務所から出るための保釈金を払ったりした。
(13) パートナーは、二日酔いのクライアントを助けている看護師を手伝った。
(14) パートナーは、クライアントの調子が悪かったあと、（嘔吐物、尿などの）掃除をした。
(15) パートナーは、クライアントの飲酒やドラッグの使用を無視することや、それについて沈黙することを、家族メンバーに頼んだり、そうなるよう仕向けたりした。
(16) パートナーは、クライアントの飲酒やドラッグの使用を、雇用主や仕事仲間に隠すのを手伝った。
(17) パートナーは、クライアントが二日酔いの朝、彼（女）が仕事に行くように説得した。
(18) パートナーは、クライアントが飲酒していたりハイになったりしているとき、彼（女）の頭のおかしい振る舞いのために、他の人に許しを請うた。
(19) パートナーは、クライアントの飲酒やドラッグの使用がそこまで悪いものではなくて安心した。
(20) パートナーは、クライアントのアルコールやドラッグの使用や、回復プログラムの参加について、内科医、保護観察員、判事、警察官に嘘をついた、あるいは、半分だけの真実（half-truth）を語った。
データ元（Rotunda, 1996）は出版されていないため、Rotunda, et al.（2004, p. 272）より引用した。
(32) Miller, 1988, pp. 17–18.
(33) コ・アルコホリックはアルコホリックの家族個人を指す語であったので、この意味を受け継いだと言えるのは正確には共依存者（co-dependent）である。共依存はコ・アルコール依存症（co-alcoholism）の変化形であると言える。
(34) Weisner & Room, 1984, pp. 179–180.
(35) Coudert, 1972, p. 173.
(36) Rice, 1998, pp. 6–7.
(37) Fajardo, 1976, pp. 6–9.
(38) Weisner & Room, 1984, pp. 167–184.
(39) 例えばピクスレイとスティーフェル（J. Pixley & J. Stiefel）は、妻の神経症的欲求を理由に、アルコホリックを治療する際に妻も考慮しなければ、治療の成功が脅かされると主張しており、「精神療法により大規模なアルコホリック人口に影響を与えたいのならば、妻も同様に扱わなければならないことは疑う余地もない」（1963, p. 312）と述べている。
(40) ただし、「イネイブラー」という語そのものは、「共依存」に完全に吸収されず、共依存概念成立以後も、臨床領域で使用されている（Rotunda & Doman, 2001; Franklin & Shiela, 2003; Vernig, 2011）。ただし、「イネイブラー」は、「共依存」のように関係性概念は含まず、「依存症者が依存症であるのを可能にし続ける人」という個人の役割に特化した語である。

（41）Wiseman, 1975, pp. 172-173.
（42）Cermak, 1986b, pp. 15-16.
（43）Beattie, 1987, p. 29.
（44）Beattie, 1987, p. 30.
（45）Beattie, 1987, p. 29.
（46）薬物依存症（chemical dependency）とは、アルコール依存症とドラッグ依存症（drug dependency）の両方を指し示す言葉として使われている。
（47）Rice, 1998, p. 7.
（48）Cermak, 1991, p. 267.
（49）Levin, 1978, pp. 143-174 ; 1984, pp. 109-119.
（50）松本、二〇一〇、一〇八一頁。
（51）松本、二〇一〇、一〇八一頁。
（52）ただし、近年、共嗜癖という語が復活しつつある兆しがある。例えば、二〇〇一年に刊行されたブラックの *It will Never Happen to Me*（アダルトチルドレン問題を取り扱ったミリオンセラー）の第二版では、共依存概念について、共嗜癖（co-addict）という語が用いられて紹介されている。その他、二〇〇〇年代以降、学術論文でも共嗜癖の文字を目にする。アメリカ社会の最近の傾向として、嗜癖という語が純粋な病理的意味合いを含む語として使用されるようになってきたことや、依存（dependence）という語を否定的なニュアンスで捉えないようになってきた風潮が背景にあると考えられる。また、二〇一三年に発表されたＤＳＭ５において、嗜癖概念が復活している。松本が指摘するように、「物質嗜癖の核にあるのは、決して生理学的依存ではなく、人が物質にとらわれ、ふりまわされ、生活を支配される事態である」という近年の認識が反映されたと考えられる。
（53）Weisner & Room, 1984, p. 180.
（54）例えばプレストとプロビンスキー（L. Prest & H. Probinsky）は、ボーエンが説いた家族システム論を応用し、共依存の原因は、世代間家族感情システム（intergeneration family emotional system）にあると論じた。

第2章
共依存の病理化

第2章では、概念成立以後における共依存概念の病理化について検討する。第1章における共依存概念の誕生史を検討すれば、共依存概念は、依存的な個人的症状および関係性を「神経症的症状」あるいは、「神経症的関係性」として病理化する概念として誕生したことがわかる[1]。共依存の言語的祖先である「コ・アルコホリック」は、一九七〇年代初頭においては、アルコール依存症の周囲にいる人や彼らの痛みに着目する概念であり、病理的な意味を含むことが避けられていた。しかし、一九七〇年代中頃には、アルコール依存症の家族研究やイネイブラー概念において指摘されてきた病理的意味を踏襲し、「コ・アルコホリック」は、アルコホリックの病を促進させる病人として扱われるようになった。「コ・アルコホリック」は、アルコール依存症以外の領域でも使用可能な「共依存」という語に変化し、共依存者は、依存症を促進させる病人、さらには、自分ではなく他者の問題にばかり焦点を当てる「自己を喪失した病人」として定義されるようになった。アルコホリックとイネイブラーのような関係性という意味も含む共依存は、関係性の病理化も促進させた。

病理概念としての共依存は、概念が生成された一九七〇年代末以降、瞬く間にアメリカ社会に浸透していった。特に一九八〇年代の飛躍的な浸透および概念の拡張には目を見張るものがある。一九八三年にアルコール問題を取り扱う二〇人の専門家たちによって、「アルコホリックのいる家庭で育った子どもたちのための全米協会（National

Association for Children of Alcoholics：以下、全米ＣｏＡ協会）」が設立され、そのカンファレンスやワークショップで、正式に共依存という語が使用され始めた。一九八四年には、ウェグシェイダー＝クラウスをはじめとする共依存の第一人者と言われる人たちの論文集 *Co-dependency*（『共依存』）が出版され、共依存という概念が初めて一冊の本のテーマとして記された。一九八〇年代後半には、一般向けの共依存書籍がベストセラーとして名を連ねた。なかでもビーティーの *Co-dependent No More*（邦題『共依存症』）は二、三年間で四〇〇万部以上、アン・ウィルソン・シェフ（Anne Wilson Schaef）の *Co-dependence*（『共依存』）は一年間で五〇万部、チャールズ・ウィットフィールド（Charles Whitfield）の *Healing the Child Within*（邦題『内なる子どもを癒す』）は五〇万部以上購読された。テレビや映画のなかにも共依存という語は登場し、共依存に関するビデオやトークショーも登場した。一九九〇年代には一八一件の共依存に関する学術論文が提出されるまでに至った(2)。

この流れのなかで、共依存という語の対象範囲は、アルコホリックやイネイブラーをモデルとするような具体的な個人的症状／関係性から、より抽象的な個人的症状および関係性に拡張していき、ひいては、人間以外のものに向けられる依存的症状にまで及ぶようになる。このように、共依存概念が示す病理の射程は幅広く、またそれぞれの専門家によって何を共依存とみなすかの定義も異なる。

第1節では、共依存を個人的症状の観点から捉えた、共依存症の言説について分析する。まず、共依存を精神医学において位置づけようとした言説は、精神医学が個人の症状の診断や治療を行う性質をもつことから、ほとんど例外なく共依存症を想定したものだと言える。精神医学の立場から、いかなる根拠によって共依存症の病理性を指摘しようとしたかを明らかにする。続いて、イネイブラーの症状を指し示すような共依存症概念から、明らかに拡張した意味をもつ言説について検証することで、共依存症における「病理性」が意味するところのものが変化していることを明確にする。

第2節では、共依存を関係性的視点から捉えた共依存関係について分析する。第一に、共依存関係が二者関係に限定される概念ではなく、家族関係、社会関係にまで広がりを見せる概念に拡張を遂げたことを明らかにする。第二に、共依存について、はじめて社会学の領域で論じたアンソニー・ギデンズの議論について考察する。ギデンズの議論を通じて、共依存概念は、病理的な人間関係を指し示す語として定着し、よりよい関係性である親密性（intimacy）を目指し得る関係性としての意義を強めたこと、あるいは、共依存関係が好ましい関係性に対する不健全な関係性として描かれていることを明らかにする。

第3節では、共依存の非病理的側面について検討する。第1、2節でみたように、共依存は依存的な症状や関係性を病理化してきた概念であり、アメリカの臨床において治療対象であると考えられてきた。さらに、共依存関連書籍が多数ベストセラーになっていることを考えれば、共依存を病的なあり方や関係性とみなすような視点は、少なくともアメリカ社会に浸透していたことが分かる。しかしながら、共依存は、精神医学において正式な病理とは認められていない。また、共依存概念は日本に輸入されることで、病理概念としてさらなる意味拡張を遂げる一方、共依存を病理として捉える姿勢を疑問視する声も上がっている。すなわち、共依存の脱病理化や、共依存を肯定的に捉える動きが生じているのだ。さらに、第1、2節でみてきた拡張した共依存概念は、現代医学における精神病理、あるいは、神経症的な病理性を常に有しているとはいいがたい。このような背景から、共依存が病理的であり非病理的であるという両義性を有する概念であることを示すことで、共依存概念が有する病理性は、一定の意味をもたず、変化し続けていることを明らかにする。

1　共依存症

1-1　精神医学

共依存は臨床領域で生成した概念であり、アメリカのセラピストやカウンセラーのような援助専門家に受け入れられ、そして、共依存をテーマとする書籍がベストセラーになるほどまでになった。しかし、精神医学において、「共依存」という病名が正式に認められたことはない。むしろ、アメリカ医学界は共依存の存在を、その概念の曖昧さを主たる理由にして否定してきた（本章第3節参照）。その一方、共依存派の精神科医も存在しており、彼らは特にアメリカ医学会の権威であるＤＳＭ（Diagnostic and Statistical Manual of Mental Disorders, 精神障害の診断と統計の手引き）に基づいて、共依存の精神医学的位置づけを示そうとした。

共依存とＤＳＭを関係づけた最初の人物であり、精神医学と共依存の研究において欠かせない人物は、精神科医のチェーマックである。チェーマックは一九八六年の論文で、ＤＳＭ-Ⅲの記述を用いて、一つの人格障碍の尺度に値しないが複数の人格障碍の傾向性をもつ混合性人格障碍（Mixed personality disorder）として共依存を位置づけることができると主張した(3)。その上で、ＤＳＭ-Ⅲをもとに、共依存の診断尺度を以下のように提案している。

共依存に不可欠な特徴として、以下のものが該当する。

(1)　明らかな逆境に直面したとき、自己と他者の感情や行動を左右する／コントロールする能力に自尊心を絶え間なく注ぎこむ。

(2)　自分自身の欲求を除外して、他者の欲求に応じる責任を引き受ける。

(3) 親密性と分離の状態における不安と境界の歪みがある。
(4) 人格障碍者、薬物依存者、衝動障碍者との人間関係に巻き込まれる。
(5) 以下のうち三つまたはそれ以上を示す。
・劇的な感情爆発を伴うあるいは伴わない、感情の圧迫。
・抑うつ
・過覚醒
・衝動強迫
・不安
・過度な用心深さ
・物質乱用
・反復的な身体的ないし性的虐待
・ストレス関連の医学的疾患
・少なくとも二年にわたる能動的な物質乱用者との第一義的な関係性をもちながらも、外部の援助を受けないでいる[4]

この尺度の(1)はアルコール依存と依存性人格障碍、(2)は依存性人格障碍と境界性人格障碍、(4)は境界性人格障碍と演技性人格障碍を参考にしている。

さらにチェーマックは一九九一年の論文で、ＤＳＭ-Ⅲ-Ｒを参照し、共依存は人格特性（personality traits）であり、その「特性」が「障碍」に移行することがあるとも主張している[5]。ＤＳＭ-Ⅲ-Ｒによれば、人格特性は、誰もがもつ正常なものであり、「環境や自己について知覚し、関係し、考える恒久的パターン」であるが、これが「適合せず不適応になるときや、社会的職業的機能における重大な機能的損傷、あるいは重大な主観的困難の原因となるとき」人格障碍となる(6)。この説を用いて、チェーマックは共依存を現代精神医学的構想に統合しようとした。

精神科医であり、共依存書籍のベストセラー作家でもあるウィットフィールドは、共依存者が身体や精神の病を患うことがあると指摘している。怒り、恐れ、罪悪感、羞恥心、喪失感などを表現できないでいる共依存者は、無意識にその経験を問題ある仕方で身体的、精神的、感情的、行動的に表してしまう。その表れの一つが、うつ病、衝動強迫、嗜癖などである。その他にも共依存者は、不眠、頭痛、心因性難聴、性機能障碍などの心身症を患うと述べられている(7)。

日本においても同様に、共依存と精神医学における病理の交差が論じられている。精神科医の緒方は、共依存者かつ精神病診断を受けたアルコホリックの妻を以下のように紹介している。この妻は夫を内心嫌っているにもかかわらず、夫といっしょに仕事をするのが自分の運命的仕事だと考え、離婚を考えたことはなかった。夫が昼間から酒を飲めば、夫が飲酒運転をしなくてすむように自分が運転して助けた。妻には内科から長年にわたって精神安定剤や睡眠薬を投与されていた。緒方によれば、この女性は医学診断では心身症や神経症であり、同時に、共依存者とも認定することが可能である(8)。

このように、アメリカの共依存研究において、共依存を精神医学に位置づけようとするとき、その症状は、人格障碍や心身症といった、DSM-Ⅲ以降DSMから姿を消した「神経症」概念を引き継いでいる精神疾患に当てはめようとしていることが分かる。共依存前史の言説とも重なるところから、共依存で語られている病理は、学術的には神経症概念を受け継いでいるものとして分析できるだろう。

1-2　広義の共依存症

ここからは、概念成立以後、明らかに意味拡張されたことによって生まれたと思われる共依存言説について検討する。共依存概念は意味拡張した結果、概念生成当初には想定されていなかった現象も対象とするようになった。必然的に、共依存者と定義される人は、イネイブラーだけにとどまらなくなった。「共依存者」とされる人の対象は幅広いが、本節では、(1)援助専門家、(2)男性、(3)依存者ないし依存症者、(4)現代人を共依存者と見なす言説について検討する。

❖ 援助専門家

共依存概念は、セラピストやカウンセラーのような援助専門家がイネイブラーを観察することによって誕生した概念である。しかし、共依存者と呼ばれる人は、依存症者のパートナーという制限を超えて、「他人の世話を焼き、他人に頼られることで自分の存在を認めさせよう[9]」とする人として語られるようになり、イネイブラーのみならず、ケアテイカー（caretaker）も共依存者の担う役割の一つに加えられるようになった。次第に、「共依存者は家族システムにおいて家族を献身的に世話し、しばしばその枠組みをこえてケアの専門家になる[10]」という解釈が生まれた。このような背景からか、看護師やカウンセラーなどの援助専門家に、共依存傾向がみられるという報告がされるようになってきた[11]。援助専門家が患者を観察することで生まれた概念は、援助専門家も対象にする概念へと拡張したのである[12]。

スノウとウィラルド（C. Snow & D. Willard）は、一三九人の看護師を調査した結果、その九三パーセントが自身の存在価値を見いだすことに困難を抱え、八四パーセントが身の安全および自己や他者の尊重において問題を有し、七六パーセントが依存における問題を抱えていることが分かったと論じている。*I'm Dying to Take Care of You*

（『死ぬほどあなたの世話をしたい』）では、看護師がこれらの特性（traits）をもつことで患者に及ぼす問題行動やその危険性が描かれている。

このような援助専門家、特に看護師が共依存者である傾向が強いという言説は少なくはない。これらの言説で述べられている共依存傾向の理由としてあげられている最も頻繁な項目は、援助専門家の家族歴に依存症者がいることである。ウィリアムス（E. Willams）らは、嗜癖のワークショップに参加した医者六七人と看護師一三三人を調査した結果、ほとんどの調査者に依存症者の親族（配偶者、両親、子ども、兄弟）がいること、七八パーセントの人は配偶者が依存症者であること、五六パーセントの人が二人以上の依存症者の家族歴をもっていることが分かった。[13]ウェグシェイダー＝クラウスによれば、八三パーセントの看護師がアルコホリックの長子であり、したがって共依存者である。[14]ポリシンスキー（H. Policinski）は、三五パーセント以上の看護師が少なくても一人以上の家族メンバーに嗜癖（addict）の問題があり、[15]エリクソン（A. Erickson）は八五人中七五パーセントの看護師や看護学生が、一人以上の依存症者がいる家族出身、あるいは現在の家族に依存症者が一人以上いるというアンケート結果を報告している。[16]

共依存者であることの根拠として、家族歴以外にも、「自分自身の欲求より他者の欲求に関心を示すことを好み、自分を必要とする人びとに魅了される」、「自分自身の物事に取り組むとき罪悪感をもつ」、「自尊心が低い」、「自身の欲求および／ないし欲望を自認できないと感じている」[17]などの項目もあげられている。しかし、援助専門職関連の研究における共依存者の尺度としては、援助専門家の家族歴が圧倒的に注目されている。共依存者の認定は、本人の症状や人格だけでなく、家族歴も考慮に入れた上で行われているのである。

アメリカの共依存専門家たちが元共依存者であったということや、彼（女）らの家族歴に依存症者が存在することも、このような言説を促進させるだろう。セラピストやソーシャルワーカーとして共依存者や依存症者を対象とした援助専門職に従事している共依存専門家の多くは、自らが共依存に苦しめられた過去をもつと告白している。すなわち、彼女らは、共依存の臨床家という顔と、元共依存者という顔を同時にもつ傾向にあるのだ。そのため、自らが臨床現場で体験した共依存の問題だけでなく、自らの個人史にも依拠して共依存の問題を告発している[18]。自らが「共依存者」から「元共依存者」になるために辿った回復の道や方法論を詳細に描写することで、彼(女)らは、現在「共依存者」である者たちに、共依存からの回復のために行動する必要性を訴えているのである。

❖ 男性

共依存は、アルコホリックの配偶者である「イネイブラー」を起源とする概念であるが、そのイネイブラーは多くの場合、「女性」――「妻」あるいは「彼女（girlfriend）」――であった。アルコホリックの家族研究で、共依存に類似した研究が行われた場合、その対象とされていたのも「妻」である。イネイブラーの性別を限定することを避けることもあるが、共依存概念の主要な特徴である献身性や非主体的なあり方は「女らしさ」として語られてきたものと類似しているだけでなく、事実として、共依存概念は、女性を観察することで導き出された。そして、「共依存者」として症例にあがってくるクライエントの多くも女性であった。このように、共依存症は、元来、女性の症状を示すものとして語られてきた。もちろん、この意味においての共依存症を示す男性もいることは明記しておきたい。

一方、セラピストのマッキンタイヤ（J. McIntyre）は、「女らしさ」に依拠しない意味で、男性における共依存症について提示している。マッキンタイヤは、「男性の共依存を論ずるときのジレンマの一つは、この概念の定義が、男性が彼らの経験をどう考えるか提起された方法と、しばしば対照的な女性の行動とアイデンティティの説明にもとづいていることである[19]」と主張する。彼によれば、女性が人間関係のなかで自分たちを定義するように育てられるのに対して、男性は、自分を他人と切り離して定義するように教えられて育つ。男性にとって重要なことは、他のものより優れていること、高い地位や名誉をもつこと、他者を支配下に置くことである。強く、有能で、勇敢な、統率力のある「一人前の男」になるため、他者との比較、競争と勝負がそこに生じる。そのなかで男性は「すること」を求めるようになる。何か問題があるならば、それを何とか「する」ために、助言したい、意見を言いたい、問題の解決をはかりたいという衝動に突き動かされる。マッキンタイヤは、この「する」という行為の義務に支配されるのが、男性の共依存者であると主張する。つながりというものが、「他人に対する権力と支配をもつ」権限を意味するならば、「権力をもって他者を支配下におこうとする人」が男性的な共依存者なのである。[20]

ここにおいて共依存者は、社会的に要求された「男らしさ」のもとに自らのアイデンティティを構築し、他者を支配する人として見なされている。献身性や従順さを共依存の主的要素としてではなく、イネイブラーが、アルコホリックを自分に依存させ、アルコホリックを自らの支配下に置くように促す力こそが共依存の本質だと捉えた結果、このような言説が生じたと考えられる。

❖ 依存者ないし依存症者

共依存症は、アルコール依存症の臨床における観察から生まれた概念であったが、アルコール依存症の臨床を超えた人間関係への嗜癖全般に関わる現象を示す概念となり、共依存者は「誰かに必要とされることを必要とする」人、「相手の面倒を見ることや、周囲から評価されることで、はじめて自分の存在価値を感じられる[21]」人と記述されるようになった。したがって、共依存症においては、依存症者とのペアリングを前提としなくても、共依存者になれるようになった。このことは、精神医学において共依存を位置づけようとする動きからも明らかである。また、「誰かに必要とされることを必要とする」という性質は、特異的なわけではなく、多くの人に当てはまる定義のようにみえるが、ここでの共依存者も病理を抱えた人間のことを指している。このように、共依存は、依存的な性質をもつ個人の病理を非常に広範囲において指摘する概念となっていった。

シェフは、人間関係における嗜癖である共依存を、食物、アルコール、薬物、金銭、セックス、仕事などの全ての嗜癖に先立つ第一次的嗜癖と位置づけ、その他の嗜癖は二次的なものであると論じている。人間関係以外の嗜癖も元をたどれば人間関係における嗜癖に由来しており、あらゆる嗜癖者は共依存者であるという視点を提示したのである。この理論にしたがえば、アルコホリックもギャンブラーもワーカーホリック（仕事依存症者）も、共依存者である。日本においても、斎藤がシェフの議論を好意的に紹介していることから、共依存症こそが一次性嗜癖であり、その他の嗜癖（物質嗜癖・プロセス嗜癖）は二次性嗜癖であるというシェフの認識は嗜癖業界に受け入れられているようである(22)。このような言説も、特定の他者（世話する他者、依存される他者）と共依存関係を結んでいなくても、個人で共依存者となり得る言説を導き出す(23)。当然ではあるが、アルコホリックのなかには、パートナーをもたない人もいるからである。二次性嗜癖は「コントロールしきれない相手を断念しようとして生じる怒りと寂しさ(24)」を源泉とするものであるため、依存する他者との関係性をもたない個人が、その寂しさを紛らわすためにアルコールに依存したならば、その人は共依存者である。すべての依存症の基盤を共依存と考えるなら、あらゆる嗜癖の原因が、他者に対する欲求が満たされないことによる自己コントロールの失敗とみなされていることになる。

あるいは、嗜癖臨床では、それぞれの嗜癖は「表面的な姿はちがっていても同じ空虚感から同じようなメカニズムで発症している(25)」と考えられている。アルコール依存症の臨床の現場では、アルコールとギャンブル、アルコールと暴力といった複数の嗜癖症状を抱える「多重嗜癖」の患者がみうけられる。また、時間をずらして「摂食障害から恋愛依存に、恋愛依存から薬物に、薬物からアルコールに、アルコールからギャンブルにというように対象を代えて個人の嗜癖問題が続くこともよくみられる(26)」。広義の共依存言説において、イネイブラーの役割を担っている人が共依存者である、という単純な図式は成り立たなくなってきているのである。

このような概念拡張は、「共」依存という本来の言語的意味さえも喪失しているため、共依存と呼ぶにふさわしくない現象のように思われるかもしれない。しかし、本書では、この言語的な逸脱を批判することは目的とせず、共依存概念の意味拡張が何を意味するのか、あるいは意味拡張によっていかなる弊害が生じているのかについて考察する。

❖ 現代人

ウェグシェイダー＝クラウスはあるワークショップで、共依存者を、①愛や結婚によって嗜癖者との関係に取り込まれた人、②両親か祖父母がアルコホリックである者、③感情的に抑圧された家族に育った者と定義したうえで、この定義はアメリカ人の九六パーセントに当てはまると発表した。[27] 定義の心もとなさやその真偽の疑わしさに対する批判をわきに置けば、ここではあくまでどのような条件をもって「共依存者」と認定されるのかが示されていると評価できる。しかし、*When Society Becomes An Addict*（邦訳『嗜癖する社会』）のなかで、著者のシェフは上記の条件を記さずに、「人口の九六パーセントが共依存者である」[28]という部分のみを引用した箇所があった。数値に対する説明はそれより以前に記していたが、数値の説明なく引用した前後の内容が共依存についての主要な議論であったこともあり、九六パーセントという共依存者出現率は、何のデータに基づいた数値であるかを明記されず、元の定義を超えた意味で引用されるようになった。

また、シェフは、嗜癖の原因の核は社会システムであるという主張を根幹に据えて、現代社会に順応して生きている以上は、誰もが共依存者であるという結論を導いた。[29] こうして、少しでも依存的であれば共依存者になり得る議論が広がり、したがって、「共依存」という言葉は、依存的なあらゆる事象に当てはまる語として、しかしその依存が病理的であるという認識は担保したまま、広く浸透していった。

はじめは、アルコホリックとの深い関係が不可欠であった共依存という概念は、その概念の意味が拡張するにおいて、特定の他者との関係も、神経症的症状も、必ずしも必要としなくなった。一九八〇年代末には、少しでも依存的であれば、あるいは、社会に順応して生きていれば（または社会不適応であれば）、誰もが共依存者と定義され得るようになったのである。

2　共依存関係

ここまでは、共依存を個人的視点から捉えた共依存症について考察してきた。ここからは、共依存を関係性的視点から捉えた共依存関係について分析する。共依存症と共依存関係は、双方とも「共依存」という一語を共有する形で語られてきたが、その視点には差異がある。そのため、概念拡張のあり方においても、一部重なるものではあるが、関係性そのものを対象とする意味で異なる事象を扱っているため、完全に同一の拡張経緯をたどっているとはいいがたい。共依存言説の多くも、気がつけば前節で論じた共依存症の表記に落ち着いているところがあるため、関係性的視点の重要性に着目した研究は注目に値する。以下は、関係性に着目した共依存言説や、システム論ないし社会学において、共依存の「関係性」における意味づけを行った研究について考察する。

2-1　臨床領域

共依存関係の基本理解は、アルコホリックとイネイブラーのあいだに形成されるような病的関係性であり、斎藤の定義にならえば、「人に自分を頼らせることで相手をコントロールしようとする人と、人に頼ることでその人をコントロールしようとする人との間に成立するような依存・被依存の嗜癖的二者関係[30]である。また、信田さよ子が指摘するように、「不幸なカップル、離れたほうがいいのに離れようとしない関係[31]」を表わすことも多い。しかし、共依存関係が物語られるとき、その関係性は、良好な関係性と対置するものとして説明される。共依存関係と対置される良好な関係性の代表が「親密性」である。共依存関係は、表面的には、親密性にとてもよく似ており、良好な関係性にみえやすいが、その実情は病理的な支配によって構成された関係性であるというレトリックによって紹介される。共依存関係はいわば、親密性を装っている「偽の親密性」として語られ、一九八〇年代末には、共依存関係と対置される概念としての親密性に対する活発な議論がされるようになった。

斎藤は、シェフによる一九八九年の著書、*Escape from Intimacy*（邦訳『嗜癖する人間関係』）を参考にして、共依存にはあって親密性にはない属性を五つ（①自己と他者の感情を区別できない、②不誠実、③支配の幻想、④自己責任の放棄ないし他者からの非難への恐れ、⑤自尊心の欠如）あげている[32]。そして、親密性は「不安と支配欲から離脱した関係」であり、「流動的なプロセス（過程）であって、共依存のように恒常性を持った状態[33]」ではないと述べる。

また、ヘイズ（J. Hayes）は、共依存関係と親密性の違いを以下の**表2－1**のように区別している[34]。

共依存と対置される関係性は、もちろん親密性に限らない。その一つの例が、「共コミットメント（co-commitment）」あるいは「共創造性（co-creativity）」である。共依存関係においては、アルコホリックとイネイブラーの関係に生じる反復的な物語のような、互いのドラマのなかのパートナーになることに対して、パートナー同士が無意識的に同意している。言い換えれば、共依存関係には「人びとのあいだで結ばれた、無意識的なパターンに閉じ込めたままにする同意」が存在する。それに対して、共コミットメントや共創造性においては、互いに意識的な仕方で関わり合うことに対して同意している。そもそも、共依存は「関係性（relationships）」と呼べるようなものではなく、「しばり合い（entanglements）」であり、その関係性のなかにいる二人は支配と是認への嗜癖にとりつ

表2-1　親密性と嗜癖的（共依存）関係

親　密　性	共依存関係
自己の発達が最優先される	「誰か愛する人」を得たいという想いに取りつかれている
長期間の安心を求める。関係性を一歩一歩，発達させていく	性急に満足感を求めていく
選択の自由	相手にセックスやコミットメントを強いていく
関係性における権力の均衡と相互性	権力の不均衡
話し合いや妥協を行い，またリーダーシップを交代にとっていく	権力を支配のために用いる
相手があなたに対して抱く欲求や感情，認識を共有し合う	物事がうまくいかないと「話すな」というルールが適応される
素直さ	ごまかし
適切な信頼	信頼感の欠如
互いに相手の個性を受け入れていく	自分の欲求を満たすために，パートナーを変えようとする
関係性が現実のすべての側面を対処していく	関係性が，思い違いや不愉快さを回避したい気持ちに基づいている
関係性が絶えず変わっていく	関係性がいつも同じ
互いに自分のことは自分でケアする	一方がもう一方を治し，救い出したいと望む
愛するがゆえの脱愛着	一体化（互いに相手の抱える問題や感情に取りつかれていく）
セックスは，友愛的感情やケアする気持ちから行う	恐れと情熱の混同
協力し合って問題解決を行う	問題があると，自分やパートナーを咎める
快適な気分と満足感の循環	痛みと絶望の繰り返し

出所）Hayes, 1989, p. 146.

かれている。[35] 愛の力の扱い方を知らなければ、「たちまち衝突や共依存のような、とてつもなく苦しい歪みのなかへ滑り落ちてしまう[36]」ため、意識的な愛し方を知る必要があるのだ。

2-2　二者関係を越えたシステム論

共依存関係が指し示す関係性は、二者関係にとどまらないものに拡張している。共依存の誕生史からもわかるように、共依存概念にはシステム論的要素が含まれている。このシステム論は、もちろん、二者関係における関係性のなかに生じるパターンにも通じているが、より広い意味での関係性も視野に入れている。そのなかでも重要な関係性が、家族関係である。共依存概念は、「アルコホリックの病を悪化させる病理」として成立し、その後「アルコホリックの家族全体における病気[37]」へと意味拡張している。嗜癖問題には、「家族内でいくつかの嗜癖が同時にみられる」という特徴があり、「たとえば父親がアルコール依存症、母親は共依存、娘が摂食障害、息子が薬物乱用というのはよく見られる嗜癖家族のパターン[38]」と言われている。この場合、共依存は夫婦の二者関係のなかで完結するようなものではなく、家族全体によって編み出されたシステムのうちに存在する。

二者関係を越えた共依存関係概念が適応される集団は、家族関係だけではない。シェフは、共依存者が家族だけでなく、学校、教会、社会などにおいて、共依存は生じており、嗜癖の原因の核である社会システムに順応して生きている以上共依存者であると主張している。シェフは関係性という語を表立って使用してはいないが、シェフの発想にシステム論的解釈があるのは明白である。[39]

日本においても、社会心理学者の武田は、日本企業での組織内社会化の本質は、「仕事だけでなく生活全般にかかわる多種多様な支援条件を『会社』が社員に提示して、社員が『会社』に完全に頼りきり、『会社』がなくては自分自身を肯定できないと思わせるほど同調させてしまう組織文化をつくりだし、『会社』は自由度が小さくて逸脱や異文化にたいして不寛容であり、つまるところ、『会社』が社員を統制し支配できるような『会社』と社員との『あいまいな』共依存関係の形成過程[40]」にあると述べる。社会学者の野口が述べるように、共依存者が求める「自分を必要とする他者」あるいは「定義してくれる他者」は配偶者でも子どもでも、さらには、社会や国家でもよい[41]。こうした共依存関係概念の意味拡張によって、現代人は誰とでも、どのような対象とも、病理的な共依存関係を形成することができるようになっている。

また、共依存関係は、個人が他の対象と取り結ぶ関係性だけではなく、集団同士が取り結ぶ関係性も意味するようになってきた。金平は二〇一六年のアメリカ大統領選挙におけるテレビ報道のあり方を疑問視するにあたって「共依存」という語を使用している。金平が論文執筆当時、大統領候補であったドナルド・トランプ氏は、不動産などで財を制した大富豪であると同時に、リアリティーTVショー（視聴者参加型の勝ち負けを競うワイドショー）で人気のTVスターであった。アメリカのテレビは、まともすぎて面白くないクリントン候補よりも、トランプ候補のキャラクターを面白がり、トンデモ発言を喜んで報じてきた。これを「テレビと政治の『共依存』関係」と命名し、この「共依存」関係がテレビや制作者を劣化させると批判した[42]。

ローチ（S. Roach）は、アメリカと中国の経済関係を話題にするにあたって、両者の関係性を「共依存」にあると表現している。彼は、近年におけるアメリカと中国の経済関係の相互的利益を強調してはいるものの、最終的には、その協力関係を「不健全」なものと見なし、中国がより独立自尊な（self-reliance）経済政策を遂行することによってのみ現状が改善されると主張した。このような語の使用にあたっても、共依存概念が、均衡の欠いたものや否定的なものとしてとして見なされており、その「解決（回復）」の必要性が示唆されていることが分かる[43]。

2-3　社会学

一九九〇年代にギデンズが共依存概念について論じたことによって、共依存概念は心理学的領域を越え、社会学でも対象とされる概念になった。特に『親密性の変容』で「共依存」は大きく取り上げられており、社会学者が共依存を論じるにあたって、ギデンズの参照は大前提となっている。ギデンズは共依存症と共依存関係の両概念について、それぞれの定義分けをしたうえで論じてはいるが、ギデンズを引用した文献は、共依存症ではなく、親密性と対置する概念としての共依存関係を主要に取り扱っている。したがって、共依存関係概念普及にあたってのギデンズの功績を見逃すわけにはいかない。

ギデンズは後期近代以降の社会特徴として再帰性（reflexivity）に着目している。(44) 伝統的な様式や習慣が重要性を失った後期近代以降、個人の選択によって再帰的に組織された生活設計が自己アイデンティティの構造化の中心的特徴となった。自己は無限定に開かれた選択肢のなかから、自由に自己のあり方を選択する。ここで「選択」されているものは、たんなる行動にとどまったものではなく、ライフスタイル・人生計画そのもの・自己アイデンティティとなるものであり、選択するということは「その人が従うべき規制や強制を査定していくこと(45)」を意味する。自己はこのような選択を繰り返し行うことで「再帰的であれ」という課題を社会から要請されており、その要請に答えるべく、「行為の再帰的モニタリング」を行おうと務める。自己は再帰的な自己を形成することで、自己実現と自己統制を目指すのである。

制度的再帰性が社会生活のほぼすべての領域に及ぶことによって、伝統文化では当然のこととされていた繰り返される行動様式や習慣が嗜癖（addiction）と呼ばれるようになった。ギデンズによるなら嗜癖とは「中断した場合手に負えない不安を生じさせる、衝動強迫的に没頭するパターン化された習慣(46)」である。このような習慣的行為への没頭は、再帰性の規範に反する姿勢である。したがって、再帰的な自己であり続けることに疲れた個人は、アルコールなどの物質に嗜癖する、あるいは嗜癖者を献身的に支えるという逆再帰性（reverse reflexivity）を形成することで[47]、再帰性の要請を拒否しようとしている。

ギデンズによれば、その逆再帰性のあり方の一つが、共依存である。ギデンズは、衝動強迫を「その人が意志の力だけで止めることが非常に難しい、あるいは不可能なことがわかる行動形態（その行動を実際にとることは、精神的緊張の解放をもたらしていく）」と定義したうえで、以下のように共依存者と共依存関係を定義した。すなわち、共依存者（a codependent *person*）を「自らの存在論的安心（ontological security）[48]を維持するために、自己の欲求を定義してくれる人を、一人ないし複数必要としている人間」、共依存関係（a codependent *relationship*）を「同じような類の衝動強迫性に活動が支配されている相手と、心理的に強く結びついている間柄」と定義している。それに加えて、「関係性そのものが嗜癖対象となっている間柄」を固着した関係性（a *fixated* relationship）と称し、それは「習慣というかたちで確固不動なものになっていく間柄」であると定義している[49]。

ギデンズによれば、このような病理的で回復すべき関係性である共依存関係に対して、再帰的な関係性、すなわち「相手に夢中になる（absorbed）のではなく、相手の特質を知り、それを自分自身の特質に活かしていく（making available one's own）[50]」「対等な人間同士による人格的絆の交流[51]」からなる親密性を築くことが求められている。ギデンズによる共依存にまつわる記述は、共依存関係が病理的関係性を指し示すという認識を定着させた。また、ギデンズによれば共依存は、「他者を、その人固有の傾向や特質ゆえに愛され得る、独立した存在として認めるための前提条件[52]」である。彼の主張は、共依存関係は親密性を築くにあたっての通過点であるということや、共依存から回復するということは、他者を自己とは異なる個人として認識している状態の達成も意味するという認識を強めた。また、ギデンズによる社会学的な共依存関係の捉え方は、加藤が言うように「共依存的な関係は、単に嗜癖治療などの臨床の現場において『治療』すべき病理的な現象であるにとどまらず、近代化の過程がはらんでいる根源的な問題を（少なくとも関係性の次元において）浮き彫りにするような事象である」[53]という認識を提示してもいるのである。

3　共依存病理の両義性

3-1　共依存における病理性と非病理性

ここまで、概念成立以後、共依存概念がいかなる症状や関係性を病理とみなしてきたかをみてきた。このように、共依存の歴史は、依存的な症状や関係性の病理化の歴史であると言える。しかしながら、アメリカ精神医学会（APA）が出版するアメリカの精神障碍の診断基準である『精神障害の分類と診断の手引き』（DSM）において、共依存や関係嗜癖が記載された歴史は存在せず、「共依存」は正式な病名ではない。それどころか、医学界において共依存は、定義が曖昧でその存在自体が疑わしいと言われている。共依存はアルコール依存症の臨床で生まれた概念であるため、この用語の使用を必要としていたのは、医学者、心理学者、社会学者のようなアカデミズムの専門家ではなく、依存症臨床のセラピストたちであった。そのため、概念生成当初において、共依存は明確な定義をされる必要性がほとんどなく、臨床現場において業界用語としての働きを担えさえすれば十分であったと推測される。明確な定義のない共依存という概念の意味は、使用過程において、業界を越えた一般社会の流行語として飛躍的な拡張を遂げた。そして、共依存の専門家たちは、拡張した共依存概念の広がりのなかから、各々が共依存と感じたものを抜き出し、その部分的定義を行ってきた。

このように共依存概念が拡張するなかで、共依存症の精神医学的位置づけを与えようとしたのが精神科医のチェーマックだった。前述したチェーマックの共依存尺度は、依存的なイネイブラーを神経症者として病理化しようとした共依存症概念と比較的近い、精神医学的病理性に依拠したものであった。しかし現在において、共依存症と呼びうるものを、チェーマックの尺度が示している範囲に集約することはできない。それは、現代人のほとんどを共依存者とみなすような共依存言説が存在するからであり、ほとんどの現代人を神経症者ないし現代精神医学における病人と定義するには、いささか無理があるからである。

前述したように、ウェグシェイダー＝クラウスは、共依存者の条件を、①愛や結婚によって嗜癖者との関係に取り込まれた人、②両親か祖父母がアルコホリックである者、③感情的に抑圧された家族に育った者のいずれかに該当する者と提示したうえで、アメリカ人の九六パーセントが共依存者であると述べており、シェフもその数値を支持している[54]。ブラッドショウ（J. Bradshaw）も機能不全家族（dysfunctional families）に育った人は共依存者という認識から、「アメリカ人口の一〇〇パーセントが共依存者[55]」と主張する。このようなアメリカ人口のほとんどが共依存という定義が浸透している一方、現代精神医学に依拠して共依存の病理性を提示しているチェーマックによれば、共依存者はアメリカ人口の二五パーセントである[56]。ウィットフィールドは、このような共依存の出現率の数値における幅を説明するために、「共依存」の重症度とからめて、「共依存スペクトラム」を提示している。ウィットフィールドによれば、健全家族（healthy family）に育った人は五パーセント、残りの九五パーセントは機能不全家族で育っており、その九五パーセント中二五パーセントが、チェーマックの定義に値する重症の共依存者、残りの七五パーセントが軽症の共依存者で完全回復が可能である。また、「健全家族」に育った人も、依存症者と結婚して「二次的共依存（secondary co-dependence）」になる可能性がある[57]。

アメリカ人口のほとんどが共依存者であるならば、「それは異常ではなく正常そのものであるというのが少なくとも統計学上の常識[58]」である。共依存者の出現率を示す根拠は、機能不全家族の出自に依拠しているが、この機能不全家族の定義も曖昧で、少しでも問題とみなし得る要素をみいだせば、いかなる家族も機能不全家族になれるとも言える（詳しくは第5章参照）。ウェグシェイダー＝クラウスによる共依存者の第三の条件、「感情的に抑圧された家族に育った者」は、第一、第二の条件に該当しない者を包括できる条件のようにも思われる。医学界で共依存の存在自体が疑わしく思われていることや、共依存に関する説明が当たり前のことを大げさに述べている印象を与えることがあるのは、広義の共依存が現代の常識や医学において、常識的でありふれた人間関係のあり方も記しているからである。つまり、ここでチェーマックが示そうとしている医学的に取り扱われるところである病理的な現象と、ウェグシェイダー＝クラウスらが示そうとしている一般的に起こり得る病理的と断定しがたい現象との混同が起こっている。

アルコール依存症家族研究に見られるように、生成当初の概念に従った共依存は、神経症的病理性が着目されることによって誕生した。しかし、その後拡張した共依存概念において、そこに見られる症状がすべて神経症的病理であると包括的に述べることには疑問を感じざるを得ない。この議論が成立してしまえば、ほとんどの人間が病人であるという帰結が導かれてしまうからである。多くの共依存の専門家たちが拡張後の共依存にも病理を見ているが、ここで問われている病理性は、アルコール依存症家族研究から受け継いだ病理性とは明らかに異質なものである。共依存に病理をみることに疑問を投げかける研究は多いが、それ以前の問題として、問われている病理の質が各段階で異なっていることは認識しなければならない。

このように、共依存の病理性が、アルコール依存症家族研究に由来するような病理性からその意味を拡張させたことは、現在の共依存の病理的かつ非病理的概念としての位置づけを与えた。現在の共依存概念は、あらゆる人間を共依存者と認定しかねないほど意味が拡散したものである。しかし、ここで問われている共依存は、既存の価値観で見た場合は非病理的であるが、既存の価値観を疑ったときは病理的と言える概念でもある。

ところで、チェーマックが示そうとしたような「共依存」が、ＤＳＭで診断可能あるいはＤＳＭの診断内容に準ずるものであると主張されてきたという議論は、これらはすべて共依存を個人の症状としてのみ捉えたものであり、共依存が関係性を指す語であるという事実、すなわち、共依存関係に対する配慮を欠いている。共依存は個人的症状だけではなく関係性も示す言葉であるし、個人的症状を指す場合においても、アルコホリックなどの他者と対になっている必要がある。(59)理論の観点からも、「伝統的な精神医学や心理学において、人間関係のみに純粋に焦点をあてた理論は乏しく、生物学的あるいは精神力動的な基礎理論を離れて病理という判断を下すことがためらわれる」(60)し、治療の観点からも、伝統的精神医学において「診断」というものはあくまで個人に下される「個人診断」であり、「対人関係の病理」や「人間関係の病理」など「他者」も考慮したものには下されないため、共依存は精神医学的診断を下す対象にはなりえない。(61)共依存は、個人的症状のみに着目したとき病理的症状を認めることができるが、共依存が症状と関係性の双方に言及する概念である以上、伝統的精神医学では共依存を扱うことができない。そもそも「共（co）」の契機が付随している時点で、共依存は伝統的精神医学の対象から外れるのである。(62)

共依存の祖先であるコ・アルコホリックは、元々は病理的概念ではなかった。それどころか、コ・アルコホリックを病理的なニュアンスで使用することは避けるよう試みられてきた。ところが、アルコール依存症現場の声、アルコール依存症治療産業の財政的事情、そしてすでに膨大な研究がなされてきたアルコール依存症家族研究がコ・アルコホリックという語と交わったことから、コ・アルコホリックは家族研究で語られてきた病理性を含意するに至った。他方、依然としてコ・アルコホリックの病理性付与の回避が唱えられていたのと同様の理由をもって、共依存の病理性を否定する声は現存している。

アルコール依存症治療現場において主張されている共依存の病理性も混乱したものである。医学において、病理性を示す語として採用された生理学的依存概念は、アルコホリックの「心理社会的」支援サービスを促進させたという歴史をもつ。ここで支援されている依存は、生理的なものではなく、心理的なものである。この心理的依存における病理性をアルコホリックおよび共依存者にみることで、アルコール依存症治療現場において、彼らは治療対象とされてきた。したがって、生理的依存でなく心理的依存に焦点が当てられている以上、現代の医学において共依存を病理として断定することはできないし、それが治療対象となっている以上、病理でないとも断定できない。

さらに、アルコール依存症家族研究に由来する病理性、つまり、最も狭義な共依存の病理性さえも病理として正式に断定しえないものである。人格論、ストレス論、家族システム論を経た理論展開は、（精神医学における）病理化という文脈でおきたことである。そのため、それぞれの理論で描写された症状や関係性は、病理性を含意したものとして語られてきた。しかし、伝統的精神医学において、関係性は診断の対象から外れる。共依存が関係性も示す概念である以上、精神医学的病理化は不可能なのである。仮に共依存から関係性の意味を取り除き、人格論、ストレス論で論じられてきた病理的症状のみを取り出したとしても、その病理性を断定することはできない。原因論は現在の精神医学において衰退しており、ＤＳＭからも除外されているからである。一方、ギデンズらの議論からも明らかなように、現代において関係性に病理をみるまなざしは間違いなく存在するし、原因論的症状に病理をみるまなざしも完全に消えたわけではない。したがって、共依存を非病理的であるとも断定できない。

以上の共依存言説によって示されたのは、第一に、共依存の病理性がもともとは神経症概念を受けついでいると考えられること、第二に、共依存概念は、現代人のほとんどに当てはまる概念へと拡張しており、しかもそれが病理だと論じられていること、第三に、拡張された共依存概念においては、神経症的な症状が必ずしも見られるわけではなく、それとは異なる意味での「病理」が指摘されているということ、第四に、共依存の病理性は、その歴史において病理的かつ非病理的であるという両義性をもち、だからこそ曖昧さを宿命づけられているということである。

3-2　日本的共依存

共依存が日本に輸入されたのは、一九八九年一一月末に東京で開催された、東京精神医学総合研究所主催の「アルコール依存症と家族」をテーマとする国際シンポジウムを通してである(63)。日本に輸入された共依存概念は、原産国アメリカ以上に複雑になっている。

第一に、共依存概念は日本に輸入されることで、アメリカにおける概念拡張の延長線として、日本独自の概念拡張をとげている。例えば、共依存と関連した日本映画の公式サイトの掲示板に、「日本人の九六パーセントが共依存」と書き込まれた(64)。これは前述のシェフによって示された「アメリカ人の九六パーセントが共依存」という言説が広がることで導き出された言説だと思われる。また、近年の依存症臨床においては、共依存の病理を理由として、依存症者のサポートを専門家ではない家族が行うことそれ自体が疑問視されている。依存症者の家族や身近な者が、「この人の問題を何とかする責任が自分にある、自分がやらなければ」と考えて行動する限りは、そのパターンは習慣化し、自他の境界が曖昧になる共依存の病に陥っていると考えられる傾向にある(65)。この論理にしたがえば、家族や身近な者が行うべきことは、依存症者を専門家につなぐことであり、そして自らは依存症者を突き放すことにある。そうすることで依存症者は、専門家の指導の下、自らの問題の責任を取るあり方を学ぶとされている。さらに、依存症臨床の外の文脈にある「仲良し親子」といわれるような関係性に対して、親離れ・子離れができていない親子共依存であるという言説も生じてきている。「子育て、そして日本の教育の最大のテーマは『自立(66)』」であり、そのような関係性は自立を妨げると考えられているからである。この主張が、「若者の自立が遅れれば遅れるほど、国民ひとりひとりの経済力が衰え、購買力もなくなり、個人消費が落ちこむことは明らかで……税収も増えず、日本の経済はどんどん立ちゆかなく(67)」なるといった、日本経済や生産性の話とつなげられている点は、共依存がなぜ回復すべきと考えられているかを「病理」以外の視点で考察するにあたって注目に値する。このように、共依存言説は、現在の日本でも一部根強く語られており、アメリカの概念拡張をさらに発展させる形で、日本独特の言説を作り続けている。このような言説は、アメリカで生まれた共依存概念を変容させながらも継承し、さらなる概念拡張を行うことで共依存の病理化に関与しているといえる。

一方、共依存言説は日本に輸入されることで、共依存の「病理化」が進行するだけでなく、「脱病理化」の動きも見られるようになった。すなわち、「共依存は問題ない」という声が生じ始めたのである。ボロボイ（A. Borovoy）は日本のテキストで語られている共依存は、アメリカの共依存と少々異なった説明がされていると指摘している。ボロボイによれば、日本文化において相互依存（interdependence＝甘え）[68]的社会関係の正常で健全で有徳な在り方として歴史的に構築されたものと、物質乱用治療や言説の文脈において不健全あるいは共依存的振る舞いとして構築されたものとは近接している。彼女は、この近接が「家族としての国家」という思想が根付いた戦後日本において、特に女性が男性から、非対称的な権力関係のなかで強制的搾取をされてきたということに由来していると考えている。日本の文脈において、献身的に他者に尽くすような共依存女性の振る舞いは、それが（男性に搾取されてきた）伝統的な女性の振る舞いとして受け入れられているために、理性的な振る舞いから逸脱しているとみなされない。あるいは、日本においてアメリカで不健全な現象を指し示す概念として成立してきた共依存概念は、健全な相互依存（ないし甘え）と完全に区別できにくいものとして認識される傾向にあるため、日本ではアメリカ発の共依存概念をそのまま受け入れることが困難だとボロボイは分析している。[69]

「甘え」、「恥」、「義理」の文化を形成する日本では、「自己というものは、自己自身の『内部』において決定されるのではなく、自己自身の『外部』、自分と相手との『間』において形成される」のであり、「日本人は『自己』より『他者』に意識が向けられているだけでなく、他者との関係において受動的である」[70]。自身のアメリカ留学でのカルチャーショックから、甘えを日本文化の特徴であると考え、甘え文化を世界に紹介した[71]精神分析家の土居健郎によれば、甘えの最も簡単な定義は、「人間関係において相手の好意をあてにして振る舞うこと（to depend and presume upon another's love or bask in another's indulgence）」[72]であり、それは「本来特別に親しい二者関係を前提」[73]としている。土居によれば、甘えとは一種の愛の形である。しかし、「私はあなたを愛している」と伝えるときと異なり、誰かに甘えるときに「私はあなたに甘える」とは言わず、自分に好意をもっている（なおかつ自分が好意をもっている）相手に無意識的に甘える。甘えとは、能動的で意識的なものではなく、非言語的かつ受動的で無意識的な愛の表現であり、このような受動的な愛を示す英語は存在しない[74]。さらに、「甘え」を英語で簡潔に表現することはできず、類似する語（whining, being spoiled, pampered）は、すべてネガティブなニュアンスを含んでいる。しかし、甘えは「甘美で受容されるような雰囲気[75]」をもっており、ポジティブで好ましい印象をもつ日本語である。

甘えの心理的原型は母子関係における乳児の心理にみられる。子宮の中にいたとき母親と分離していない存在であった胎児は、生まれることによって、身体的には母親と分離する。乳児はしばらくのあいだ、胎児の延長で心理的には母子未分化の状態にあるが、精神の発達とともに、「自分と母親が別々の存在であるということを知覚し、しかもその別の存在である母親が自分に欠くべからざるものであることを感じて母親に密着することを求める[76]」。したがって、「甘えるということは結局母子の分離の事実を心理的に否定しようとするもの」であり、「この意味で甘えの心理は、人間存在に本来つきものの分離の事実を否定し、分離の痛みを止揚しようとすることであると定義することができる[77]」。

重要なことは、甘えるのは幼児だけではなく、大人も甘えることである。甘えの対象となる関係性は、母子関係にとどまらず、カップル、友人同士、教師と生徒、雇用者と被雇用者などにも適応される。その人が大人であったとしても、甘えは西洋で批判の対象になりやすい「子どもっぽい（child-like）」態度で表現され、その姿は「退行」のようにもみえるかもしれない。しかし、甘えの理解においては、その表現が欲求不満によって引き起こされたものでない限り、問題とみなされることはない。甘えは、自己と他者の分離、そして何より、依存することのない自立した自己になること、および、そのような自己と他者が共に関係性を築き上げることを最終目標とするような基礎的前提を否定するのであり、したがって、甘えは依存することが必ずしも病理とは直結しないということを示している[78]。

このように日本人は、依存を受容し、自己と他者の分離を否定する「甘え」文化に属している。したがって、西洋個人主義を背景に誕生した共依存概念は日本に輸入されることで、アメリカと日本がそれぞれ病理とみなすものが文化的に異なるため、病理性の観点において原産国アメリカにおける「共依存」と異なるニュアンスをもつようになる[79]。それぞれの専門家による共依存の定義や、共依存言説を概観すれば、それらのなかには、「日本文化の中で重んじられてきた価値観あるいは、特徴と重なる部分がある[80]」のだ。共依存を精神医学的病理に位置づけようとしたチェーマックの共依存尺度さえ、「自分自身の欲求を除外して、他者の欲求に応ずる責任があるという前提」や「親密性と分離の状態における不安と境界の歪み」といったように、自己と他者の区別や分離がされていない状態を病理とみなす視点がある。このような視点が、日本で完全に受容されることは文化的に難しい。

確かにジョンソン（F. Johnson）は、甘えを「親密で安心できて大事にされることへの希求や渇望に基づく依存に限定される」と述べており、「葛藤を含んだ形の相互依存」である「共依存」と区別している[81]。しかし、それ以前の段階として、日本人とアメリカ人にとって、「何が共依存か」を判断する基準が異なるのである。以下の例は、日本人とアメリカ人の共依存に対する認識の違いをよく表わしている。

ある日本の心理学者が夫婦関係を測定する尺度を開発してその日米比較を計画した。尺度を英語に翻訳してアメリカ人の研究者にみせたところ、そのアメリカ人はこう質問した。「これは何の病理の尺度ですか？　共依存？」。いうまでもなく、日本文化においては良好な夫婦関係を意味する項目が、アメリカ人には共依存の病理に見えたというお話である。(82)

さらに日本では、「共依存」という語に肯定的なニュアンスを見いだすような記述を見つけることさえできる。フェミニストカウンセラーの河野貴代美は、「そもそも人と人との関係は多少なりとも共依存的ではないか(83)」と呼びかけており、「素敵な共依存」というものがあるのではないかと述べている。彼女は、「Reset Cafe」というウェブサイト（管理者不明）において、彼女の考える「素敵な共依存」が表現されている詩とコメントをみつけた。河野と同じく、本書でも少し長いが引用したい。

生きることは甘えること
「人の迷惑にならないように」と　子どもに躾ける
だが本当は　人は誰かに迷惑をかけて　生きていくものだ
どんなにがんばっても　無人島か山奥でなければ　人は誰かの恩恵を被っている
それでさえ自然の恩恵を被っている　必ず誰かに迷惑をかけて生きている
だったら　愛する人と依存しあいたい
傷つけることを恐れて　距離をおくのではなく
傷つくことを恐れて　孤独を選ぶのではなく
魂が呼び合った者同士が　共に依存すればいい　素直に甘えればいい
人と人は　素敵な共依存が可能な　最高のパートナーを探して
手に入れる権利がある

依存し合うことが辛く無い　そんな相手を見つけられる
きっといつかめぐり逢う　必ずめぐり逢う

『共依存』という言葉は、心理学ではマイナスイメージがつきまといます。
ですが、私は心理学上のイメージだけに、とらわれ過ぎない方がいいと感じています。
心理学は学問の一つに過ぎません。
それがすべての事例に当てはまるわけでもなく
ある意味、人はすべて何かの傾向を持ち合わせているわけであり、
それが病的かどうかというのは、その人本人が苦痛と感じたり
その状況にいる自分が嫌いだと感じたりしなければ、
ある意味、そのひとにとっての幸せであり、『普通』なのだと思います。

「結婚＝幸せ」「離婚＝かわいそう」というイメージがありますが、
結婚していても不幸な人もいれば、離婚しても幸せな人もいます。
大切なのは、その人がどう感じているか、ではないでしょうか。

「共依存」については私もずっと病的で悪いことだととらえていました。

ところがある人（私がいた会社の尊敬する上司）が言いました、

「夫婦とか恋人っていうのはね、良い意味での『共依存』で繋がれるとそれはとても幸せな関係なんだよ」と。

それから私は、お互いにお互いが、思い遣りを持った上での

本当にお互いにこの人と共に生きて行きたい！　と思える『素敵な共依存』ならば、依存してもいいのではないか、と考えています[84]。

このように、共依存は日本に輸入されることで、肯定的なニュアンスをもつ概念へとも意味拡張をとげた[85]。「共依存」だけでなく、「イネイブラー」においても、これと同様な現象がみられる[86]。東北会病院ソーシャルワーカーの鈴木は、イネイブリングについて以下のように述べている。

イネイブリングという言葉は、依存症の世界では病気の「支え手」として、特に家族のかかわりの不適切さを表す言葉として使われますが、その根っこには当事者への強い「関心」があります。当事者は、この強い関心を貫いたいがためにアルコールを繰り返し飲むという解釈もできます。しかし当事者も家族もそのことに自覚がありません。それを自覚して恣意的に「関心」を示すと、当事者は安心感をもって助けを求めることができ、彼らの状況を変化させることができます。これを二者関係ではなく、よってたかってやることこそが求められるイネイブリングです[87]。

第1節でみたように、今日、共依存、したがって、イネイブラーの対象は、援助専門家を含み得る。鈴木は、このような流れにおいて、自らを含む支援者をイネイブラーに位置づけ、「〈関心を持って支える〉という意味[88]」での支援活動をイネイブリングと表現した。鈴木によれば、支援者イネイブラーとイネイブラー家族の間に、様々な差異があるのは事実であるが、両者の間でも「強い関心」は共通している。依存症者を病院につれてくるのは、イネイブラー家族であり、そこから始まる治療があることを考えるならば、「支援者」という名のイネイブラーが被支援者のもとを訪れることで始まる支援があるだろうと考えられる[89]。

また、日本における共依存概念の拡張で紹介した「家族が依存症者の問題を取り組むことの否定」する立場では、家族が作ったギャンブルの借金を「尻拭い」するようなあり方を、共依存の病理ないし否定的な意味での「イネイブリング」と捉えているが[90]、その一方、日本ではこの立場に対して、「家族が困っている本人をほうっておけないのは極めて普通の感情[91]」と捉える対立的な視座が表明されている。ギャンブルに問題がある人の支援施設であるＮＰＯ法人ワンデーポートの理事長であり、司法書士である稲村は、以下のように述べている。

大事な家族が苦しんでいる姿を見て、それを助けたい、協力したいと思うことはむしろ当然の気持ちや行動です。「共依存」を病気と考える必要はありませんし、したがって、治療も必要ありません……家族を想う気持ちを「病気」と位置付けて、過去の家族の行動の過ちを指摘されると、家族自身に罪悪感が生じて傷ついてしまいます。本人がこうなったのは私の責任だ、と。そして、逆に本人に対して「突き放す」よう勧められ、それを実行できてもできなくても家族は傷つくのです。なぜならば、家族の行動は本人の支援とは切り離され、家族自身の「病気」を克服する目的に限定されてしまうからです[92]。

稲村は依存問題の実践に関わるなかで、「家族こそが最大の支援者」であると痛感しており、現在「共依存」と呼ばれているものは、「病理」どころか「普通＝当然」のものであるだけでなく、むしろ依存症者への支援にとって不可欠なものであると考えている。共依存してくれる家族は、自分の生活を犠牲にしてまで当事者を助けてくれる支援におけるキーパーソンなのである。そう考えると、「共依存」を断つことで、依存症者に「底つき」を経験させることが重要とする方法論は、当事者の完全なる孤立を生んでしまう恐れをはらんでいる。共依存概念の一人歩きが生んだ諸説を家族が信じることで、支援の道が閉ざされる危険性を指摘しているのである[93]。

このように日本においては共依存概念の脱病理化が生じており、「共依存」と呼ばれるものは一部受容されている。ただし、前述の意味拡張において注意しなければならないのは、ここで紹介した日本における共依存を肯定的に捉える言説は、神経症的な病理性までもを肯定しているとはいえないところがあり、アルコール依存症問題におけるアルコホリックとイネイブラー、ＤＶ問題における男性と女性のように、生存さえも賭けてしまい、生命さえも危うくしてしまっているような「共依存」を完全に対象としているとは言い切れない。しかし、生命の問題と関わるような「共依存」が概念拡張することによって、共依存に対する肯定的な認識が多く生まれ、共依存が一概に否定されなくなるということは注目に値する。というのも、この特性は、共依存概念における神経症的な病理性が薄れることによって見えやすくなった、元来の共依存概念にも含意されていただろう特性であるからだ。言い換えれば、神経症的なものに起因する否定的な要素のインパクトが強すぎるためにほとんど見えなくなってしまっていた共依存における肯定性が、その否定性が除去されることで見えやすくなったのである。このことは、共依存問題に対する善悪の判断が単純にはできないことを示唆していると同時に、生死を賭けてまで共に依存し合うことを選ぼうとする人びとに対して、その善悪を一概に提示することもできないのではないかという疑問を提示しているようにも捉えうる。

序章で紹介したような神経症的な共依存と深いかかわりをもつ『リービング・ラスベガス』のようなフィクションが描かれることで、日米両国で一部から強烈な支持を得ていることは特筆すべきである（河野がそのあり方の受容について記述しているが、その引用は第6章に譲りたい）。『リービング・ラスベガス』では、第三者が決して理解も介入もすることのできない、閉じられた「二人だけの世界」においてこそ、ベンとサラは救いと真実の愛を得ることができた。この映画で描かれている世界が、決してフィクションとしてのみ成立するようなものでないとするならば、共依存問題に「他者」が介入するとき、いかなる判断をもって介入すべきか、あるいは介入しないべきかについては、慎重な議論を要することが分かる。ここでの「他者」とは、もちろん、共依存関係に直接的に巻き込まれていない立場にあるような「他者」のことであるが、その「他者」が、共依存者にとって、身近な他者であるか、第三者と位置付けられるような他者なのか、労働者や国家機関としての他者なのか、あるいは、より超越的な存在としての他者なのかによって、その介入についての議論は異なってくるだろう。

注

（1）Pixley & Stiefel, 1963, pp. 304-305.
（2）本田の「アメリカにおける共依存研究の展開と最近の動向」によれば、レビュー対象はAPA/PsycINFO（1967～1999）とMedline（1975～1999）という心理学、医学系統の二つの代表的な学術データベース。一九七〇年代は〇件、一九八〇年代は一九件、一九九〇年代は一八一件の共依存論文が掲載されている。
（3）Cermak, 1986b, p. 16.
（4）Cermak, 1986b, pp. 16-17.
（5）Cermak, 1991, p. 270.
（6）American Psychiatric Association, 1987, pp. 303-305.
（7）Whitfield, 1991, pp. 77-80.
（8）緒方、一九九六、九一頁。
（9）斎藤、一九九五ａ、九六五頁。
（10）Schaef, 1987, p. 30.
（11）Policinski, 1986; Snow & Willard, 1989; Murck, 1988; Erickson, 1988; Williams et al, 1991; Chappelle & Sorrentino, 1993.
（12）援助専門家が、病理を抱えているという視点は、共依存言説に限られたものではない。例えば、元精神分析家で心理学者のアリス・ミラーは、援助専門家が子ども時代に愛情を得る方法として「他の人間の発する無意識の欲求信号に敏感に反応する感覚」を作り上げた結果、成人後臨床家となって人助けをすることを職業に選ぶようになると述べている。この感覚に「障碍の根」があり、「本来患者を助けるべき立場の人が、子ども時代に満たされることのなかった自己の欲求を、代理の人間を利用して満たしてしまう」ということについて言及している（ミラー、一九九六、一二三頁）。児童虐待の分野で、このような思想背景がアメリカにも浸透していたことは、共依存における援助専門家の言説とも無関係ではないかもしれない。

(13) Williams et al. 1991, pp. 38-39.

(14) Schaef, 1987, p. 29 (Workshop on Adult Children of Alcoholics with Sharon Wegscheider-Cruse and Rokelle Lerner, Rocky Mountain Counsel on Alcoholism, Denver, Colo., January 1984).

(15) 依存症者（dependent）と嗜癖者（addict）という語は、第1章で示したように差異のある用語ではあったが、現代においては明確な区別がされることなく使用されている兆しもある。看護師には依存症者がいる家族を持つ人が多いという議論においても、両言語は同様の意味を持って混在している。

(16) Policinski, 1986, p. 21; Erickson, 1988, p. 20.

(17) Erickson, 1988, p. 20.

(18) 共依存の第一人者であるシェフ、ビーティー、メロディなど。

(19) McIntyre, 1991, p. 214.

(20) McIntyre, 1991, pp. 214-219.

(21) 水澤、一九九八、二四頁。

(22) 斎藤、一九八九、xi—xii頁。

(23) 共依存関係を喪失した共依存は、「共」依存という本来の言語的意味さえも喪失しているため、共依存と呼ぶにふさわしくない現象のように思われるかもしれない。しかし本章では、言語使用に学術的な制限を与えることは目的としておらず、俗語として流動的な性質をもっている、今日共依存と呼ばれているものを明確にすることを目的としている。

(24) 斎藤、一九九三、xii頁。

(25) 洪、二〇〇七、一九六頁。

(26) 洪、二〇〇七、一九六頁。

(27) Schaef, 1987, p. 18.（この定義はウェグシェイダー＝クラウスがワークショップで発表したものであるが、シェフが彼女の著書のなかで紹介している：Workshop on Adult Children of Alcoholics with Sharon Wegscheider-Cruse and Rokelle Lerner, Rocky Mountain Counsel on Alcoholism, Denver, Colo., January 1984)。

(28) Schaef, 1987, p. 29.

(29) Schaef, 1987.

(30) 斎藤、一九九三、xi頁。

(31) 信田、二〇一四a、五八七頁。

(32) 斎藤、二〇〇四、五九頁。
(33) 斎藤、二〇〇四、六〇頁。
(34) ここで紹介されている内容は、本節・第3項で議論の対象となるギデンズも引用していたものである。
(35) Hendricks & Hendricks, 1990, pp. 7-8.
(36) Hendricks & Hendricks, 1990, p. 5.
(37) Wegscheider-Cruse, 1981, p. 2.
(38) 洪、二〇〇七、一九六頁。
(39) Schaef, 1987.
(40) 武田、一九九七、一四頁。
(41) 野口、一九九六、一六二—一六三頁。
(42) 金平、二〇一六、一二一—一二二頁。
(43) Roach, 2014.
(44) Giddens, 1990; 1991; 1992.
(45) Giddens, 1992 p. 91.
(46) Giddens, 1992 p. 71.
ギデンズは衝動強迫を、「個人が意志の力だけで止めることが非常に難しいないし不可能な行動形態であり、その実行が精神的緊張の解放をもたらす命令」と定義づける。
(47) 嗜癖者をケアすることに嗜癖している人を共依存者（codependent *person*）、共依存者が築く嗜癖的な関係性を共依存関係（codependent *relationship*）という。ギデンズは共依存者を「自らの存在論的安心を維持するために自己の欲求を定義してくれる人を一人ないし複数必要としている人間」、共依存関係を「同じような衝動強迫性によって活動が支配されているパートナーとの心理的に強く結びついている／依存している（tied）関係」と定義している。
(48) ギデンズは、『親密性の変容』にて、人間が共依存的になるのは、存在論的安心（ontological security）を維持するためだと述べる。彼は、『モダニティと自己アイデンティティ』で存在論的安心について詳しく論じている。ギデンズは、人間が「営む」ことができることの要素の多くは、（無意識的ではなく）非意識的な実践的意識レベルで保持され、日常の活動の連続性の中に組み込まれていくと主張する。実践的意識の大部分の形式は、社会的活動の最中に「心に留めておく」ことができない。これらの形式の非明示的あるいは当然視されている性質というものは、行為者が目の前にある課題に専念する上で必須の条件であるからである。ギデンズによれば、存在論的安心という概念は実践的意識の非明示的特徴に密接に結びついている。日々の行為や言説のうちで些細に見えるものの裏側には、混沌が潜んでいるため、日常生活の最も単純な質問に答えたり、もしくはおざなりな発言に対応したりするだけでも、潜在的に広がっているほぼ無限の可能性を自明視することが必要になる。所与の反応は、現実について共有された枠組みがあってはじめて「適切な」あるいは「容認できる」ものになる。懐疑的な眼差しのもとであれば消え去るような自明性が、日常生活を送るために認められている。そして、実践的意識は、それが再生産する日々のルーティーンと共に、この自明性が失われた時に生じると思われる不安を覆い隠すことに役立つ。なぜなら、実践的意識とルーティーンは様々な方向付けの様式を与え、その様式が実践レベルでは、存在の枠組みについて提起され得る諸問題に「答え」を与えてくれるからである（Giddens, 1991, pp. 35-65）。『モダニティと自己アイデンティティ』が出版されたのは一九九一年であり、共依存について論じた『親密性の変容』が出版された一九九二年の一年前である。『親密性の変容』では、存在論的安心について詳しく言及されていなかったが、出版年にほとんど差がないことから、『モダニティと自己アイデンティティ』で論じられている存在論的安心の意味が、『親密性の変容』に受け継がれていると考えて間違いないであろう。また、『モダニティと自己アイデンティティ』でも共依存は紹介されている。しかし、ここで述べられている共依存は、私が述べるところの狭義の共依存に限定された概念として紹介されるにとどまっており、『親密性の変容』で論じられている共依存ほど熟考されたものではない。

(49) Giddens, 1992, p. 89.
(50) Giddens, 1992, p. 94.
(51) Giddens, 1992, p. 3.
(52) Giddens, 1992, p. 93.
(53) 加藤、一九九三、七七頁。
(54) Schaef, 1987, p. 29（Workshop on Adult Children of Alcoholics with Sharon Wegscheider-Cruse and Rokelle Lerner, Rocky Mountain Counsel on Alcoholism, Denver, Colo., January 1984).
(55) Troise, 1995, p. 2.（ブラッドショウがセミナーで発表した内容を引用している）。
(56) Cermak, 1986a.
(57) Whitfield, 1991, pp. 51-52.
(58) 野口、一九九六、一五七頁。
(59) シェフが論じるように、物質やプロセスに嗜癖している人を共依存者と呼ぶようなとき、一概にはそうとは言い切れない。ただし、この議論の根底にあるのは、他者からの自己承認を求める欲求であるため、この議論も他者の考慮なしには成立しえないものである。

(60)　野口、一九九六、一五八頁。

(61)　緒方、一九九六、八五頁。

(62)　ただし、ＤＳＭ-Ⅳには、臨床で直面する問題を考慮したとき、共依存的な関係を取り扱う「対人関係の問題、すなわち、(relational problems)」に焦点を当てる必要性も説かれている。ＤＳＭ-Ⅴの研究行動計画では、精神医学において初めて関係性の病理を診断の対象とした、関係障碍（Relational Disorder）の病理化（ＤＳＭへの登録）が検討され、個人の患者だけではなく二人以上の個体を外包する関係性的視点が公に示された（Kupfer et al, 2002）。二〇一三年に出版されたＤＳＭ-５での登録は見送られたが、共依存にみられるような関係性を病理とする視点は、必ずしも精神医学に無視されているとは言い切れない側面がある。

(63)　信田、二〇〇九、一七六頁。

(64)　河野、二〇〇六、一〇頁。

(65)　水澤、二〇一六ｂ；二〇一六ｃ。

(66)　尾木、二〇一五、三五頁。

(67)　尾木、二〇一五、一一八頁。

(68)　"interdependence"は一般的には「相互依存」と訳されるが、ボロボイはこの語を日本文化に独特な（土居の『甘えの構造』に由来する）「甘え」の意味を示すものとして使用している。

(69)　Borovoy, 2001, p. 95, 98. ボロボイ自身は共依存と相互依存との混同を批判的に捉え、日本人女性は、何が健全で何が不健全であるのかを見分けるべきであると主張している。

(70)　谷口、二〇〇七、三四一頁。

(71)　土居が初めて「甘え」について紹介したのは、一九五六年の論文においてである（土居、一九五六）。

(72)　土居、一九九二、一六四頁；二〇〇一、六五頁。

(73)　土居、二〇〇七、二頁。

(74)　土居、一九八九、一四一―一四二頁。

(75)　Johnson, 1993, p. 157.

(76)　土居、二〇〇七、一一七頁。

(77)　土居、二〇〇七、一一八頁。

(78) 小西、二〇一五b。
(79) 共依存を考察するにあたって、文化差を考慮すべきであるという議論は、アメリカ内部においても存在する。例えば、「共依存」は白人の個人主義によって支持を受けた概念であり、家族主義価値観を重んじ、家族員の結束や相互依存を重視するラテンアメリカ系の人びとには受け入れがたいことを指摘し、ラテンアメリカ系あるいは、異なる文化においては、その文化的背景を考慮した上でアセスメントしなければならないという指摘がある（Inclan & Hernandez, 1992）。
(80) 谷口、二〇〇七、三四三頁。
(81) Johnson, 1993, p. 27.
(82) 野口、一九九六、一五八頁。
(83) 河野、二〇〇六、一〇頁。
(84) 河野、二〇〇六、一七九―一八一頁。ウェブサイトは http://toko03.easter.ne.jp/kotoba10.html（二〇一七年七月一二日最終閲覧）。
(85) ただし、日本は共依存概念をまったく病理としてとらえる文化をもたない国ではないのは、日本において共依存が一部の専門家たちや当事者たちに受け入れられていることからも明確である。日本における共依存概念受容の背景には、「昔から根付いていた『甘え』や『依存』は受容されず、自立が促進されるような社会に変化してきた」（谷口、二〇〇七、三四五頁）ことがあると考えられる。
(86) イネイブラーを肯定的に捉える言説は、アメリカにも存在する。コッペル（F. Koppel）らによれば、「アルコホリック患者に対して働きかけるカウンセラーは、治療に積極的でない患者に働きかけるツールとして、潜在的なイネイブラー（potential enablers：アルコホリックに接触できる、あらゆる人、エージェント、システム）を効果的に活用することができる」。この議論は、システム論に依拠しており、イネイブラーの定義が人以外に及んでいるが、アルコール依存症の臨床研究において「イネイブラー」が肯定的なニュアンスで使用されていることは注目に値する（Koppel, et al., 1980）。
(87) 鈴木俊博（二〇一二年聞き取り調査より）。
(88) 鈴木、二〇一二、二五四―二五五頁。
(89) 小西、二〇一三a、七九頁。
(90) 水澤、二〇一六a、一一―一二頁。
(91) 稲村、二〇一六、一八頁。
(92) 稲村、二〇一六、一八―一九頁。

（93）稲村が二〇一七年五月の『依存問題基礎講座』にて「一人歩きする『共依存』概念再考——最近の家族相談事例から」と題して発表した事例として、興味深いものがある。自助グループの紹介で稲村の事務所に相談に訪れた四〇代夫婦（大学生の子どもあり）の事例である。この夫婦は、夫の浪費により借金を抱えていたが、夫の収入は高く、妻もしっかりと貯蓄をしてきたので、すでに借金の返済が可能であった。しかし、妻は自分が「共依存」であると指摘されていたため、「共依存」から回復するために金銭支援はしないと決意していた。実は、夫の浪費のなかには、風俗での浪費も含まれていたため、妻は夫への恨みが強く、夫に痛い目に合ってほしいと望んでいる節があった。稲村はこのように「共依存」概念が利用されることで、支援が困難になっていると感じている。妻が口座を握っているために返済ができないこともあり、稲村は夫に口座変更をすることを勧めたが、夫は知的能力テストで非常に高い数値を示した知性の持ち主であるにもかかわらず、それを実行しなかった。二人の関係性に疑問をもった稲村は、二人の別居や離婚を勧めるが、妻は激怒してそれを拒否した。稲村はこの夫婦の相談に取り組むにあたって、悪夢にうなされるような想いを経験しているという。

　この事例の場合、人格論や精神分析理論、初期の共依存言説に着目するならば、金銭支援することが「共依存」に結びつくというよりも、夫を支配する妻の症状や、このような状況になっても互いに離れる試みをしないような関係性のほうが、明らかに「共依存」と呼ばれてきたものである。しかし、現在の日本の言説では、借金の尻拭いをするような「自分を犠牲にして他人に尽くす」あり方が「共依存」として強調されている兆しが見える。また、「イネイブリング」と呼びうる行動においても、ギャンブルや浪費による借金の返済を行うことと、アルコホリックが酒をいつでも飲めるように準備することとの間には、根本的な差異がある。しかし、現在の共依存言説では、両者が同列に語られているところがある。このことは、共依存概念の批判以前の問題として、過去の共依存にまつわる理論が発見した病理分析の蓄積を生かすという意味においても失敗していると思われる。

第3章 共依存と精神分析

第3章では、第1章・第2章において、アルコール依存症の研究分野や、嗜癖業界を源泉とする視点において検討してきた共依存概念の誕生や病理性について、より古い歴史をもつ精神分析理論との関連性を論じる。共依存と精神分析理論について分析することで、共依存概念が指摘する「病理性」が「神経症的な病理性」から「自己喪失の病」という病理性に変容してきたこと、あるいは、それらの病理性を両軸として、グラデーションのような明暗をもって、共依存概念の病理性が語られているのを示すことを目的とする。

「自己喪失の病」とは、神経症的な病理を前提とした、精神分析理論を介して現れてきた概念であるが、共依存言説においては、必ずしも神経症的な意味をもたない。時にその概念は、純粋に自己のあり方を問うものとして語られている。この論証によって、第6章で論じる自己を統治する権力や、自己／関係性のあり方に対する倫理観が、概念成立以後、その概念の内部に徐々に現れてきたことを明らかにするために必要な概念史を提示する。

前述したように、共依存概念は精神分析家や研究者によって論じられてきたのではなく、アカデミズムの外部で生成され、カウンセラー、セラピスト、ソーシャルワーカーなど、非研究者たちの業界用語として誕生した概念である。これまで精神分析の歴史の流れのなかに共依存概念の誕生を位置づけた研究は管見の限り見当たらず、むしろ共依存が誕生したアメリカにおけるアルコール依存症などの臨床と、精神分析の実践は、しばしば対立をみせてきた。それにもかかわらず、共依存言説で語られている症状や状態は、時に精神分析理論と重なり合い、精神分析理論を引用することで共依存について分析する著書ないし研究が存在する。

第1節では、共依存概念の誕生に影響を与えたと思われる、精神分析学の創始者であるジークムント・フロイト（Sigmund Freud）による古典精神分析理論について考察する。共依存概念生成の前史であるアルコール依存症の家族研究において、この研究と精神分析理論の接点について論じた文献を参照することで、現在当たり前のことのように語られている言説が、精神分析理論の影響を受けていることを再確認し、共依存言説も精神分析理論の歴史の流れのなかにあるものである可能性について論じる。

第2節では、共依存研究で引用されている精神分析概念について概観する。先行研究において共依存概念との類似性をしばしば指摘されてきたカレン・ホーナイ（Karen Horney）の病的依存（morbid dependency）、エーリッヒ・フロム（Erich Fromm）の共棲（symbiosis）、および、共依存概念のキータームである「自己喪失の病」にまつわる精神分析理論概念について検討する。その上で、精神分析理論を引用した共依存文献において神経症概念が曖昧さをもって引用されていることを明らかにする。そして、共依存言説が、神経症的病理から医学的治療による回復ではなく、「自己喪失」からの回復が目指すものへと変容していることを明らかにする。

1　共依存概念の誕生に影響を与えた精神分析理論

共依存概念の前史である人格論が論じられ始めたのは、一九四〇年代のアルコール依存症の家族研究においてであった。従来の研究では、アルコール依存症の原因はアルコホリック本人のみにあるとされていたが、神経症的欲求をもつ妻の病理的人格が夫の病理の一因であることが発見され、ひいては、アルコホリックの結婚に病理を見る視点が成立した。第1章で確認したように、この学説で描かれた妻のイメージは、「満たされるということをほとんど知らず、対人関係は少なく、すぐ動揺し、一見支配的とみえながらも、深層では依存的で、過度に不安が強く、そのうえ性的にも不適応で、罪障感の強い、怒りっぽい女性[1]」と要約され、これらの歪んだ性格の特徴は、子ども時代の病理誘発的な体験の産物とみなされることが多かった。

パリノとマクレディ（T. Palino & B. McCrady）は、人格論が、精神分析理論、特に、無意識、イド、自我、超自我に関する局所論や構造論といった基本理論や、これらの基礎概念から展開した二次的概念を練り上げたものであることを、フロイトの古典精神分析理論に限定して論証しようとした[2]。

第一に、彼らは局所論に注目することで――フロイトが一八九五年に『ヒステリー研究』ではじめて使用し、その後、精神分析理論の中心的概念として論じられ続けてきた――「無意識」概念と人格論とが、深い関連性をもっていると主張した[3]。彼らは、以下のフロイトによる「無意識」の記述を引用している。

なにか症状に遭遇する度に私たちは、病人には特定の無意識的出来事が存しており、それがまさしく症状の意味を含み持っている、と推論してよい。とはいえ、症状が成立するためには、この意味が無意識的であることも必要です。意識的出来事から症状は形成されません。当該の無意識的出来事が意識化されたとたん、症状は消えざるをえません[4]。

私たちは、無意識を意識へとつなげることによって、抑圧を破棄し、症状形成のための条件を除去し、病原性の葛藤を、何らかのかたちで決着が見出せるはずの普通の葛藤に帰るわけです[5]。

人格論は、「アルコホリックの配偶者は、無意識的な欲求ゆえにアルコホリックと結婚し、この『欲求』は神経症的症状である」と主張している。結果的にアルコホリックの病理を誘発してしまう行動も無意識的なものであり、配偶者たちは、意識的にはアルコホリックの病理が治ることを望みながら、アルコホリックの世話をしている。人格論者によってアルコホリックの結婚は、「心の前意識（抑圧）部分と、無意識の思考や感情とのあいだの衝突」と見なされており、また、妻がアルコホリックのような依存的な人と結婚し、その病理を進行させるような性質は、「抑圧された思考および／あるいは感情の代用の『症状』」として説明されている。一九七〇年代初めには、すでに無意識の存在は幅広く受け入れられていた。しかし、フロイトが初めて無意識について論じたとき、それは必ずしも容易に受け入れられた概念ではなかったことを記しておく必要がある。すなわち、「無意識概念の歴史的源泉は、局所論にある」のであり、人格論は、その局所論の影響を受けた理論の一つであるということである。

パリノとマクレディィは、第二に、心を自我・イド・超自我という三層からなるモデルとして捉える構造論について言及している。まず、フロイトによれば、性的欲望や「苦しみの欲求（need to suffer）」など、意識にとって受け入れがたい欲望が、無意識的システムのなかにとどまろうとするときに、超自我の働きにより抑圧の力が生じる。その抑圧が症状として現れたり、抑圧するための防衛システムが作動し、別の形で欲望を充足させようとしたりする。人格論では、アルコホリックとの結婚それ自体が症状であると言われており、その結婚自体が、アルコホリックの妻にとっては、無意識的な心的現象から回避するための防衛システムによって成り立つものである。あるいは、アルコホリックの妻は、解決できない葛藤や、受け入れがたい欲望に当惑していたため、自我が無意識にもアルコホリックとの結婚によって、受け入れやすい問題を見つけようとしたとも言える。例えば、実はすべての男性に対して怒りをもっていたとしたら、それは受け入れがたい怒りであるが、サディスティックなアルコホリック夫に対する怒りは受け入れやすい。また、サディスティックなアルコホリックと結婚することで、マゾヒスティックな欲望は成就する。このように、アルコホリックの結婚には、サドマゾヒズムをはじめとする性的葛藤が重要な役割を演じており、さらにいえば、この葛藤が、アルコホリックの結婚をサポートしている。つまり、アルコホリックの結婚は、受け入れがたい無意識的な心的現象から回避するための防衛として語られているのである。

また、フロイトによれば神経症は、幼少期に獲得されるものである。子どもの神経症は、短期間だけ顕在化するか、あるいは見過ごされることもあるのだが、その神経症と結びついたものは成人期において、期間的な限定をもたずして顕在化する。[8] すなわち、精神分析理論のイドの理解によれば、アルコホリックの妻は、アルコホリックと結婚する以前から神経症的症状を形成していたことになるが、これも人格論の言説に受け入れられる理論である。というのも、妻は元々有していた神経症的欲求を満たすために、アルコホリックと結婚するという論理が提示されているからであり、アルコホリックと結婚することによって、その症状を現すことになるからである。さらに、アルコホリックの妻の病理的人格は、過去の出来事を原因とするもの、より限定していえば、幼少期の家族における出来事に由来するものだと語られている。

幼少期に着目した場合、超自我による同一化と内面化も注目に値する。人格論の記述を概観すれば、アルコホリックの妻は、自分の両親を同一化・内面化するプロセスにおいて、自分の子ども時代の経験に価値をもたせるためにアルコホリックを夫に選ぶ、ということが論じられている。多くの言説において、アルコホリックの妻の父親がアルコホリックである傾向が強く、幼少期における父—娘関係を存続させたいという無意識的な望みから、アルコホリックを夫に選ぶ姿が描かれている。このような子ども時代における両親との関係性を再現する試みに着目するならば、パリノとマクレディは言及してはいなかったが、転移についても論じる必要があるだろう。フロイトは転移について、以下のように述べる。

なかでももっとも注目すべきことは、患者が分析家のことを、現実の光のもとに、援助者、助言者、つまり、どのみちその努力に対価を支払わなければならないような人、たとえば難しい山岳ツアーのガイドといった役割に甘んじている人と見るにとどまらず、分析家の中に過去の重要な人物の再現――再来――を認め、その原型となる人物［基本的には両親を指す］に向けられていたに違いない感情や反応を、分析家に転移することである……転移の（もうひとつの）利点は、転移のもとで患者が、具体的明瞭さで、彼の生活史の重要な部分をわれわれに実演して見せるということであり、これがなければ、そのことについて患者はおそらく、不十分な情報しか提供しなかっただろう。彼は、われわれに報告する代わりに、われわれの前で、いわば身をもって演ずるのである。[9][10]

すなわち、転移において患者は、「両親との関係性の再現」を行うわけである。精神分析の治療において、これは、分析家と患者のあいだで成立する現象である。医師は患者にとって、親のような特権をもつ存在となり、患者は医師に対して、両親へ向けていた好意的な感情や、敵対的な感情（陽性転移ないし陰性転移）を示す。

人格論を概観すれば、これと同様の現象がアルコホリックの結婚において観察されていることが分かる。アルコホリックの結婚においては、アルコホリックとその妻のあいだで、妻による「両親との関係性の再現」が行われている。アルコホリックの父親をもつ妻は、時に愛情深く献身的にアルコホリックを支えるという陽性転移と、時にアルコホリックの飲酒や人格を徹底的に非難するという陰性転移を見せている。もちろん、これと同様のことが、イネイブラーの母をもつアルコホリックにも言えるだろう。分析家たちが、細心の注意のもと対応しなければならないとする転移関係が、アルコホリックの結婚のような日常においても存在していることを、人格論は物語っているのである。

このように人格論の言説には、フロイトによる古典精神分析理論の中核的議論の影響を受けていると思われる描写が溢れている。言うまでもなく、人格論で描かれる妻の姿は、神経症的な病理性を保持している共依存者の姿と一致しており、その意味での共依存概念も人格論と同様に、精神分析理論の影響を受けていると言えるだろう。以下の共依存に関する記述には、パリノとマクレディが精神分析理論と人格論の類似性を論証しようとしたうえで示した、多くの要素が含まれている。

多くの家族の者が治療を受けて、彼らの原家族の歴史が明らかになればなるほど、共依存者である配偶者の多くに、一人ないし二人のアルコール依存症の親がいたことが明らかになった。そして後にアダルトチャイルド(11)は、無意識にもアルコホリックや嗜癖者を配偶者として選択しているようにみえた（何回も結婚して、連続してこのような選択をしている人さえいた）。アルコホリック（もしくはアルコホリックになることになる相手）の虐待的な振る舞いのパターンには何かおなじみのものがあるようで、それはおそらく抑圧されてきている子ども時代の虐待状況を共依存症の配偶者が再現するのをただ容認しているように思えた。これは無意識に起こったことであるにもかかわらず、以前の虐待状況を再現することによって、共依存症の配偶者はあたかも子ども時代から抱えていた過度の恥辱感、恐れ、痛み、怒りから自分自身を開放して（慣れ親しんだ安心の他に）満足できるほど「完全」または「愉快」になるチャンスを今もう一度、得ることができるかのようだった(12)。

このように、人格論によって示されている特性や、共依存言説には、精神分析の影響を受けていると考えられる理論が多く見られる。したがって以下で示すように、共依存の専門家が共依存を論じるにあたって精神分析理論を援用したことは必然的だったのである。

2　共依存言説において引用される精神分析理論

2-1　ホーナイの病的依存

一九八九年に出版された*Facing Codependence*（邦訳『児童虐待と共依存』）において、著者のピア・メロディ（Pia Mellody）らが、一九八三年一月から一九八八年九月までの期間にPsych-Litデータベースに出ているすべての心理学文献にあたったところ、共依存と呼ばれるものを構成している症状と「依存」とを関連させている文献は、すべて新フロイト派の精神分析家ホーナイの『神経症と人間の成長』を引用していることが分かった[13]。ホーナイの著書において、共依存に関連する概念として想定されるのは、「病的依存（morbid dependency）」や「自己消去タイプ（self-effacing type）」という語であり、ホーナイ自身は「共依存（codependence, codependency）」という語は使用していない。それにもかかわらず、「共依存を取り巻く対人関係における態度や振る舞いの核は、四〇年以上も前にカレン・ホーナイが『病的依存』として描写していた」（一九九六年時点[14]）ようにみえるし、「共依存現象は新しい現象ではなく、古くからある現象が新しい言語に装いを変えたもの」であり、共依存概念は、病的依存として、「カレン・ホーナイの著作で大部分基礎づけられている[15]」という理解が生じるほど、一部の共依存専門家にとって、ホーナイの理論は、共依存概念と重なるものであった。そこで、『神経症と人間の成長』における該当箇所を参照してみよう。

ホーナイは、いくつかの神経症のタイプを分類しており、そのなかの一つとして、「自己消去タイプ（self-effacing type）」を紹介している。自己消去タイプは、「自分自身を他者に従属させ、他者に依存し、他者の機嫌をとろうとする傾向」や、自分自身がすべきと思っていることの実践に「失敗したという漠然とした感覚を抱きながら生きているがゆえ、罪悪感、劣等感、屈辱感を抱く傾向をもっている」[16]。自分は罪深く無用な人間であると感じている一方で、愛情に対する強い欲求をもっている。自己消去タイプにとって、愛による救済は最大の価値も持つものであり、「愛なくしては、彼および彼の人生には価値も意味もない」[17]。このタイプは、愛を得るために「自己従属的な献身という代償[18]」を払う必要性を学んでおり、彼（女）らにとって、「愛とは犠牲である」[19]。しかし、愛、特に性愛の楽園においてのみ、すべての苦しみや孤独から解放され、「自分が価値ある人間だと感じること」や「自分の人生に意味を与えること」ができる[20]。したがって、自己消去タイプにとっては、愛される性質の獲得が、彼の自己評価を決める要素のなかで最も重要なものになる。自己消去タイプが、彼の弱さと依存性をいたわってくれるようなかなり健康なパートナーを見つけたならば、ある程度の幸せを手に入れられるだろう。しかし、自己消去タイプが心惹かれるのは、「お互いを苦しめ合い、依存者であるパートナーがゆっくりと苦痛を感じながら自己を破滅させる危険に瀕しているような、より不運な関係[21]」である。ホーナイはこのような関係のなかにあるものを「病的依存（morbid dependency）」と呼んだ。

「病的依存関係（morbidly dependent relations）」は、誤った人間を選択することから始まる。特に、報復的勝利への欲求を人生の主な動機づけの力とするような「傲慢・報復タイプ（arrogant-vindictive type）」[22]と、自己消去タイプのあいだの性的な関係において、病的依存の特質はくっきりと浮き彫りになる。傲慢・報復タイプ（彼）は主人になる必要があり、自己消去タイプ（彼女）は屈服する必要がある[23]。彼女は、パートナーに愛情、やさしさ、親密さを求めるが、彼はそうした感情を恐れている。また、彼女は、愛というより、パートナーと一体化することに動機づけられている。両者のあいだには「愛」の問題をめぐって衝突が生じることになり、神経症的な欲求がもたらす悪循環は作動し続け、彼らは相互に苦しめ合う。彼女が目的を実現するためには、パートナーは彼女の愛という名の自己放棄を受け入れ、彼女の愛に報いなければならないのであるが、実際にその愛が与えられてしまうと、彼女はもう遅すぎると感じる。与えられた愛によって自尊心が満たされてしまうと、彼女は彼に対する興味を失い、もはや彼を愛することができなくなってしまう。こうして彼女は、「彼女の『愛』が、実は病的依存である」ことに気づくのである。[24]

ここで記述されている、自己消去タイプという神経症の型において描写されている欲求は、共依存者が献身的に尽くすことで、パートナーから必要とされることを望む欲求と近接するものであろう。また、共依存者が神経症的な関係性（共依存関係）を築くにあたって、同じく神経症の型に分類されるだろう病的なアルコホリックを選ぶという言説とも一致する。ホーナイが分析した神経症の型と、共依存における神経症的要素に、共依存研究者は類似性を見出したと推測される。

続いて、共依存の専門家たちによる具体的なホーナイに関する記述を見てみよう。共依存専門家として著名なメロディは、以下のように記述している。

依存とは、ホーナイが「自己抹消的解決法」と呼ぶ独特な人格構造を形成する経験の仕方と他人への関わり方としてとらえることができる。神経症者は、安心、人生の意義、自己認識は、強さと他者をケアすることを通じてしか得られないと信じている。したがって、他人へ近づくことが、自己を喪失して、他人と完全に一体化したいと願うまでになるだろう。結果として、そのような人は、愛らしいこと、無力であること、目立たないこと、おとなしいことを培ったり美化したりする。保護者にとっては、強さと自律が追求されるが、自身のなかでは避けられ抑圧される。自己評価は愛らしさにかかっている。つまり、愛、特に性愛が至上の充足感を保証してくれる。その本質として自身の抑圧された無力な部分が感じられ、愛らしさ、愛のための自己犠牲、そして特に苦しみは、見返りとして全ての愛情を要求することを正当化する。ほとんどの普通の人に見られる、愛されたいという願望は、この種の神経症者においては他人に対する死にものぐるいの衝動と要求となる。このようにホーナイは、これらの症状を含む自己抹消の境地を病的依存性と呼ぶことにした[25]。

このように、メロディも神経症的なものとして、ホーナイの病的依存概念を引用していることが分かる。同様に、リヨンとグリーンバーグ（D. Lyon & J. Greenberg）も病的依存について記すとき、「子ども時代からの愛着に対する神経症的欲求[26]」について言及したうえで、「共依存はホーナイが病的依存と呼んだもの、すなわち、依存や搾取的な関係性のなかに巻き込まれる対価を払ってまで、愛着を得たり維持したりする必要性を第一に考えることと非常に似ている[27]」と述べている。

一方、クロザーズとワーレン（M. Crothers & L. Warren）は、ホーナイの病的依存の特徴として、「完全なる自己放棄への欲動」、「パートナーと一体化することへの切望」、「自己喪失を望む欲動」、「寄生的な共棲的側面」、「自己破壊性[28]」を引用し、ホーナイの病的依存を「今日私たちが共依存として言及するものの古いバージョン」として捉えている[29]。ここで引用されている「自己喪失を望む欲動（drive to lose oneself）」は、原文では実は「神経症者の自己喪失を望む欲動（neurotic's drive to lose himself）[30]」であった。クロザーズとワーレンは、特に重要な意味をもって「神経症者の（neurotic's）」を引用しなかったというわけではないと推測されるが、この引用における省略は、共依存言説における重要な傾向性を示唆している。

2-2　フロムの共棲

ホーナイと同じく、新フロイト派の精神分析学者であり、社会心理学者としても著名なフロムもいくつかの共依存文献で目にする精神分析家である。共依存と比較されるフロムの概念は共棲である。ホーナイの病的依存が、共依存という語が誕生する以前に存在した、共依存を意味する古い語であると論じられていたのと同様に、フロムの共棲との類似性を指摘するとき、共依存は、「フロムがサドマゾヒズムと同一視した、一種の共棲的欲求の今日における表現[31]」と紹介される。病的依存にしても、共棲にしても、共依存と比較検討される場合、共依存と同様の現象を指し示している古い言葉として認識される傾向にある。

フロムによれば、妊娠している母親と胎児の関係に見られる生物学的な形態である「共棲的結合（symbiotic union）」において、「母親と胎児は二人であると同時に一人である[32]」。胎児は母親の一部であり、母親は胎児の全世界であると同時に、母親の人生は胎児によって拡大する。出産によって胎児が母親と身体的に分離し、独立した生物的存在になったあとも、胎児はしばらくのあいだ心理的には母親と分離しておらず、母親と「第一次的絆（primary tie, primary bonds）」を結んでいる。この第一次的絆は、個性化（individualization）の実現によって切り離されるものであるため、母親と心理的にも分離して個性化が進んでいくと、人びとは安心感と帰属感の喪失という新しい不安に脅かされる。しかも、第一次的絆は、一度断ち切られると二度と結ぶことができない。そのため、個性化によって獲得される自由は疑惑そのものとなり、たとえ自由を失ってもこのような自由から逃れ、不安から救い出してくれるような人間や外界に服従し、それらと関係を結ぼうとするような強力な傾向が生まれてくる。すなわち、人びとは、失われた第一次的絆の代わりに、新しい「二次的絆（secondary bonds）」を求めはじめるのである。このプロセスにおいて人びとは「心理的な共棲的結合（*psychic* symbiotic union）」を築き上げる。

フロムはこのメカニズムを、服従と支配の努力、つまり、マゾヒズム的およびサディズム的な努力のうちに見た。マゾヒズム的努力とは、「個人的自我を絶滅させ、耐え難い孤独感に打ち勝とうとする」一面と、「自己の外部の、いっそう大きな、いっそう力強い全体の部分となり、それに没入し、参加しようという試み」という一面をもっている。その力は、個人でも、神でも、国家でも、良心でも、あるいは肉体的強制でも、なんでもよい。これに対して、サディズム的努力は、他者を自己に依存させ、他者に絶対的無制限的な力を振るい、他者を完全に道具としてしまうような他者支配を目的としている。

マゾヒスティックな人は、彼に指示し、彼を導き、彼を守ってくれる人物の一部や欠片になることによって、耐え難い孤立感や分離の感覚から逃れる。その人物は、いわば彼の命であり、酸素である……サディスティックな人は、他者を自分の一部や欠片にすることによって、孤独感や閉塞感から逃れることを望んでいる。彼は、自分を崇拝する他人を取り込むことによって、自分自身を膨らまし、拡大する。(33)

マゾヒズム的努力は、対象に対して受動的に服従することから成り立っており、サディズム的努力は、対象に対して能動的に支配することから成り立っているのである。

また、フロムによればマゾヒズム的傾向とサディズム的傾向は、性的倒錯と類似したものであり、マゾヒズムおよびサディズム的傾向も倒錯も、本質的には一つの現象である。マゾヒズム的倒錯においては、他者に縛られたり助けてもらえない状況に置かれたりすることによって、身体的に苦しめら、辱められることに快楽を感じる。サディズム的倒錯では、他人を肉体的に傷つけ、縛りつけ、行動や言葉で辱めて満足を得る。サドマゾヒズムは、元来はこのような性的現象を指すものであったが、フロムの提唱する理論においては、本質的には非性的現象として論じられる傾向がある。フロムによれば、ホーナイが「神経症的人格におけるマゾヒズム的努力の根本的な役割を認め、マゾヒズム的性格の特質の詳細を十分に描写し、それが性格の全体的構造から生まれてくることを理論的に説明した最初の人」であり、フロムにしてもホーナイにしても、「マゾヒズム的性格傾向は性的倒錯に根差したものとは考えないで、逆に後者をある特殊な性格構造に根を下ろした心的傾向の性的表現である(34)」と理解している。倒錯の場合には、自己から逃れようとする傾向は性的欲求と結びついており、その追求は肉体的領域に限定される。しかし、その場合にしてもフロムは、マゾヒズムおよびサディズム的倒錯や性格には、共通の根源ないし共通の目的、すなわち、「耐え難い孤独感と無力感から個人を逃れさせようとするもの」[35]があると述べる。それが、「心理的な共棲（*psychic* symbiosis）」である。心理的な共棲とは、「自己と他人と（あるいは彼の外側とのどのような力とでも）、互いに自分自身の統一性を失い、互いに完全に依存し合うように一体化すること」である[36]。「共棲的関係（symbiotic relationship）」において、二人の人間は、互いに分離していることを認識するのが難しく、したがって、彼らは心理的には分離していない。

他の誰かと共棲的関係に入ろうとする欲動へ駆り立てられるのは、自分自身の孤独に耐えられないからである。こうしてマゾヒズム的傾向とサディズム的傾向とが常に混じり合っていることが証明される。それらは表面的に矛盾しているが、本質的には同じ欲求に根差している。人びとは、サディズム的である、あるいはマゾヒズム的であるのではなくて、共棲的複合体（symbiotic complex）には、能動的な側面と受動的な側面が、振り子のように不断に揺れ動いているのであり、それゆえ、その瞬間にどちらの側が作動しているのかを決めることは、しばしば困難なことである[37]。

心理的な共棲について検討することで、サディストとマゾヒストが関係性を築き上げるとき、彼らは同じ目標をもっており、心理的にはサディストとマゾヒストが役割をその時々に応じて切り替え合っていることが分かる。このことは、身体的にマゾヒストである人が、心理的にサディストになっている瞬間をもつ場合があることを示唆している[38]。フロムは、サディズム的人間とマゾヒズム的人間の関係の具体例として、ある夫婦関係について以下のように示した。

ある男性は妻をひどくサディスティックに扱い、いつでも家を出て行ってもよい、また、家を出て行かれても非常に嬉しいだけだと繰り返し告げる。妻はしばしばひどく痛めつけられ、家を出ようとすることさえできないので、二人とも、男性の言うことが真実であると信じ続けている。ところが、妻が勇気をふるいおこして彼のもとを去ると宣言すると、二人にとってまったく予想しなかったようなことが起こるであろう。すなわち、男性は絶望的になり、打ちのめされ、妻に自分のもとを去らないでほしいと哀願する。男性は彼女なしには生きていけないといい、彼女にどんなに愛しているかを伝える。通常、女性は自己主張の勇気をなくし、彼を信じようとし、決心をひるがえして彼のもとにとどまることにする。この時点で、またやり取りが再開する。男性は古い振る舞いを繰り返し、女性は彼のもとにいることに困難を感じ、感情が爆発し、男性がまた絶望し、女性がとどまる。このようなことが何度も繰り返されるのである[39]。

この記述は、共依存関係における、アルコホリックとイネイブラーの関係、もしくは、暴力を振るう男性と、暴力を振るわれる女性とのDV関係を思わせる記述である。フロムも指摘している通り、サディズム・マゾヒズムという言葉は、倒錯や神経症概念と結びついており、フロムは上記の例や共棲を神経症的なものとして語っている。ただし、フロムによれば、神経症的であるか、あるいは正常であるかは、人びとがおかれている社会状況のなかで果たさなければならない仕事や、ある文化において現存している感情や行動の型によって左右されるものであり、サドマゾヒズム的性格が、神経症的ではなく正常な人間を指す場合、それを「権威主義的性格（Authoritarian Personality）」と呼び分けている。

以上がフロムの共棲に関する記述である。精神分析や精神医学において、ほとんど「共依存」は共依存症を指し示す言葉として使用されているが、共依存文献で、フロムの共棲に言及される場合、共依存関係を指し示す言葉として使用されることもある。例えば、共棲を「病理的な関係性」と断定した上で、「サディズム、マゾヒズムの『愛』は『共棲』の性格を帯び」ており、「それは愛ではなく、自由を束縛する『共依存』であり、未熟な、或は退行した暴君と、あまりに寛容で優しすぎる従順な召使い、奴隷という倒錯した関係性である(40)」と批判されている。

社会学者の野口によれば、共依存の逃避とは、「役割をみずから選択し実践し責任を引き受けることからの逃避」であり、彼は、フロムが共棲について論じた『自由からの逃走』に対して、共依存を「最も身近にいる個人を対象に繰り広げられる『現代版・自由からの逃走(41)』」と呼んだ。フロムの共棲の引用においては、それが倒錯や神経症概念と切り離しがたいサドマゾヒズムの関係と結びついているため、神経症概念を完全に喪失した引用はされにくいと思われる。しかし、『自由からの逃走』においてフロムは、その事象が文化規範に従っている場合、サドマゾヒズム的性格という語は使わずに権威主義的性格と呼び分けたているため、神経症ではない権威主義的性格に対する記述も対象にしていると見受けられる野口の記述は、神経症的なサドマゾヒズムのみ対象にしているとは言えない。

むしろ、フロムの分析に即せば、共依存は、これまでは社会的、文化的に受け入れられてきたサドマゾヒズムの形態までを描写し得る概念と言える。しかし、その受け入れられてきたものは、社会的な変化に従って回復すべきものと認識されることで、共依存という名のもとに病理的なものだと認識されるようになったということである。いずれにせよ、共依存における神経症的な病理性にまつわる曖昧さが、フロムの引用にも存在することは明白である。

さらにフロムが、共依存的なＤＶ関係を、神経症的な意味でのサドマゾヒズムの具体例として挙げたことは注目に値する。というのも、フロムは、何が神経症であるかはそこに存在する文化規範に依拠したものであると分析しているからである。フロムは共棲的な関係はあるべき関係性ではないと批判しているが、その一方で文化規範に対する分析にならえば、フロムは、共依存的なＤＶ関係をわれわれの文化規範において「異常」なものとして捉えているのだ。この分析では、共依存的なＤＶ関係が、神経症的（＝病理的）と見なされているがゆえに治療の対象とされている。言い換えれば、異常なものとして見なされているがゆえに、正常なものに変化すべきものとされているのである。さらに、この神経症的か／非神経症的なものか、正常か／異常かということへの判定が、その関係性を築いている者にとって、非常に外的なある種の規範や主観に依拠していることも分かる。

2-3　真の自己と偽の自己

精神科医ウィットフィールドによる一九九〇年の著作、*Co-dependence* の書き出し、「共依存は自己喪失の病である（Co-dependence is a disease of lost selfhood）」という一文は、共依存業界においてはあまりにも有名である。共依存における「自己喪失」について論じられるとき、それが依拠する理論のほとんどがウィットフィールドの議論である[43]。そこで、ウィットフィールドが、共依存の「自己喪失」をいかなるものとして記述しているか分析し、その上で、共依存の病理性がいかなるものとして語られているかの考察を深める必要がある。また、「自己喪失」概念が、基本的には個人の症状の診断・治療を対象とする精神分析概念に依拠しているため、ここでは共依存関係は対象とされず、共依存症、すなわち、個人の症状やあり方のみが吟味されることになる。

❖「真の自己」と「偽の自己」にまつわる理論

ウィットフィールドによれば、共依存者とは、「他者に心を奪われすぎて、真の自己（True Self）、すなわち、彼らが本当は誰であるのかを無視してしまう[44]」人のことであり、偽の自己（false self）として生きる人のことである。つまり、共依存者とは、「真の自己を喪失した病人」なのである。ウィットフィールドは、一九八七年に出版した

Healing the Child Within（邦訳『内なる子どもを癒す』）において、「真の自己」を「内なる子ども（Child Within）」、「偽の自己」を「共依存自己（codependent self）」と主に呼び、それぞれについて詳しく論じている。この「内なる子ども」と「共依存自己」がいかなるものとして論じられているか分析することは、ウィットフィールドの論じる「自己喪失の病」がいかなるものかを理解するにあたって必要不可欠である。したがって、本項では、「内なる子ども」と「共依存自己」における議論でウィットフィールドが参照した「真の自己」および「偽の自己」にまつわる精神分析理論等について検討する。

ウィットフィールドは、精神療法の「内なる子ども」への取り組みは、フロイトによる人間の無意識の発見や、それに続くトラウマ理論と共に始まると論じる。(45) フロイトの理論が展開された後、「内なる子ども」に値するものは、ユングに「神聖な子ども」、フォックスに「ワンダーチャイルド（wonder child）」、ホーナイやマスターソンに「リアルな自己（real self）」、ウィニコットやミラーに「真の自己（true self）」、アルコール依存症と家族の分野の内外の臨床医や教育者たちに「インナーチャイルド（inner child）」と呼ばれた。(46) これに対して、「共依存自己」は、「偽りの自己（false self）、真正でない自己、あるいは、公共の自己（unauthentic or public self）(47)」にあたるものである。ウィットフィールドは、「内なる子ども」や「共依存自己」について論じるとき、これらの語を同義なものと主張したうえで、入れ替わり用いている。以下において、ウィットフィールドが *Healing the Child Within* で参照していた文献における「真の自己」および「偽の自己」にまつわる精神分析理論を検討する。

▼聖なる子ども（Divine child）

ユング（一九五一）

精神分析家のカール・ユング（Carl Jung）によれば、「チャイルド」は、一方では、見捨てられ、「圧倒的な敵の力に翻弄され、死滅の危機にたえず脅かされるが、他方では人間的尺度をはるかに超える力を存分に使いこなす」神のように力をもつものである。「チャイルド」は、「存在そのものの最も抵抗不可能な衝動、すなわち、自己を実現せんとする衝動(48)」を表わしてもいる。人間の内なる「永遠のチャイルド」は描き出すことが不可能な経験であり、不調和であり、ハンディキャップであり、聖なる特権である。そして、人格の根源的な価値や、価値のなさを決定する計り知れない要素でもある。ユングにとって、チャイルドは聖なるもの、心性、そして新たな出発の源であり、同時に汚染と破壊の可能性の源でもあるという二重性をもつ。ユングは、「傷ついたチャイルドを、元型としてのチャイルドの一部であると見なしていた(49)」のである。

▼リアルな自己 (real self)

ホーナイ（一九五〇）

ホーナイによれば、子どもが脇道にそれることなく自己実現に向かって成長したならば、人は自分の「リアルな自己 (real self)」をもつようになる。リアルな自己とは、「自分自身の感情・思考・願望・関心を明確にして深めてくれ、自分自身の才能を開発し、自分の意志力を強めてくれ、彼のもつ特別な能力やもって生まれた才能であり、自己表現や自発的な感情で他者とかかわる技能」である。そして、「内面にある中心的力 (central inner force)、誰もがもっていながらも、各人によって唯一無二のもの、成長のための深い資源(50)」である。

リアルな自己が強く積極的に働いていれば、人は成長し、目的の達成を求めることができたり、ものごとに決断を下し、その責任を引き受けたりすることができる。しかし、リアルな自己が弱まると、「自身の統合を人為的に保とうとする方策(51)」が用いられ、「自己疎外 (alienation from self)」、すなわち、「健忘症や離人症のような、アイデンティティの感情を喪失した極端な状態(52)」に陥る。ここに生じている極めて強迫的な性格をもつ「神経症者の自己喪失を望む欲動[53]」は、「個人の豊かな自律性や自発性」を奪う。こうして、「神経症者は、自分が感じるべきものを感じ、望むべきものを望み、好むべきものを好む……想像のなかで彼は別な自分になる。実際、まったく別な人物になってしまうので、彼のリアルな自己は一層おぼろげになる[54]」。リアルな自己は追放されてしまい、「自分自身になるという考えさえ忌まわしく恐ろしいものになる[55]」のである。

▼真の自己（true self）

ウィニコット（一九六〇）

ドナルド・ウィニコット（Donald Winnicott）によれば、「偽りの自己（False Self）」は、「真の自己（True Self）」を隠し保護する防衛的機能をもっている。偽りの自己は、個人が健全な場合にも機能するものであって、真の自己では獲得し維持することができないような社会生活を送るために、上品で礼儀正しい社交的態度のもつ全機能で示される。しかし、極端な偽りの自己は、リアルなものとして確立しており、周りの人びとも、その偽りの自己をリアルな人柄だと考えがちである。

偽りの自己は、幼児と母親の関係のなかで発達することを始まりとする。幼児の身振りは自発的な衝動を表現していることがある。すなわち、「身振りの源泉は、真の自己であり、身振りは潜在的な真の自己の存在を示している[56]」。ほどよい母親（good-enough mother）は、幼児の身振りのなかに現れた万能感を満たしてやることができるが、そうでない母親は、幼児の万能感に表現手段を貸し与えることができない。彼女は、「幼児が服従することで意味をもつ自分自身の身振りを代理させる。この幼児の役目となる服従が、偽りの自己の出発点であり、これは母親が幼児の欲求を感知できないところに生じる[57]」。母親が不適応な場合、幼児は環境からの要求に反応し、あたかもそれを受け入れたように、服従的な偽りの自己を形成する。「偽の自己は、本来、真の自己を隠すという肯定的で重要な機能をもっているのだが、この場合は、環境からの要求に服従するという形をとる[58]」。このように、真の自己が巧妙に隠されている場合、自発性ではなく、服従が幼児の生活体験の特性となる。こうして、偽りの自己は、真の自己を暴露することによって引き起こされるかもしれない想像を絶する不安に対する防衛とまでみなされるようになった。つまり、偽りの自己とは「うまく作り上げられているけれども、何かが、創造の源泉となる本質的中核という何かが、欠けている[59]」ものなのである。また、真の自己という概念は、具体的かつ具像化された形で用いられることが多いが、ウィニコット自身は、「偽りの自己を理解しようとする目的以外に、本当の自己という観念を定式化してもあまり意味はない。というのも、本当の自己とは、生き生きとしているという経験にまつわる詳細をいっしょに集めているにすぎないものだからである[60]」と述べている。

ミラー（一九七九）

アリス・ミラー（Alice Miller）は、才気にあふれ華々しい成功を遂げている人びとの抑うつについて論じている。彼らは手掛けるすべてを見事にやってのけないわけにはいかず、実際にやってのけることで讃嘆を受け続ける必要があり、これは子どもの頃の習慣に由来するものである。この人たちは、子どもの頃、親の愛情を得るために親の欲求に応じた振る舞いを身につけていた。こうして、「自分に望まれているものだけを見せる態度を発達させ、その見せかけと完全に融合」してしまい、「仮想的、かのように風人格（as if personality）[61]」が出来上がってしまう。しかし、苦労し、犠牲を払って獲得してきたすべての愛情が、実は自分自身に対して向けられていたものではなく、お利口で、信頼できて、思いやりがあって、訳知りで、扱いやすい子ども、すなわち、小さな大人のような子どもに向けられていたことを情動的に理解するとき、彼はこれまで親にそのままの自分を愛してもらえなかったことに絶望する。それと同時に、親にみせてきた「偽りの自己（false self）」ではない、抑圧されてきた「真の自己」（true self)」、すなわち、親の望み通りに振る舞っているわけではない、そのままの自分を語ることで、自身が無視されることを恐れ、「真の自己」を表現することが恐怖となる。このようにミラーは、「偽りの自己」とは、「真の自己」の喪失を引き起こすものであると論じる。

以上の理論を参照したうえで、ウィットフィールドの理論は展開されている。本書では、上記の理論の真意を正確に読み取ることを目的とはしない。そうではなくて、ウィットフィールドがこれらの自己論を参照したうえで、いかなる解釈をもって共依存を論じていったかを考察する。そして、このウィットフィールドの解釈と上記の諸理論との共通点と、明確な差異を明らかにすることで、共依存議論が、精神分析理論のいかなる論点を継承し、いかなる論点を変容させたかについて考察する必要があると考える。そうすることで、共依存の専門家が、共依存という現象に対して何を描こうとしたか、そして何を訴えようとしたのかが明らかになる。

❖「内なる子ども」と「共依存自己」

本項では、ウィットフィールドが参照している、精神分析理論における「真の自己」と「偽の自己」の議論について考慮したうえで、ウィットフィールドがそれらの概念をいかなる形で引用しているか、すなわち、いかなる理論を採用し、いかなる理論を変容した形で引用しているかについて考察する。

ウィットフィールドによれば、「真の自己」概念を踏襲する「内なる子ども（Child Within）」とは、「究極的に生き生きした、エネルギッシュで、創造的な満たされた、私たちの一部、すなわち、――私たちが真に誰であるかという――私たちのリアルな自己のことを指す」。これに対して、「偽の自己」概念を踏襲する「共依存自己（codependent self）」は、「内なる子どもが養われず、あるいは自由な表現を許されないとき」出現する自己であり、

「強い真の自己を発達させられない子どもは、生き残りのために、誇張された偽りの自己、あるいは、共依存自己を発達させることで埋め合わせをする」[62]。ウィットフィールドは、「内なる子ども」に当たるものを、「神聖な子ども」、「ワンダーチャイルド」、「リアルな自己」、「真の自己」、「インナーチャイルド」と呼び換えながら、また、「共依存自己」に当たるものを、「偽りの自己」、「真正でない自己」「公共の自己」と呼び換えながら使用している。したがって、本書では、以下ウィットフィールドの議論を引用する際には、ウィットフィールドがそれぞれの呼称を特別な意味をもって使い分けていないことから、「内なる子ども」と「共依存自己」の二つの呼称に統一して使用する。

次の**表3－1**が、ウィットフィールドによる「内なる子ども」と「共依存自己」の特徴の表である[63]。ウィットフィールドによれば、多くの人びとが、この共依存自己を「あるべき姿（should be）」であると感じており、そのようにあり続けることは嗜癖である[64]。

私たちの生き生きとした真の自己が、親の要望に応え、生き残るために隠されてしまうと、偽の自己、あるいは、共依存自己が、真の自己に取って代わるために現れてくる。したがって、私たちは真の自己という広がりに気づく能力を失い、こうして、実際に、真の自己の存在に気づく能力を失ってしまう。私たちは、自分が本当は誰なのかを感知する能力を失ってしまう。次第に、私たちは、自分は偽の自己であると考え始める――こうして、この思考は習慣化し、最終的に嗜癖（addiction）となる[65]。

すなわち、ウィットフィールドの提唱する自己喪失の病とは、真の自己を失い、偽の自己（共依存自己）として生きることが嗜癖化したものである。

表３－１　内なる子どもと共依存自己の特徴

内なる子ども	共依存自己
真正の自己	真正でない自己，仮面
真の自己	偽りの自己，ペルソナ
本物	偽りの，「かのような（as if)」パーソナリティ
自発的	計画と労苦
拡張的，親愛的	収縮的，恐れてびくびくした
与え，通じ合う	抑える
自他を受け入れる	妬み，批判的，理想化された，完璧主義的
哀れみ深い	他者中心的，過度に適合する
無条件に愛する	条件的に愛する
適切で自発的な現在の怒りを含めた怒りを感じる	長く胸に収めた怒り（恨み）を否認し，または隠す
自己主張的	攻撃的かつ受動的
直観的	理性，論理的
子どもっぽい内なる自己とインナーチャイルドの能力	過剰に発達した親／大人のスクリプト，子どもじみていることもある
遊び，楽しみを必要とする	遊び，楽しみを避ける
傷つきやすい	つねに強いふりをする
真の意味でパワフル	限られたパワー
信頼する	信頼しない
慈しまれるのを楽しむ	慈しまれるのを避ける
委ねる	コントロールし，引きこもる
放縦	独善的
無意識なものに開放的	無意識なものを閉鎖する
私たちの統一性を知っている	私たちの統一性を忘れ，ばらばらに感じる
のびのびと成長する	無意識に，しばしば痛みを伴う行動パターンを繰り返す
プライベートな自己	公共の自己

出所）Whitfield, 1987, p. 10.

自分自身の外部の克服できない力から繊細な真の自己（内なる子ども）を守ろうとすることで、私たちは共依存者になる。しかしながら、私たちの真の自己はパラドキシカルだ。真の自己は、感じやすく、繊細で、傷つきやすいだけでなく、強い力ももっている。それは、とても強く、共依存の回復プログラム全体において、しばしば目を見張るほどすばらしい自己責任と創造性を身につける過程を通して、真の自己は癒されるのである(66)。

私たちの内なる子どもを発見し、癒して、共依存の、つまり、偽りの自己の束縛や苦しみから自由になる道はあるのだ(67)。

ウィットフィールドの議論において、内なる子どもは、弱い存在であると同時に、回復のために不可欠な力をもった存在である。（特に親からの影響によって）傷つけられた偽の自己の病理に働きかけ、内なる子どもとしての真の自己の自己実現を促すという論理において、ウィットフィールドは精神分析理論を受け継いでいる。

他方、共依存に関する文献には、読者が自分で共依存者かどうか確認できるチェックリストがついており、自分自身で診断ができ、自分自身で回復の道を探っていく方法が記述されている。もちろん、そこには、自助グループや専門的な治療の勧めについても言及されている。しかし、著書の中心的な話は、精神分析家や専門医が、専門的知識をもって治療を行っていくというよりも、自分自身で「内なる子ども」を癒したり、同じ境遇にある仲間と共に体験を共有し合ったりすることが、嗜癖から回復するための道であるというものである。また、回復すべき共依存者と認定され得る人は、ウィットフィールドの議論においても九〇パーセント以上のアメリカ人だと明言されており、精神分析理論において重要視されている神経症概念を喪失している。このことからも、共依存における「真の自己」と「偽の自己」の議論は、精神分析における元来の理論とは異なるものであると言える。したがって、精神分析理論が治療の対象としている病理性よりも、共依存の回復論が治療の対象としている病理性の方が、守備範囲が広いことが推測される。そのことは、共依存やそれに類似する概念を受け入れている社会においては、回復が必要とされるものの範囲が広がっており、しかもその回復には、必ずしも専門性を問われる治療が求められていないということを示唆している。

ここまでの議論を振り返ってみる。精神分析と共依存の関係を検証すれば、共依存概念が、元来はフロイトの古典精神分析理論の影響を受けていることが示された。また、共依存が神経症的なものであることから、共依存論者たちが神経症概念に言及した精神分析理論を参照していたこと、しかし、その参照された精神分析概念が、神経症的病理性を消失した場合も、病理性を説明する言葉として使用されていることが明らかになった。精神分析家の理論が引用される場合、ホーナイやフロムのように神経症という病理から脱却し、健全な人間へと成長することを提示する精神分析理論が好まれて使用されていることも分かった。

特筆すべきことは、共依存概念における病理性が、必ずしも神経症的病理性を含むものではなくなったことである。したがって共依存の回復論は、神経症からの回復にとどまらず、「自己喪失の病」から脱却し、健全な人間へと成長することも求めている。この「自己喪失」概念も精神分析における「真の自己」や「偽の自己」を背景とするものであるが、共依存議論における「真の自己」と「偽の自己」の議論も、神経症的要素を必ずしも含まないものへと変容している。そして、共依存言説においては、この自己喪失を自身で認識し、自身で「内なる子ども」を癒していくという自助的な回復が推奨されている。治療に介入者が加わる場合も、それは精神分析家や精神科医のような医学的治療の専門家ではなく、より専門性に対する厳密性が低い専門家、あるいは、自助グループのような医療と一線を画した当事者同士の仲間が、治療対象者の回復を導く者として表舞台に立っている。

また、共依存の文献を見れば、善いもの（真の自己、親密性）と悪いもの（偽の自己、共依存）が完全に分断された二分法で記されており、悪い状態から善い状態への回復が達成目標として記されている。それに対し、精神分析の諸理論では、偽の自己は必ずしも不健全なものではなく、真の自己を守るために機能するものであったり、真の自己のみでは到達不可能な誠実な社会的態度を導き出すものであったりする。[68] 共依存に関する文献のよいところは、専門的な内容が分かりやすく簡易化された文章で書かれているため、専門知識をもっていない一般大衆にも読み込めることである。これによってこそ、自助が可能になっている。しかし一方、専門知識が簡易化され、厳密性を失ったため、もともと意図はされていなかった言説が生じてくることになる。それこそが、回復すべき病理概念の極端な拡張であり、拡張された病理概念が神経症的な病理とほぼ同一に扱われているという事態である。ただし、精神分析理論と共依存理論は両者とも、神経症的な病理が回復すべきものであるということは一致していることは再度確認しておきたい。

共依存的な現象は、このように病理性と非病理性のあいだにある概念にとどまらず、治療における専門性と非専門性のあいだを浮遊する概念でもある。したがって、共依存の病理化は途中から「医療化としての病理化」とは異なる意味での「病理化」を行っている。共依存における病理性は、精神分析を主とする医療における神経症的なものを超えて、一般社会に浸透しているイデオロギーを反映させたものへと、今も変化し続けている。

注

（1）Paolino & McCrady, 1977, p. 13.

（2）Paolino & McCrady, 1977, pp. 13-55.

（3）フロイト、二〇〇八。局所論が初めて紹介されたのは『夢解釈』であるが、実際には、局所論は、神経症的症状の研究を通じて導かれたものである（Paolino & McCrady, 1972, p. 16）。

（4）フロイト、二〇一二、三四一頁。

（5）フロイト、二〇一二、五二四頁。
（6）Paolino & McCrady, 1977, p. 18.
（7）Paolino & McCrady, 1977, p. 19.
（8）フロイト、二〇〇七、二二四頁。
（9）フロイトによれば、転移には二つの利点がある。一つ目は、患者が分析家を自分の父（あるいは母）の位置に置くことによって、分析家は患者にとって超自我的な存在となり、神経症患者の再教育ができることである。二つ目の利点が引用部分である（フロイト、二〇〇七、二二三頁）。
（10）フロイト、二〇〇七、二二二―二二四頁。
（11）アダルトチャイルド（アダルトチルドレン）は、家族に起因するトラウマが原因で、生きにくさを感じている人のこと。詳しくは、第5章参照。
（12）Mellody, 1989, p. 218.
（13）Mellody, 1989, p. 222.
（14）Crothers & Warren, 1996, p. 231.
（15）Lyon & Greenberg, 1991, pp. 435-436.
（16）Horney, 1950, p. 215.
（17）Horney, 1950, p. 228.
（18）Horney, 1950, p. 222.
（19）Horney, 1950, p. 220.
（20）Horney, 1950, p. 240.
（21）Horney, 1950, p. 243.
（22）傲慢・報復タイプは、自己消去タイプに対置するような「自己拡張タイプ（expansive type）」における三つの下位区分の一つである（他の二つの区分は、ナルシストタイプと完璧主義タイプ）。表面的にみる限り、自己拡張タイプは、「自己賛美に夢中になり、野心にあふれ、報復心に満ちた勝利感をもとめ、自分の理想化された像を現実化するための手立てとして、知性と意志力を用いて人生を征服しようとする人びと」という印象をうける。
（23）ホーナイは、神経症のタイプにおいて性別の確定はできないと述べた上で、自己消去タイプと傲慢・報復タイプがカップルの場合、前者が女性、後者が男性である確率が非常に高いため、この傾向性に基づき議論を展開している。

(24) Horney, 1950, pp. 247-255.
(25) Mellody, 1989, p. 223.
(26) Lyon & Greenberg, 1991, p. 436.
(27) Lyon & Greenberg, 1991, p. 436.
(28) Horney, 1950, p. 258.
(29) Crother & Warren, 1996, p. 232.
(30) Horney, 1950, p. 258.
(31) Chancer, 1992, p. 17.
(32) Fromm, 1956, p. 19.
(33) Fromm, 1956, pp. 18-19.
(34) Fromm, 1941, pp. 149-150.
(35) Fromm, 1941, p. 150.
(36) Fromm, 1941, p. 150.
(37) Fromm, 1941, p. 157.
(38) 同様の言説といえば、実はマゾヒストがサディストの主人であるというものがあげられるだろう。この主人と奴隷の弁証法は、ヘーゲル哲学に遡るものであろうが、同様の言説がサドマゾヒズムの文献にも見受けられる。あるサドマゾヒズムの文献においては、「より深い実存的分析をすると、サディストはマゾヒストに共棲的に依存しており、実はマゾヒストがサディストに依存している以上に、サディストはマゾヒストに依存している。サディストはこの依存を認めることができないので、他者をコントロールし、他者とつながり続けるために、マゾヒストを罰したいという欲求を感じる」と述べられている。この文献でも、ある側面においては、サディストはマゾヒストに従属する存在だと認識されている（Chancer, 1992, pp. 55-56.）。
(39) Fromm, 1941, p. 144.
(40) 山田、二〇一二、二八七頁。
(41) 野口、一九九六、一六三頁。
(42) Whitfield, 1991, p. 3.
(43) 例えば、精神科医の緒方は、「共依存」の言説を概観したとき、「他人の存在で、自分の存在を確かめる」とか、「他人の世話をして、自分の問題を隠蔽する」などの言説や、親子関係であれば、「頭の良い子のお母さん」、夫婦関係であれば、「有名会社に勤めている人の人妻」など、「自分の評価を他人に委ねる」といったような論述がみられ、これらがウィットフィールドの指摘する「自己喪失」に通じる表現が多いと指摘している（緒方、一九九六、九一頁）。

(44) Whitfield, 1991, p. 3.
(45) Whitfield, 1987, p. 10.
(46) Whitfield, 1987, p. 1, 9.
(47) Whitfield, 1987, p. 11.
(48) Jung, 1951（邦訳、一二五—一二六頁）.
(49) Bradshaw, 1992, p. 254.
(50) Horney, 1950, p. 17.
(51) Horney, 1950, p. 157.
(52) Horney, 1950, p. 155.
(53) Horney, 1950, p. 258.
(54) Horney, 1950, p. 159.
(55) Horney, 1950, p. 160.
(56) Winnicott, 1960, p. 145.
(57) Winnicott, 1960, p. 145.
(58) Winnicott, 1960, pp. 146-147.
(59) Winnicott, 1960, p. 152.
(60) Winnicott, 1960, p. 148.
(61) ミラー、一九七九、一九頁。
(62) Whitfield, 1987, p. 23.
(63) 前述したように、ウィットフィールドは「内なる子ども」および「共依存自己」に該当する語を繰り返し入れ替えながら使用している。原著では表において、「内なる子ども」は「リアルな自己」、「共依存自己」は「偽の自己」と表記されていたが、混乱を避けるために、以下の語を採用している。
(64) Whitfield, 1987, p. 12.
(65) Whitfield, 1991, p. 5.

（66）Whitfield, 1991, p. 5.
（67）Whitfield, 1987, p. 1.
（68）Winnicott, 1960, p. 143.

第Ⅱ部

共依存の理論とその倫理観

第Ⅱ部では、共依存をめぐる理論史を整理することを通して、共依存言説に潜む倫理観を浮かび上がらせる。

第4章 共依存とフェミニズム

共依存概念は一般社会に広く浸透する一方で、主に一九九〇年代から、フェミニストたちによって、女性に不当な責任を押し付ける危険な概念であると批判されるようになった。共依存は女性に限定された概念ではない。しかし、そもそも共依存症は、イネイブラーないしアルコホリックの妻、つまり女性を起源とする概念であり、多くの場合、共依存症は女性を対象とする概念として語られてきた。また、共依存症言説に描写されているような、自己を顧みず献身的に他者の世話をする役割は、家父長制のもと女性が担わされてきた役割として批判対象となっているものと似通っている。女性的であり、かつ献身的なケアを病理とみなす概念として「共依存」を捉えたとき、フェミニストからその概念が批判されるのは必然的なことなのかもしれない。

第4章では、二つの立場のフェミニズム、すなわち、共依存概念の普及をバックラッシュの一貫として見なすラディカルフェミニズム、および、関係性を重視する女性の特性を評価した上で共依存概念を批判したフェミニスト心理学の批判を考慮することで、共依存における現行の回復論を再考する。イネイブラーをアルコホリックから離すことが治療に役立つこと、そして、DV関係にある男女を別々に保護し、離婚ないし離別の決断を促すことなど、共依存言説において、共依存関係にある二者の「分離」を推奨する議論は優勢である。しかし、本章では、フェミニスト心理学の立場に着目することで、分離ではなく、現行の関係性を維持した上で解決を探る回復論に焦点を当

てることを経て、共依存言説において聞き逃されがちな、当事者の声に耳を傾けることを目的とする。(1)

第1節では、ラディカルフェミニズムからの批判を検討する。まず、共依存概念の普及が、バックラッシュの一環であるという指摘について論じる。共依存概念は、献身的な女性の役割における加害性を指摘するものであるため、男性による女性への家父長的支配や暴力に対する責任を回避させるものとなる。例えば、男女間DVにおいて、共依存者である女性が男性の暴力を促進させているという、女性が加害者となる論が生じたり、DVが関係性の問題として扱われた結果、その責任が男女に均一に割り当てられたりする。このことは、男性の女性に対する暴力の寛容を引き起こしてしまう。なお、本書における DV 関係の記述は、あくまでも、共依存関係におけるDV関係の記述であることを強調しておきたい。というのも、DVにおけるすべての現象を共依存概念で説明できるとは考えていないし、共依存概念で指摘されるものと一致しない状況下にあるDV関係も存在するという立場をとっているからである。被害者がDV関係から逃れられない場合にも、経済的な理由、加害者から被害者への脅迫、被害者の加害者に対する過剰な責任感、長年の暴力を通じて被害者の心身が無力化されているなど、多様な理由が存在することは承知している。本書が意図するところは、あくまで共依存的なDV関係を考察することで、現行のDVに関する諸研究が見落としがちなものを指摘することである。

第2節では、フェミニスト心理学からの批判を検討する。第一の批判は、共依存概念が、女性が担ってきた「女性的な役割」の責任を強化するだけでなく、女性的な役割そのものまでも非難対象へとしてしまうという批判である。これはラディカルフェミニズムの批判と一部重なるものである。しかし第二に、フェミニスト心理学者たちは、女性的な役割を担う女性のあり方を肯定した上で、共依存概念を批判する。彼女たちによれば、共依存と呼ばれる現象に見られるものは、過剰責任行動と過少責任行動の組み合わせからなる循環的な相互作用である。そのため、共依存と呼ばれている現象に求められるものは、病理からの回復ではなく、悪循環的な相互作用における行動変化への働きかけである。この視点から、アメリカウェルズリー大学ストーンセンターのフェミニストグループは、共依存的行動を「女性に仕掛けられた罠としてではなくむしろ女性の特性と捉え」(2)、女性自身の自己の発達のあり方に注意を払った回復プログラムを考案した。彼女たちが考案した一般的な共依存の回復プログラムとは異なる、女性的な経験を重視した回復のあり方とはいかなるものかについて考察する。

第3節では、以上のフェミニズムと共依存論の論争を総括した上で、共依存概念の存在意義について検討する。フェミニストたちの批判を通じて、共依存概念自体が、女性に対する理不尽な状況を促進させるということが分かった。しかし、それでもなお、「共依存」という語が、その描写する現象を捉えることや、関係性そのものの病理を注視し、その病理と向き合うことを可能としたこと、そして、その現象について熟考することで、否定的なものとしてしか見えないような関係性においても肯定性があることを示す可能性をもっており、これらの意味で重要な意義を持つ語であるということを明らかにする。

1　ラディカルフェミニズムからの批判

共依存概念はアルコホリックの妻であるイネイブラーに起源を持つと同時に、女性の特徴を示す概念として語られてきた強い傾向がある。このように共依存概念が女性のラベルとして扱われることで、共依存はまるで女性特有の欠点を描写する概念のような印象を与えてしまう側面をもつ。これに対して多くの専門家たちから、共依存概念は女性に限定されたものではないという主張がされたり、男性の共依存者についての考察の必要性が説かれたりしてきた背景がある(3)。しかし、共依存者と自己同定を行う者に圧倒的に女性が多いことや、男性よりも女性が、共依存的な振る舞いを取りがちであるという観察と傾向性に従い、本章では、あえて共依存概念が個人的症状を指す場合、その概念を「女性の特徴」を示すものとして論じる。実際、前述したように、共依存概念は、女性が取りがちな振る舞いのなかに問題を見出すものとして定着した側面をもっている。しかし、この事実によって、ラディカルフェミニストたちは共依存概念に対して厳しい批判を突きつけた。

第一に、ラディカルフェミニストたちは、共依存概念の普及をフェミニズムに対するバックラッシュの一環として捉えなおした。彼女たちは、共依存概念を「個人的なことは政治的なことである」と主張してきたフェミニズムの声を消し去るものとして解釈したのである。ラディカルフェミニストたちによれば、共依存者という役割は、女性が家父長制の下で担わされてきたものであり、女性は男性から抑圧されることによって共依存者になってしまった。したがって、共依存の責任は、女性にあるのではなく、むしろその役割を強いてきた男性中心主義の社会構造にあると考えられる。

一九九五年に出版された論文集 *Challenging Codependency*（『共依存への挑戦』）において、ラディカルフェミニストたちは、上記の問題点を一同に論じた。ロディル（K. Lodl）は、「この社会において女であるということの帰結の一つは、価値のない女という自己イメージを経験することである。すなわち、共依存という病気のラベルによって、女性は自分を欠陥のある者として見なし、現行の家庭内における問題を自分のせいだと感じることを促されているのであり、そのことによって、女とは価値のないものであるというイメージが強制されるのである」[4]と述べている。ワルタース（G. Walters）は、女性のための共依存の自助本（self-help literature）は、基本的には女性が自己破壊を起こす様式について示しているものであり、この自己破壊に、どのように社会が関係しているかの議論がされていないと批判する。[5]ターレン（B. Tallen）も、共依存概念は、女性に自己を顧みることを要求するが、男性の暴力的振る舞いを責める権利を与えていないと批判したうえで、共依存の議論は、性差別はもちろん、人種や階級などの社会政治的なコンテクストに触れておらず、社会的影響下にある人びとを簡単に病理や共依存と決めつけ、

必要のない罪障感を植え付けると指摘する。(6)

このようにラディカルフェミニストたちによれば、共依存概念の普及は、女性の価値を下げるだけでなく、家父長制のもとで女性が担わされてきた役割の責任を、家父長的な社会構造にではなく、女性に押しつけることによって、「社会の変化を求めるニーズから注意をそらす(7)」ことにもつながる。アシャーとブリセット（R. Asher & D. Brissett）は、以下のように述べている。

皮肉にも、これらの女性がアルコールで複雑になった関係性について新しい理解を積極的に求めようとしたこと、そして新しいライフスタイルを構築しようとしたことによって、受け身かつ反応的なイメージを永続させるような視点をもつ専門家による援助と出会うことになってしまう。女性が共依存のアイデンティティを獲得するとき、彼女が誰と結婚している／していたかに依存して、彼女が誰であるかが導き出されるという事実を受け入れてしまうことになる。(8)

共依存理論において、イネイブラーが「アルコホリックの妻」という属性から成り立つ概念であることからも分かるように、女性は主体的な自己ではなく、男性にとっての「他者」として位置づけられている。このため、共依存概念を語ることは、女性自身が主体として自律する構造を妨害しかねないのである。

第二の批判は、共依存概念が、女性の加害性や、関係性それ自体の病理性を指摘する側面を持つため、男性による女性への家父長的支配や暴力に対する責任を回避させるという批判である。ワルタースによれば、アルコール治療施設に来る家族のほとんどが、夫の飲酒行為のせいで大変な目に合っている妻である。その妻たちに共依存のラベルを貼ることは、虐待的な行為をする男性の責任をなし崩しにする。また、共依存議論の着眼方法は、虐待を受けており、虐待的な関係に追いやられている当の犠牲者である女性の行動を、問題の起点として扱うものである。

したがって、妻が虐待の原因であるという議論が成立してしまう[9]。

このような共依存概念の特性が、ＤＶ問題を巡って深刻な議論を引き起こす。共依存概念は、元々はアルコール依存症をめぐる問題を指摘するものであった。しかし、アメリカのアルコール依存症の治療施設が、アルコール依存症だけではなくＤＶ問題も治療の対象にした背景や、治療施設に訪れるのが専らアルコホリックの傍にいる女性や、ＤＶ被害を受けている女性であったという背景によって、今日の共依存概念は、ＤＶの被害者である女性を治療対象として扱う概念に拡張を遂げている。その流れのなかで、「共依存の最も確かな症状は、慢性的に暴力を振るわれるような関係から逃げ出す能力がないことである[10]」という議論が展開された。こうして共依存概念は、ＤＶの被害者である共依存者に対して責任を問う側面をもつようになり、さらには、男性の暴力の責任が女性にあることを指摘する側面を持つようになった。

共依存概念の普及により、ＤＶ問題の裁判において被害者の妻の共依存的で病理的人格が問題を誘発したか否かの過失責任が争点となるようになった[11]。このような状況から、ディアー（G. Dear）は、暴力の犠牲者が暴力から逃れられない原因は、社会的な要因にあると指摘し、それにもかかわらず暴力の原因を犠牲者である女性に帰する共依存概念を厳しく批判した。彼女は、「共依存モデルはＤＶを理解するにあたって一切の意味ある貢献をもたらさない[12]」と断言している。

共依存概念がＤＶ問題に与える弊害については、日本においても言及されている。上野は、「心理学やカウンセリングのなかでは、暴力をふるわれながらその状況から抜け出せない妻が、『共依存』の名のもとに病理化されてきた……他方、『暴力をふるう夫』は『暴力依存』（『共依存』という心理障害があるなら、その楯の裏面は暴力へのアディクションでなくてはならない）という病名をつけられることもなく、また自ら心理障害に悩む当事者としてカウンセラーの前にあらわれることもない[13]」と指摘する。

ＤＶ問題を取り扱うにあたって共依存概念が考慮されることにより、ＤＶの責任が男女に均一に割り当てられたり、それどころか、共依存者である女性が男性に暴力を振るわせており、女性こそが加害者であるという論を生じさせたりしてしまう。このことは、男性の女性に対する暴力の寛容を引き起こしてしまうのではないかと、ラディカルフェミニストたちは懸念するのである。

2　フェミニスト心理学からの批判

バックラッシュに対する抵抗としての共依存批判が生まれる一方で、家父長制の下に押しつけられてきた女性性に抵抗するのではなく、女性たちが築き上げてきた文化のなかで育まれてきた女性性を肯定的に捉えながら、共依存概念を批判するフェミニストたちも現れてきた。このような女性の経験を重視する思想をもつフェミニストカウンセラーたちは、女性が人間関係のなかで発達を遂げることに着目することで、共依存の専門家たちが目指す回復の図式に異議を唱える。

クレスタンとベプコ（J. Krestan & C. Bepko）は、共依存という言葉は、「苦痛というものに名前を付け、その苦痛について言及するための試みを表す言葉であったにもかかわらず」、共依存者を「病人として定義づけるための神話へと変質してしまった」[14]と批判する。共依存の定義の中心は、明らかに自己同一性の喪失であり、その喪失は他者との人間関係に気を取られすぎた結果に生じる。共依存概念は、このような「自己喪失」の状態を病理と捉え、他の人間からの影響を受けることなく、痛みのない人間関係のなかで生きることを目標とする。したがって、「共依存から回復するということは、相手に心を奪われることなくして、人間関係に完全に満足するという、逆説的な偉業を奇術のように成し遂げられること[15]」として語られている。

人間関係を重視し、人間関係に心奪われて自己を喪失してしまうような特性は、一般的に女性の特徴として語られてきた。「人間関係を世話し、人間関係に注意を集中し、あらゆる人間関係がうまくいっていることを確かめ、自分の要求と感情を後回しにする」役割を女性は担ってきたのであり、「女性が、他の人に注意を向ける過程で、自己との関係を失ってしまうのは避けられない」。以前は正常で機能的だと考えられていた女性の社会的役割や行動を病理とみなす共依存概念は、女性が担ってきた役割そのものを否定しかねないのであり、共依存概念の病理化は、そのような女性たちが築く関係性をないがしろにしている。健全なあり方／関係性の条件として、完全な独立と自主性にのみ価値を置く共依存言説は、公的領域における自律した個人のみしか見てこなかったような、家父長制文化の過ちと幻想の維持を引き起こしていると考えられる。

クレスタンとベプコは、イネイブリングあるいは共依存的行動と呼ばれてきた、アルコホリックの世話を過剰に行うありさまを「過剰責任行動（over-responsible behavior）」、アルコホリックがすべての責任をイネイブラーに押しつけて飲酒するようなありさまを「過少責任行動」と呼び直した。彼女らによれば、共依存現象に見られるものは、過剰責任行動と過少責任行動の組み合わせからなる循環的な相互作用である。共依存と呼ばれている現象に求められるものは、病理からの回復ではなく、悪循環的な相互作用における行動変化への働きかけである。したがって、共依存の代わりにこれらの言葉を使うことによって、一方を非難することなく、関係性を重視する女性の特性を肯定しながら、人間関係の修正を目指すことができると考えられる(16)。

同様の視点から、一九八〇年代に、ウェルズリー大学のストーンセンターを拠点とするフェミニストグループは、「関係内自己」（self-in-relation）」モデルという、人間関係における発達を重視した発達心理学的理論を考案した。彼女たちは共依存的行動を、女性が強いられてきたものではなく、むしろ女性の特性と考え、女性自身の自己の発達のあり方を考慮することで、女性的な経験を重視した回復のあり方を目指している。一九九一年には、彼女たちの

重要論文を集めた *Women's Growth In Connection*（『つながりにおける女性の成長』）が刊行されている。

この論文集の議論は、発達心理学者キャロル・ギリガン（Carol Gilligan）をはじめとする女性の声を捉えた心理学による影響を色濃く受けており、男性中心主義の道徳的発達理論を批判し、関係性のなかで発達を遂げ、つながりを重視する女性の道徳的発達理論に対する考察が繰り広げられている。ギリガンは、個人から社会へと道徳対象が広がっていく男性モデルに対して、自己と他者が互いに関わり合い、相互依存（interdependence）から成り立つ関係性を築けるようになることを成熟と捉える、人間関係を重視する女性的な発達モデルを提唱した。

ギリガンは *In a Diiffernt Voice*（邦訳『もうひとつの声』）で伝統的な道徳が、男性的な正義の倫理（an ethic of justice）に基づく、公正さや権利の視点のみから語られていることを批判し、人間関係や責任の視点を重視する女性的なケアの倫理（an ethic of care）というもうひとつの道徳観に光を当てた。ケアの倫理における道徳的発達段階は三段階で示されている。第一段階では、自己の生存を確保するため、自己のみが配慮される。しかし、第一段階の移行期には、自己のみへの配慮が自己中心的であると反省され、第二段階では、他者のみに配慮が向けられる。この段階では、ケアと自己犠牲は混同され、その状況を整理する努力が必要となってくる。そして、第三段階では、他者の影に追いやられていた自己が再び姿を現し、配慮は自己と他者の両方に向けられる。こうして、自己犠牲の美徳は失われ、自己と他者に向けられるケアが、自主的な判断の基本原理となる。ギリガンは、この段階説で、自己と他者の相互依存の現実に光を当てることに成功し、相互依存を基盤とするケアの実践が、最終的には自己と他者の両者を高める作用をするという重大な認識をもたらした。(17) ギリガンのモデルによれば、第二段階で自己犠牲的な献身は反省され、第三段階で共依存は克服されていると言える。この克服は、分離を伴うものではなく、相互依存によってもたらされるものである。以下は、ストーンセンターの論文集の序章における、ギリガンの紹介である。

最も重要なのは、女性の発達に関するギリガンの（一九七七年と一九八二年の）仕事が、発達モデルを組み立て直し、女性と少女たちの声を、新たな心理学の中心へと運んだことである。ギリガンは、女性の自己感覚において、つながりというものが中心的位置にあることを分析したのだが、その分析は、女性が関係についての葛藤や危機にアプローチする方法に対して、つながりという基礎的経験が、いかに強い影響を及ぼしているかを示す。ギリガンが注意深く女性の声と男性の声に耳を傾けることで、女性の心理的現実を決定づける有力な要素として、応答的な関係性が最優先されていることが明らかになる。ギリガンの仕事によって、多くの人びとは、自分自身や他者について、より完全に耳を傾けることができるようになったし、以前は忘れ去られていたり、誤解されていたり、あるいは耳を傾けられていなかった声が理解され、さらには価値をもつことが可能になったのである(18)。

ストーンセンターのフェミニストたちは、関係性やつながりを道徳的判断の中心とする女性たちの声が提唱するような道徳的発達モデルが必要であるのと同様に、人間関係における諸問題を解決するときにも、女性の声を捉えることに長けた回復論、すなわち、関係内自己理論が必要であると考えたのである。

はじめて関係内自己という語が記されたのは、一九八三年のサレー（J. Surrey）の論文である。現行の発達心理学理論においては、分離することが発達を遂げることであり、自律、独立（self-reliance）、自立、自己実現、個人主義が価値あるものとされる。サレーによれば、この理論は、男性モデルであり、分離ではなく関係性を重視し、そのなかで成長していく女性の経験と一致しない(19)。関係内自己という概念は、女性にとっての自己が関係性のなかで形成されることを提示する。サレーは、恋愛関係がうまくいかない女性が、母親に相談することで新たな関係性の構築を図ろうとする例をあげている。この女性の母親は、娘の相談に乗ることで夫との関係性についても考えた。

女性の発達や成熟は、分離を通じてではなく、問題ある関係性とは異なる、あるいは現状の関係性をさらに豊かにするような、「新たな形体の関係性を築き上げる」[20]ことや、現存の関係性を強化するなかで達成される。

また、分離の視点から見れば病理的でしかない女性も、関係内自己のまなざしから見れば異なる姿として浮かび上がる。ジョーダン（J. Jordan）は、夫と親友が不倫をしたため、離婚の危機にいる女性の例をあげている。彼女は、親友の婚約者が亡くなったとき、親友の苦しみや孤独を痛いほどに感じたため、自分の夫が親友を支えるのを取り持つような行動をとってしまった。また、常に夫や親友の要求を優先し、自分が何を考えたり感じたりしているのか分からないほどになってしまった。その結果として、彼女は夫と親友を同時に失ったのである。彼女に、自分自身と他者との境界を維持する能力があれば、このようなことにはならなかったかもしれない。他者との境界を失い、他者との分離に完全に失敗している彼女は病理的であるとも言える。しかし、関係性の視点からみれば、この女性は他者に対する温かい感受性をもっており、心から他者を心配し、他者と関わろうとする女性である。したがって、彼女の他者への関わり方は評価されるべきであり、自己への関わり方、言い換えれば、自己をケアする能力の欠如についてのみがセラピーの対象になると考えられる[21]。

このように、女性の経験を重視し、女性の声に耳を傾けた関係内自己理論は、関係性の病理である共依存の回復プログラムに携わるフェミニストカウンセラーたちに注目されるようになってきた。一九九一年のスローブン（J. Sloven）の論文によれば、ストーンセンターから生まれている諸論文の基本テーマは、共感の重要性である。関係内自己モデルは、共感の不足から生じる問題の解決を探求することで、「支配や自己充足と対立するものとして、人間関係における関連性や動きに焦点を当てる[22]」。共依存モデルを捨てて、女性の発達に焦点を当てた関係内自己というレンズを採るならば、人間関係をたやすく病理化する危険を回避できる。スローブンは、「共感的結合を求め維持する問題のなかには、「共感の不足」から生じているものが存在するのであり、だからこそ、「共感的結合を求め維持する女性の技量」[23]は重要なものとして正当に評価されるべきであると結論付ける。

また、コリンズ（B. Collins）は一九九三年の論文で、関係内自己理論が描いている問題が、共依存者の特徴と非常に類似しているように見えることを認める。しかし彼女は、関係内自己理論が、「女性の発達において生じる問題が、分離の失敗の結果ではなく、むしろ自分自身の欲求を主張しながら、同時に、つながりも維持しようとするときに経験する困難さの結果である」[24]と指摘し、その意味で共依存理論と異なると主張する。嗜癖者（あるいは嗜癖者でないパートナー）と問題ある関係性を構築している女性の欲求は認められるべきであり、女性だけではなく、相互的な共感能力をもたない男性も問題対象として見なされなければならない。その上で、他者との関係性において生じた問題に対処するときに、常に自己の欲求を後回しにしていたような女性が学ぶべきことは、「自分がケアする他者だけでなく、自分自身へのケアする能力のエンパワメントを促し、自分自身にも責任をもつ」[25]ことである。

関係内自己モデルの目から見れば、共依存理論は、分離を推奨する伝統的な男性モデルの図式において成り立つものであり、共依存者の回復の姿として、自律と自己実現を求めること自体が、女性のあり方に困難を生じさせる。したがって、フェミニストカウンセラーたちは、共依存という用語が指し示している現象を、共依存理論の解釈に代わる別の理論構造において捉える必要性があると考えるのである。

ラディカルフェミニストの示すように、共依存概念が、女性に加害者性を与える危険をもつのは確かである。しかし、女性が社会的自立を手に入れ、主体として行為できるようになるために、女性の文化のなかで育まれてきた女性の特徴を好ましくないと捉える思想は、分離や自律と異なる発達モデルのなかで生きてきた女性のあり方を否定し、女性に対して男性的発達モデルに従属するよう命じるという、矛盾に満ちた状況を生じさせるのではないだろうか。この矛盾を示唆しているのが、フェミニストカウンセラーによる関係内自己モデルなのである。

3 「共依存」の存在意義

ここまで共依存概念に対する二つの立場のフェミニズム批判を見てきた。ラディカルフェミニストは、共依存を家父長制に押しつけられてきたネガティブな女性の役割として捉え、フェミニストカウンセラーは、共依存という否定的なラベルで示される特徴を、女性の特長の一部と捉え直している点において、両者は異なる立場から共依存概念を批判している。しかし、両フェミニストとも、共依存概念が女性の特徴や役割を病理化することを批判し、共依存概念を否定しているという点において共通している。また両者とも、「共依存者の特徴」と「家父長制における女性の特徴」を、基本的に同一視していることも重要な共通点である。では、フェミニストたちが論じるように、家父長制の支配構造を継承するものという理解の下、共依存概念の使用は完全に控えられなければならないのだろうか。

3-1 共依存概念の外的意義

第一に、共依存というラベルは、共依存者を苦しみから解放する効果を持つ。自身もアディクション問題におけるサヴァイヴァーであるファボリニ（A. Favorini）によれば、共依存からの回復を訴える著者たちは、第一に共依存者の支援とケアを行おうとしているのであり、被害者（共依存者）を責めるような論調を示してはいない。それどころか、共依存概念のおかげで共依存者たちは、自分たちと同じ問題を抱える人がいること、その人たちは「自分のことを理解してくれ、自分の経験や振る舞いを非難せずに、自分の人生を変えるための支援をしてくれるだろうということを知る(26)」。この事実は、共依存者に絶大な癒しを与えるという。つまり、これまで名前を与えられない症状に理由もわからずに苦しんでいた人びとが、「共依存」というラベルを手に入れることで自身について語れるようになり、ひいては、自分の気持ちを理解してくれるような、自分の経験を語れる他者に出会うことができるのである。もちろんこの状況は、「共依存」というアイデンティティに固執していくという別の嗜癖を促進するものでもある（詳しくは、第6章第1節の議論を参照）。ただし、ここで重要なことは、共依存者たちが、その苦しい状態から逃れられ、楽になることを可能にする力を、「共依存」という語が保持していることである。

このように、共依存者が「共依存者」というアイデンティティを手に入れて楽になれるということは、「共依存」という語が描写する問題が現実に存在するということを示唆してもいる。そもそも、共依存概念は、「アルコホリックの傍にいる人」という意味をもっていた「コ・アルコホリック」が変化した言葉であり、元々は、「苦痛というものに名前を付け、その苦痛について言及するための試みを表す言葉であった[27]」。したがって、共依存概念は、その源泉をたどれば、苦痛に抗う共依存者を救うための語であったのである。この語が存在することによって、共依存概念が描写する問題について扱うことができるようになったという背景が、共依存史において存在した。

また、信田によれば、日本において多くのアルコホリックの妻たちは、選択の余地なく当たり前のこととして夫の世話をしてきた。妻たちは共依存という負のラベルを引き受けることで、正当な根拠をもって「強制されたケアの与え手役割から解放される[28]」。このように共依存というラベルは、共依存者本人にとって、必ずしもフェミニストたちが論じるようなネガティブなものに集約できない。

第二に、共依存概念は、ケアの負の側面を暴露し、そこから生じる問題を直視した。ケアの正当化が行われるにあたって、「弱者を助けるという人間としての正しさを隠れ蓑にした支配[29]」あるいは、「ケアし世話をすることで対象を弱者化するという支配[30]」が紛れ込む可能性を敏感に捉えたのだ。信田は、このような支配が最も顕著に表れるのが親子関係であり、親子の愛という美名に隠された虐待経験を露わにし、親の批判がタブー視されることで抑圧されてきた子どもの想いを救うことを目指している。「子どものために」という大義名分を借りて子どもを巧妙に支配し、自分の人生の埋め合わせをする母親は、「あの母の不幸を救わなければ」という使命感にも似たケアを子どもから引き出す。そのケアは、「子ども自身の生存の基盤を維持するために母に与えられる」。信田が「ACの人たちのカウンセリングをとおして深く実感させられたのは、子どもほど母を理解し、母の人生の洞察をしている存在はいないということであった[31]」。信田によれば、このような共依存の支配は、アルコホリックの夫をケアする妻の行為とも似通っている。

対象を自分なくしては生きられなくしていくこと、かけがえのない存在となり依存される満足感を味わうことは、暴力で相手を屈服させるよりはるかに隠微で陰影に富んだ快感をもたらしてくれるだろう。美しいものとして考えられがちなかけがえのなさは、時に入り組んだ対象支配へと転化する危険性がある……ヒューマニズム溢れる自己犠牲的選択も、かけがえのなさという非対称的関係を生み出せば、そこから容易に共依存という対象支配が生まれる[32]。

信田は、「弱者のふりをして支配をする、相手を弱者化することで支配者になる、相手を保護者に仕立ててケアを引き出す」などの共依存の支配は、現代社会を生き延びていくために有効なスキルの集積であり、ジェンダー的視点からすれば、女性のほうがはるかに共依存のスキルに長けているとも指摘している[33]。また、共依存概念がもたらした「良かれと思ってケアを与えることが、結果として対象者の症状・問題を却って悪化させてしまう」というパラドックスや、「ケアの撤去こそが問題解決の第一歩、ケアは時に有害であるという認識[34]」は、さらなる悪循環を断つためにも有用である。

清水は、共依存という現象が存在することに対して、以下のように述べている。

フェミニストたちの批判は「自己喪失」とストレス関連疾患を呈した一部の妻たちの問題を軽視していることにも注意を払っておく必要があろう……確かに臨床的世界には初期のパーソナリティ不全説（人格論のこと：著者）で説かれていたような、夫や子供の行動障害に妻や親のパーソナリティ不全が絡んでいるケースはあるのである。事実ではあるが少数のそうした臨床例の過度な一般化がもたらした弊害を指摘すべきだが、他方これを無視してしまうのは逆に過度の矮小化のそしりを受けることは免れない[35]。

共依存の問題を家父長制における問題と同一視することで、共依存的な振る舞いや症状が、他者の人生を支配し苦しめる脅威となり得ることを見落とすべきではない。

このように共依存概念は、その描写するところの問題を捉えることを可能にした。さらには、フェミニスト心理学の回復論は、関係性の分離だけでなく、そのつながりを保つなかで共依存の解決の道を探るという新たな視点をもたらした。しかし、ここに重要な盲点が存在する。本書の第Ⅰ部で示してきたように、共依存概念は、個人的症状における病理のみならず、関係性そのものに内在する病理をも指摘した概念である。共依存の回復論は、一見、関係性の問題を扱っているように見えるが、その問題を個々人の症状に置く傾向性が強いため、関係性そのものを病理として捉え、関係性から生じる病理の考察を通じて見えてくるものを取り逃しているように思われる。

第三に、共依存概念は、関係性の視点の重要性を提示した。これまで臨床で関係性の病理が取り扱われる場合において、その病理における個人の診断・治療・回復が目標とされるため、個人の症状のみが対象とされる傾向にあった。しかし、共依存概念は、「イネイブラー自身の持つ対人関係態度とその元となる認知・情動・行動の特徴」ないし「嗜癖が相手に及ぼす屈折作用」のような個人に還元できるものだけではなく、「嗜癖者とイネイブラーとの間の病的人間関係」ないし「関係性の相互作用的特性」の病理も含意している[36]。共依存概念は、関係性の病理において「他者との関係性を前提とした個人の症状（特性）」と「二者のあいだに存在する関係性そのもの」それぞれが分断されることなく互いに影響を与え合って病理を構成していることを示しており、両者の視点を同時に分析することの必要性を捉えている。関係内自己理論において関係性の病理が扱われる場合も、それが関係性のなかで生きる女性個人に対する回復理論であるため、ＤＶにおいて暴力を振るった男性の存在は、女性個人の体験のなかに吸収されてしまう。両フェミニズムとも、問題を個人心理化することによって、あるいはすぐに問題の所在を「社会」に置くことで、共依存関係にある個々人の責任を一方のみに押し付けたり、個人の責任の所在があたかもまったく存在しないかのように論じたり、二者のあいだに存在する関係性自体の問題を見えなくしたりしている。この問題を直視しており、関係性の病理の構造を捉えた概念こそ共依存なのである(37)。

3-2　共依存に内在する肯定性

第3章第2節で論じたフロムの議論によれば、神経症概念ならびに病理性概念は、時代や文化規範に依拠している。フロムが共棲的なＤＶ関係を神経症的なものとして紹介していたことを応用して捉えるなら、現代における諸文化において、共棲的なＤＶ関係をはじめとする共依存関係を病理的なものとしてみなし、否定的なものとしてのみ捉える圧倒的なイデオロギーが存在するということが言える。すなわち、共依存とは現代社会のまなざしから見れば、病理と認定される現象であり、現代において社会不適応なのである。

共依存関係は、時に人を死に至らしめるような危険な関係性として捉えられることによって、直ちに浄化を促さなければならないと考えられている。その関係性を受け入れ、その関係性の肯定性を訴えるなど、客観的にみれば危険な思想でしかないと思われる。もちろん、共依存概念は「自己喪失の病」や「固着的な関係性」を示すものとして語られている言説は主流であり、これらのニュアンスには、「命の危険」という意味合いが必ずしも含まれていない。それにもかかわらず、共依存関係を突き詰めて議論した場合、究極的なものとして行き着くのが、命の問題と接合するような関係性なのである。ラディカルフェミニストが捉えた暴力の問題は、この感覚を敏感に察知しているのだ。

前述したように、これらの社会問題を取り扱うにあたって、共依存概念は加害者免責のために悪用される恐れを持っている。共依存議論を多く唱え、その臨床的効果を指摘している信田でさえ、それが「夫婦間の力関係における非対称性」を前提としていないため、「ＤＶ被害者に対して共依存という語を用いることは厳につつしまなければならない」と述べる(38)。「被害者救済」を目的とするカウンセリング現場や公的機関においてこのような慎重さを失うことは、女性の人権保護、ひいては生命保護を危うくしてしまう。信田は、「けんかであれば両成敗もあるだろうが、ＤＶの加害者・被害者であれば五分五分だなどという議論は存在しない。それが加害者に有利に働くのは明白だからである(39)」と述べる。共依存関係のうち、ＤＶ問題と接点をもつような命に関わるケースは、極度の依存の是非を問うような他の共依存議論とは一線を画するものであり、その差別化が必要であるのは当然なことと言える。言い換えれば、共依存を語るにおいて、それが命に関わる問題かどうかを見極め、命に関わる場合は、他の共依存議論と区別して論じなければならない。

共依存のみならず、嗜癖言説においても、共依存者による命の軽視を問題とする批判は通説である。例えば、以下の信田による言及は、明らかにアルコール依存症であるアルコホリックが、自分がアルコール依存症であることを認めないケースにおいて、援助者に生じる感情について端的に説明している。

援助者側からすれば、命にかかわるのになぜアルコール問題を認めないのだろうという苛立ちと腹立たしさを覚えるだろう。飲み続けていれば、手を伸ばしたすぐそこに死が待ち構えていることは自明ではないか、私はあなたを死なせるわけにはいかない。そう考えるからこそ、援助者は本人にそのことを認めさせたくなるのだ[40]。

これと同様に、明らかに危険な状況を招いている共依存関係を、援助者ないし介入者側としては、安易に容認することなどできないのである。共依存言説で語られるそのような関係性は、アルコールや暴力で身体を破壊する、あるいは精神的破壊を促すことで死を導く「自殺」のようなものもある。言い換えれば、援助者からしてみれば、アルコホリックとして飲酒し続ける行為や、ＤＶ関係にとどまり続ける行為は、「自殺行為」と表現し得るものであるだろう。だからこそ、共依存概念を取り扱う場合、命の問題を考慮せずに、その現象がいかなるものであるかを網羅することはできない。

しかし、先の信田の引用には、次のような続きがある。

医療従事者の教科書には、アルコール依存症は「否認の病」であると書かれている。否認することが病なのか、病を否認することなのか、という疑問を一掃するほど、この一語は現場の実感をずばり表現している。援助者たちの当惑・苛立ち、怒りや敗北感の結晶と思えるほどだ。アルコール依存症と認めるかどうか、酒をやめるかどうかは、最終的には本人の判断・選択に任されており、それを飛び越えて脅したり騙したりすることは不可能だ。まして違法薬物使用のように無理やり強いることはできない。相変わらず飲み続ける態度を「否認」と名づけ、病気を認めないことが病気であるというレトリックを用いることで、援助者たちはかろうじてプライドを保ったのだ。そして、診断することの権力性を如実に表した「自分が依存症であることを認めないのが依存症者である」という前提が定着していった[41]。

共依存的なDV関係において死の危険性が生じたとき、他者からの介入が求められる。その場合も、明らかに危険な状況にあるにも関わらず、DV関係から逃げ出さないような共依存者たちに援助者たちは手を焼くことになる。被害者を救うことを目指しているはずなのに、被害者であるはずの女性が、援助者を裏切って暴力的な男性のもとに逃げ帰るような事例は後を絶たない。

医師から「共依存者」という診断を受けたことがある、元DV被害者の女性は、以前彼女に暴力を振るっていた夫と、今もいっしょに暮らしている。彼女は、暴力の残虐さを切実に訴え、命の危険を感じた場合、夫から離れ、暴力から逃れる勇気をもつことの重要さについて語っている。しかし、その一方で、彼女は夫に暴力を振るわれながらも、夫の傍を離れたくなかった過去を、以下のように回想している。

私は自分が暴力の中にいた時、何とかして自分と同じ経験をした人に出会いたかった。とりわけ、別れずに暴力から抜け出した人の話を聞きたかった……（女性センターで行われたカウンセリングにおいて：筆者）カウンセラーの方はベテランらしく、いろいろと情報を与えてくれたことには感謝しているし、何を強制されたわけでもない。もしかすると、その方は私の話を聞いて『命の危険にさらされているのに自覚していない』と判断されたのかもしれない。けれども私は初対面で、『暴力は治りませんよ』と一喝され、シェルターの説明を受けた。帰るころには今すぐ家を出なければならないかと思いは乱れ、混乱は何日も続いた。もしその時にシェルターに入っていたら、こうして彼に夕飯の支度を頼んで原稿を書いている私は、たぶんいない。私は自分の心に気づくこともなく、彼を憎み続けていたかもしれない[42]。

命を守ることは尊重されるべきであり、分離は間違いなく重要な対処策の一つである。しかし、彼女のような声が存在すること、すなわち、分離ではなく、関係性やつながりを保つなかで、解決の道を探りたいと願う声もあることも、私たちは聞き逃してはならないのではないだろうか。彼女は、客観視すれば完全に否定的で、救いようがなく、別れるのが最善の方法にしかみえないような関係性のなかで、何か大切なものを守ろうとしていたのである。

では、彼女が守ろうとしていたのは、いったい何なのだろうか。その提示には、非常に慎重になるべきであるが、ここではそれを「愛」と呼ぶことにする。共依存における「愛」とは、「偽物の愛」あるいは、共依存は、愛の「闇の側面」[43]であると否認されるものである。しかし、その「偽物の愛」の関係を築いている本人たちにとっては、それは紛れもない「愛」だと認識されていることがある。あるいは、「本来愛（愛すること）そのものは、狂気＝幻想を秘めたもの」ではないだろうか[44]。

共依存関係において築かれているものは、否定的なものとしてのみ捉えられるべきものだろうか。日本では震災後、アルコール依存症問題が深刻化するというデータがある。この深刻化の原因として、住居の喪失、仕事の喪失、コミュニティの喪失などによるストレスがあると考えられるが、イネイブラーを含む家族の喪失があったのではないかと考えられる。確かに日常において、イネイブラーの行動は、アルコホリックの飲酒を助長させるものであるかもしれない。イネイブラーの行動は、アルコホリックが飲酒によって生じさせた問題にすべて対処し、アルコホリックが問題の深刻さを認識し、自ら変化を試みることを妨害する。しかし一方、イネイブラーがいるおかげで、これらの問題は滞りなく解決されてきた。イネイブラーがいるからこそ、アルコホリックは、アルコール飲酒が引き起こす最悪の事態をことごとく回避できてきた。もちろん、その安心感が飲酒を誘発していることも事実である。しかし、イネイブラーを完全に失ってしまっては、アルコホリックを身近で支え、四六時中にわたって彼を助けてくれる人が誰もいなくなってしまう場合があるのだ。

実際、震災後においてアルコール依存症問題が顕在化する主たる理由は、アルコール飲酒を原因とした孤独死の急増である[45]。アルコホリックを治療に連れて来るのもイネイブラーである。震災のような極度のストレスを伴い、かつ、生命の維持が求められる事態において、あるいは、他の被災者への配慮が求められる状況においては、イネイブラーが必要とされている側面があると考えられる。震災以前、イネイブラーが保っていたアルコホリックの様々なバランスが、イネイブラーがいなくなったことにより崩れてしまい、アルコホリックの死を招いたり、彼らのアルコール問題を深刻化させたりした可能性がある。その深刻化がもたらしたものが、これまで見えていなかったアルコール問題の顕在化であり、家の中で人に迷惑をかけていたアルコホリックが、公共の場に現れたとも解釈できる。東日本大震災においても、アルコホリックの妻が、夫と支援団体との媒介になっている事例が久里浜アルコール症センターにより報告されている。このように、アルコール依存症の病理を進行させると言われているようなイネイブリングでさえ、アルコホリックの症状を抑制しているという側面をもつのである(46)。イネイブラーは、過酷な共依存関係においては、命を落とさせる可能性もあるし、命を失う可能性もある存在であることは、明記しておく必要があるが、その一方で、イネイブラーは愛する人に献身的につくし、愛する人の命を守ろうとしているのであり、実際にイネイブラーによって、アルコホリックが守られている側面もあるのではないだろうか。

これらの例では、共依存と言われている関係性のなかにも肯定的な要素が内在する可能性が示されている。この声に応答する可能性を持つのが、関係性の再形成・修復を目標とする関係内自己や修復的正義ならびに実践であろう。しかし、修復的実践をＤＶ問題に適用することは、親密な関係にある被害者と加害者を面会させることによって生じる独特の危険性があること、被害者に暴力を容認して和解するように圧力をかけたり、ＤＶ問題を犯罪というよりも私的な問題として扱うことに繋がったりするため反対の声も多い。しかしながら、北米をはじめ海外では、ＤＶ問題を扱う修復的正義の実践プログラムが存在する。その一方で、日本ではＤＶ問題を扱う修復的正義の実践プログラムは、ＮＰＯ法人対話の会で表向きには対象外とはされていないが、実際には日本の法律や前述の問題を理由に適用されてはいない。そのため、加害者と被害者の関係性を修復するという視点の有効性のさらなる検討と、日本の現状を踏まえた上での研究が求められている。

ところで、共依存と呼ばれ得るものは、必ずしも社会問題と一致した現象でないことも考慮しなければならない。すべてのＤＶ加害者と被害者の関係性に共依存が当てはまるわけではないことは、これまでのフェミニスト研究を踏まえれば明らかであるし、社会問題が含まれていない共依存も存在する。しかし、共依存に見られる「誰かといっしょにいることでしか自分の存在意義を確認できない状態[47]」や、その個人が築き上げる自他未分化的な関係性は、たとえ社会問題と分かつものであったとしても、共依存言説において容認されていない。共依存症を女性的な病理と捉えたとき、関係内自己の理論から見えてくることは、真の「女性的な」自己として回復を目指すあり方である。この意味で、真の「男性的な」自己として回復を目指す従来の共依存の回復論と、関係内自己の回復論は、「真の自己」として個人の回復を目指すという同じ目標を持っている。このように多くの心理学的な臨床実践に、「曖昧、不明、後ろ向き、不純なものを排し」て、理想的な「人間の崇高な資質[48]」を求める傾向性が見られる。

関係内自己理論に影響を与えているギリガンにも同様のことが言える。ギリガンによれば、自己は「他者と繋がっている限りにおいて、自身が他者から分離していることを知り、自己と他者の区別をする限りにおいてのみ、関係性というものを経験する[49]」。また、ギリガンは、「神経症的葛藤と真の葛藤を区別し、選択を逡巡することと、選択の道がないという現実とを区別するとき、女性の経験こそ成人の生活の中心的真実を理解する鍵を提供するものであることが、よりはっきりと理解できるようになる[50]」と述べている。これは彼女が、神経症的な葛藤はそもそもケアの倫理の対象ではないと認識していることや、「健全な人」のみがケアを実現できると考えていることを示唆している。関係性、共感性、相互依存などを重視しているフェミニストたちも、ある種の自律／自立した個人として関係性を築くことを推奨しており、社会問題の有無に触れずとも、病的な依存状態には回復が求められている[51]。

ほとんどの共依存研究ないし依存症研究は、共依存の「回復」を導くものが「治療」であると捉えている。これとは逆の視点を提示しているのが、「依存症が人を救う」と論じた「自己治療仮説（Self-medication hypothesis）」[52]である。自己治療仮説によれば、依存症の中心問題は心理的痛みであり、その耐えがたい痛みから自らの意識を守り、その苦痛を緩和するために依存症になる。依存症者たちは、その対象に依存しなければ「生きてこられなかった」[53]のであり、そこで得られる安堵感を手に入れるためならば、たとえその依存性物質が別の苦痛を引き起こしたとしてもその苦痛を引き受ける。「依存症者は無意識のうちに、自分たちの抱える困難や苦痛を一時的に緩和する役立つ物質を選択し、過酷な『いまこの瞬間』を生き延びてきた」のであり、「その結果、確かに依存症には罹患」したが、「そのおかげで『死なずにすんだ』と考えること[54]」もできる。

カンツィアンとアルバニーズ（E. Khantzian & J. Albanse）は物質嗜癖と行動嗜癖のみに触れており、共依存を対象とする関係嗜癖には触れていない。しかし、自己治療仮説は、共依存を考察するにあたっても有用に思われる。フェミニストカウンセラーの河野は、共依存関係当事者にとって、「いたわりあい、慰めあった時間だけが、たとえそれがどれだけ短く自滅的であろうと、二人にとっては確かな時間[55]」であると述べる。自己治療仮説が論じるように、共依存関係を築いた者同士が互いに依存し合うことで癒され、死にたいほどの苦しい状況を緩和できているのなら、共依存関係は、共依存者の耐えがたい精神的苦痛を治療しているのではないだろうか。

それならば、「健全な関係性（親密性）」のもとで互いを尊重し合いながら癒されていけばいいのではないか、という考えもあるだろう。なぜわざわざ苦しい関係性を選ぶのか、理解しがたいところもある。共依存関係に陥りやすい人は、過去に親との関係でトラウマがあり、満たされない感情を癒すために、自分がいないと生きていけないような依存的な人や、問題含みの親と似た人をパートナーに選ぶ傾向にあるという研究は多数ある。ならば治療して回復すればいいのではないかという声が多数派である。確かに、多くの場合、それが正しいのかもしれない。しかし、「人間の行動は、時に論理的な説明を拒絶するもの」であり、「なぜ人を、特に『この人』を愛したり執着したりするのか、あるいはなぜ愛や執着にともなうある種の行動をするのかと問われても、うまい説明などできないし、質問自体が愚問と言えるような場合が多い(56)」ことも事実である。

付記

第4章は小西真理子、二〇一五「『共依存』再考——フェミニズムによる批判の検討」『倫理学研究』vol. 45. を加筆・修正したものである。

注

（1）　共依存とフェミニズムに関するこれまでの研究においては、本書のように共依存のフェミニズム批判が、二つの立場のフェミニズムに区分できるという指摘はない。例えば、スパンによる共依存とフェミニズムに関する学位論文では、共依存に対するフェミニズム批判は、「(a)共依存はジェンダー役割を社会化する、(b)共依存の病理概念ないし嗜癖モデルは、われわれの社会における女性の弾圧と無力化に直接貢献する、(c)共依存的振る舞いの原因が、個人的／内的な問題ではなく、外的かつ社会的な構造にあると考えることで、共依存モデルは、真に有用なものとなるために、個人的領域を越えて、社会的領域に進出しなければならない」（Spann, 1996, p. 8）という三つの批判に分類されている。この分類は、本書でいうところのラディカルフェミニズムからの批判内容のみを対象としているようにみえるが、スパン自身は、本章・第2節で紹介するフェミニスト心理学の諸論文についても言及している（Spann, 1996, pp. 38-42）。また、社会病理学者の清水も、同様の議論においてフェミニスト心理学にも触れているが、この立場を他のフェミニズム理論から特別に区別化してはいない。彼は、フェミニストの共依存議論に共通する論点は、共依存症は回復が必要と言われるような病理なのか、仮に病理だとしてもそれは個人（妻・女性）に原因が帰着される性質の問題なのか、むしろ男性との関係において女性に対し共依存的な相互作用を期待、教育してきた社会システムの問題ではないかというものであると指摘しており、スパンと同様にラディカルフェミニズムの批判に対する着目度が高いと推察できる（清水、二〇〇一、四二頁）。その意味で、本書は、共依存に対するフェミニズム批判において、フェミニストの立場が大きく二つに分けられることを指摘するという意義も有している。

(2) 清水、二〇〇一、四六頁。
(3) Favorini, 1995, p. 827; McIntyre, 1991.
(4) Lodl, 1995, pp. 208-209.
(5) Walters, 1995.
(6) Tallen, 1995.
(7) Hands & Dear, 1994, p. 442.
(8) Asher & Brissett, 1988, p. 145.
(9) Walters, 1995.
(10) Cermak, 1986, p. 33.
(11) 清水、二〇〇一、一二頁。
(12) Dear, 1996, p. 288.
(13) 上野、二〇〇〇、四〇三―四〇四頁。
(14) Krestan & Bepko, 1991, p. 49.
(15) Krestan & Bepko, 1991, p. 54.
(16) Krestan & Bepko, 1991, pp. 58-59.
(17) Gilligan, 1982, pp. 73-74.
(18) Jordan et al. 1991, p. 3.
(19) Surrey, 1983, pp. 52-53.
(20) Surrey, 1983, p. 65.
(21) Jordan, 1984, pp. 75-76.
(22) Sloven, 1991, 208.
(23) Sloven, 1991, p. 210.
(24) Collins, 1993, p. 474.
(25) Collins, 1993, p. 474.
(26) Favorini, 1995, p. 828.
(27) Krestan & Bepko, 1991, p. 49.

(28)　信田、二〇一四b、一七八頁。
(29)　信田、二〇〇九、一三一頁。
(30)　信田、二〇一四a、五八七頁。
(31)　信田、二〇一七、一二〇頁。
(32)　信田、二〇一七、一一九頁。
(33)　信田、二〇一七、一二〇頁。
(34)　信田、二〇一四b、一八一頁。
(35)　清水、二〇〇一、五三頁。
(36)　遠藤、二〇〇一、一〇二—一〇三頁；Giddens, 1992, p. 89.
(37)　例えば、関係性そのものの病理を捉えることを重視したものとして、カップルカウンセリングがある。カップルカウンセリングでは、カップル二人がクライエントとして同一のカウンセラーから、ある時は同時に、ある時は別々にカウンセリングを受け治療をうける。ここではカップルの関係性そのものも治療対象としてみていると言える。ＤＶ関係にあるならば、それはカップルの築いている関係性そのものが病理に犯されているのであり、その関係性の病理からの回復が目指されるのである。カップルカウンセラーであるヘンドリックとヘンドリック（G. Hendricks & K. Hendricks）の書籍 *Conscious Loving* では、共依存関係がいかに病理的であるかについて論じられている。ちなみに、著者らは、夫婦の関係にあり、彼らも共依存関係からの回復者として自己同定を行っている。
(38)　信田、二〇〇六、三二〇頁；二〇〇九、一五二頁；二〇一四a、一八〇頁。
(39)　信田、二〇〇六、三二〇頁。
(40)　信田、二〇一二b、一七頁。
(41)　信田、二〇一二b、一七頁。
(42)　あさみ、二〇一〇、八九—九五頁。
(43)　Miller, 1988, p. 17.
(44)　河野、二〇〇六、八八頁。
(45)　日本では、多くの研究で阪神大震災によってアルコール問題が深刻化したことが提示されている。地震からおよそ六カ月後、避難所でのアルコール問題が注目され始めた（麻生、一九九五；野田、一九九六；上野、一九九七）。震災とアルコールの関係の研究のきっかけの一つは、一九九五年の阪神大震災後、震災関連死の調査をした上野の研究である（真栄里・樋口、二〇一一）。

この研究によると、仮設住宅が設備された震災二カ月以降より、そこでの孤独死が出始め、一九九五年七月一七日までに九七名の死者が確認されている。主な死因は病死（八八パーセント）であり、そのうち、肝疾患が二六パーセントであり、そのほとんどがアルコール性と推定された。特に男性の孤独死の場合、三九パーセントが肝疾患であり、さらに他の孤独死の被害者も過剰アルコール消費の兆候を示した。四〇～六〇歳代の男性の場合、病死による孤独死の四三・八パーセントが肝疾患であり、そのほとんどが、アルコール性肝硬変であった。通常、異常死体に関するその割合は約一〇パーセントに過ぎない。上野は、阪神大震災において、「アルコール性肝疾患で死亡した中年男性が多いことが孤独死の最大の特徴といえる」と述べる（上野、一九九七）。約四年後の一九九九年四月三〇日までには、二五二人の孤独死が確認され、それもほとんど同様の結果を示していた（上野、一九九九）。一方、震災後の兵庫におけるアルコール飲料販売量の変化を調査した研究の結果は、一九九五年と一九九六年の双方において、その量が減少し、特に激震被災地域では、統計的にかなりのアルコール消費量の減少が見られる（Shimizu et al. 2000）。震災後、神戸の光風病院に入院したほとんどのアルコホリックは、地震以前からアルコール問題を抱えていた。医師たちは、これらのアルコホリックたちは、震災以前は、なんとか社会に順応できていたが、震災後、彼らの問題がより困難になったと考える（幸地ほか、一九九七）。地震は一般市民のアルコール問題を作り出さないが、前アルコホリック、アルコホリック、過去にアルコホリックだった人びとの問題を増幅させるように思われる。

(46) 小西、二〇一三a、七八頁。
(47) 河野、二〇〇六、六八頁。
(48) 河野、二〇〇六、二六頁。
(49) Gilligan. 1982. p. 63.
(50) Gilligan. 1982. pp. 171-172.
(51) ケアの倫理に内在している自立主義については、詳しくは小西、二〇一六を参照されたい。
(52) Khantzian & Albanese. 2008.
(53) 信田、二〇一四b、一七四頁。
(54) 松本、二〇一三、iv—v頁（訳者まえがき）。
(55) 河野、二〇〇六、九三頁。
(56) 河野、二〇〇六、二二頁。

第5章

共依存とトラウマ論

第5章では、共依存の原因とされるトラウマにまつわる言説について考察する。トラウマ論の歴史はフロイトまで遡る。フロイトは一八九五年の『ヒステリー研究』において、ヒステリーの起源は幼少期の外傷体験、特に性的外傷経験にあるという病因論を提唱した。しかし、その主張は、彼の顧客先であった上流階級において性的虐待が隠蔽されていることを意味するものであったため、フロイトは上流階級からの強い批判を浴びせられた。その後フロイトは外傷論を撤回し、性的虐待の記憶をヒステリー患者のファンタジーとして論じるようになった。こうしてしばらくの間、トラウマ論は封印されることになったのだが、ベトナム戦争が始まった一九六〇年代前半から、ベトナム戦争帰還兵たちが共通して見せる外傷的症状が着目されることで、トラウマ論は復刻し、脚光を浴びることになった。そして一九八〇年に初めて、アメリカ精神医学会の刊行するＤＳＭ-Ⅲに「ＰＴＳＤ（post-traumatic stress disorder：心的外傷後ストレス障碍）」という正式な病理として登録された。

共依存概念の歴史において、一九四〇年代に論じられていたアルコール依存症家族研究の人格論は、アルコホリックの妻の神経症的症状が、妻が幼少期に経験した病理誘発的な出来事に由来することを説いており、したがって、トラウマ論を含意したものだった。すなわち、アルコール依存症家族研究においては、一九四〇年代からトラウマ論は重視されていた。一九六〇年代にトラウマ論が脚光を浴びるようになったことで、アルコール依存症家族研究で着目されてきたことが、アメリカ社会に受け入れられる準備が整ったのである。共依存概念と深いかかわりをもっている「アダルトチルドレン（adult children：家庭内トラウマを抱えている大人）」という語は、一九六〇年代末に、そして、「共依存」という語は、一九七〇年代末に誕生した。これらの概念の普及には、トラウマ論の普及という背景があったと推測できる。

アダルトチルドレンのトラウマ論が受け入れられる背景には、単発で経験する天災や人災によるPTSDではなく、長期に反復するPTSDが認識されるようになったこともあげられる。不健全な家族である機能不全家族（dysfunctional family）から受ける外傷は、単発のものではなく、継続的なものであり、その家族で慢性的に繰り返されている外傷経験がトラウマの原因となる。精神科医のジュディス・ハーマン（Judith Herman）は、児童虐待に見られるようなこのトラウマが、DSM-Ⅲで定義されている単発の外傷を対象とするPTSDとは異なることを主張し、長期反復性外傷後の症候群として「複雑性外傷後ストレス障碍（complex PTSD）」を提唱した(1)。ハーマンによれば、長期的で反復的に繰り返されたトラウマの体験は、身体症状、解離性障碍、感情変化、対人関係、同一性の歪みなどの多様な症状を見せる。中山らが示唆しているように、ハーマンにみられるような視点は、アダルトチルドレン概念の有用性を裏付けている側面ももつ(2)。

アダルトチルドレンは、現在において、機能不全家族で子ども時代を送り、現在生きづらさを抱えている大人のことを幅広く指す概念であるが、元々はアルコホリックの存在する家族で子ども時代を送った大人のことを示す語であった。すなわち、アダルトチルドレンは、アルコホリック家族の子どもに着目することで誕生した概念であり、一方、共依存は妻に着目することで誕生した概念である。これまでの研究に、アダルトチルドレンと共依存が、その概念史において互いにどのように影響し合ってきたかを詳細に示す研究は見当たらない。しかしながら、共依存言説がアダルトチルドレン言説と重なる部分が多いのは明らかであり、このことは多くのアダルトチルドレンないし共依存論者に認識されている。例えば、アダルトチルドレンの原因と言われている機能不全家族が、共依存の原因であるという記述があること、アダルトチルドレンが子ども時代に家庭で担ってきた役割の一つに「イネイブラー」があげられていること、アダルトチルドレンが大人になると共依存者になるという議論がされていること、そして、共依存概念に言及している専門家が、同時にアダルトチルドレンの専門家であったり、アダルトチルドレンについても同様に言及したりしていることなどは、アダルトチルドレンと共依存が深い関係性をもつことを意味している。また、共依存者もアダルトチルドレンも、両者とも子ども時代における「家庭内トラウマ」を抱えており、その治療方法も治療目標も同じだとも言われている。アメリカにおいて共依存という語が正式に使用され始めたのも、アダルトチルドレン概念史と深いかかわりをもつ「全米ＣｏＡ協会」の影響を受けたカンファレンスやワークショップを通してだと言われている。また、共依存とアダルトチルドレンの両概念が日本に輸入されたのは、一九八九年一一月末に開催された東京都精神医学総合研究所主催の「アルコール依存症と家族」をテーマとする国際シンポジウムを通してのことであり、日本においては両概念とも斎藤によって広められた[3]。このように、共依存言説とアダルトチルドレン言説は切り離せない関係にある。

第１節では、共依存でアダルトチルドレンだと自己認識をしている四〇代女性（Ａさん）の事例を参照する。彼女のライフヒストリーを参照することで、今日、共依存やアダルトチルドレンと呼ばれ得る人の実例について考えたい。本書は理論研究を中心としたものであるが、臨床研究や当事者の声も尊重したいと考えており、このインタヴューは両者の架け橋の役割も果たしてくれるであろう。Ａさんは精神科やカウンセリングの経験もあるが、理論的な著書や論文を読むことで自己分析する方法を好んでおり、そのことに気づいたカウンセラーがＡさんのために学術論文をプリントアウトして渡したこともあったそうである。そういう意味でも、共依存やアダルトチルドレンの「自助本」が持つ性質は、Ａさんに適したものだった。Ａさんへのインタヴューは二〇一四年四月から二〇一七年七月までに行った。第1節（および第4節）のAさんの事例の記述に関しては、Aさんの解釈をできるだけそのまま表現できるよう、Aさんの語ったことをまとめあげることに徹したつもりである。Aさんの理解通りのライフヒストリーが記述されているか、Aさん自身に詳細に確認してもらっている。そうすることで、共依存やアダルトチルドレンの回復理論を受容した個人が、自己のライフヒストリーをいかに解釈して語るのか、あるいは回復についてどのように考えているのかを具体的に見ていきたい。また、共依存関係に苦しんでいるとき、その経験を彼女がどのように描写しているかという言葉そのものにも着目してほしい。この事例は本書で論じる共依存の前史にあたる人格論や神経症的な共依存概念を考察するにあたっても適切な事例であると思われる。

第2節では、共依存とアダルトチルドレンにまつわるトラウマ論について検討する。まず、アダルトチルドレン関連の著書で述べられているトラウマ論について検証すると同時に、アダルトチルドレンのトラウマ論が共依存言説にも影響を及ぼしていることを示す。もちろん共依存概念自体も、アルコール依存症家族研究の人格論にみられるように、トラウマ論を前提とした概念である。しかし、アダルトチルドレン概念は、アルコホリックの妻ないしイネイブラーの子ども時代に着目し、その心的外傷経験について直接言及する概念であるため、アダルトチルドレン概念を媒介として共依存言説を検証することで、イネイブラー／共依存者の外傷経験や、イネイブラー／共依存者が築く共依存関係における幼少期からの影響についてより詳細に考察できると考えられる。

第3節では、アダルトチルドレンのトラウマ論が共依存言説に及ぼした影響を踏まえたうえで、実際に共依存言説におけるトラウマ論がどのようなものであるかについて具体的に検討する。共依存者は、家庭内トラウマの原因となった、子ども時代における出来事や関係性を、新しい家庭でも再現しようとしていると言われている。その病理誘発的な出来事、および関係性はいかなるものであるかについて、虐待の種類を男性的なもの、女性的なもの、関係性的なものに分けて考察する。さらに、これらの議論を総括し、トラウマ論において、共依存者やアダルトチルドレンが、トラウマの原因を乗り越えることで、同じ悲劇を繰り返さないこと（世代間連鎖を断ち切ること）に対する潜在的な義務が提示されていること、あるいは元共依存者で共依存に関する書籍を執筆した人びとが、その義務を感じたうえで、トラウマの克服を訴えていることを明らかにする。そして、トラウマを乗り越えるためには自分の「親のようにならない」ことが重要であるという、親を反面教師と見なす思想が定着していることも示す。また、共依存言説においては、トラウマの原因となる親を、その子どもが許すべきか、あるいは許さない権利をもっているかという議論がされている。したがって、本節では、共依存のトラウマ論のなかには、「健全な子育てができる自律した大人に成長するべきである」という倫理観が内在していること、そして、トラウマの原因である親や、家族における関係性のケアを続けるべきか、それともトラウマの原因と訣別する権利を優先させるべきか、という倫理的葛藤が存在することを明らかにする。その葛藤をいずれかの形で乗り越え、健全な子育てができる大人に回復することが、共依存の回復論における大きな目的であるのだが、その回復論の展開が、実は統治的な要素をもつことも、本節で示唆しておきたい。

以上の議論を踏まえ、第4節では再度四〇代女性の事例を参照することで、アダルトチルドレンと共依存の諸理論を通じて回復途上にある女性の心境や回復理論の有効性を示すと同時に、この回復理論が適応しないケースが存在することを示唆したい。

1　四〇代女性の事例（産みの母親に会うまで）

海外在住の四〇代女性のAさんが日本を離れて一五年以上が経過していた。もともと海外へのあこがれが強かったAさんは、一七歳の時に二カ月、二一～二二歳のときに一年間海外で過ごし、二四歳のときに本格的な海外生活を開始した。

家族は父親、母親、兄が二人いた。一一歳の夏休み、Aさんは母親と血がつながっていないことを知った。家に遊びにやってきた祖父に「本当のお母さんじゃなくても、本当のお母さんだと思って大切にしなさい」と言われたのである。Aさんは今まで母親だと信じていた人が、実は違ったということにショックを受け、なかなか受け止められなかった。しかし、兄aに確認したら、兄がそうだと認めたことで、その事実を受け入れざるを得なかった。この事実を知ったAさんは、急に母親に対して「お母さん」と呼べなくなった。Aさんの態度の変化を感じた母親に問いただされ、Aさんは真実を知ったことを伝えた。母親の実の子でないという事実は、Aさんを苦しめた。

小さいころの記憶はほとんどないが、記憶の端々に父親と遊んだ思い出があり、Aさん自身は「お父さんっ子」だという認識がある（Aさんは自分の記憶がないことを防衛反応だと理解している）。しかし、他の人から教えてもらう記憶にない子どもの頃の話を聞くと、どうやら自分のなかは母親でいっぱいだったのだろうとAさんは推測している。小学校高学年のとき、家庭科の時間に母子手帳を持って行かないといけないことがあった。Aさんは母親に「私の母子手帳はどこ」と聞いたら「小さい頃に家が全焼してなくなった」と言われたが、Aさんはこれを事実だとは受け止めなかった。家庭科の授業では、小さな赤ちゃんを育てるなかで、母親が子どもの成長に楽しみを感じながら手帳をつけるのだということを思い知らされた。「私は手帳をつけたいほど大事な子じゃないんだ」と思った。産みの母親が乳飲み子なのにかかわらず、自分を置いて行った時点で、自分は大事な子ではないと思った。母子手帳がなかったため、クラスメイトからは、「おまえには母子手帳がない。捨て子だ」といじめられた。

兄aは父親の昔の彼女が連れてきた子どもである。私生児では小学校に行けないので、Aさんの父親が仕方なく引き取ったと聞かされていた。その彼女は浮気性で誰の子か分からない子どもを何人か産んだが、兄aはAさんの父親が引き取ることになった。兄a以外にも一旦父親の戸籍に入った子どもがいたが、父親はその子に関しては自分の子どもではないと確信していたため、後に戸籍を抜かれている。兄aはもう一人の子どもを戸籍に入れられたとき一旦戸籍を抜かれたが、その子どもの戸籍が抜かれたときに再び戸籍に戻ってきた。父親は兄ａのＤＮＡ鑑定を申し出たが、彼女が自殺をほのめかしたので行わなかったため、兄ａの血縁関係ははっきりしていない。しかし、父親は兄ａとは血がつながっていないと解釈していた。兄ａは近所でも有名な不良だった。一四歳で家を出た。少年院にも行った。兄ａは苗字を変えて、自ら戸籍を抜いた。兄ａにとっては、Ａさんの家系から出ることが大切だった。

兄ｂは父親と二人目の妻の子で、現在はひきこもりである。この二人目の妻が、Ａさんの産みの母親である。Ａさんの育ての母親にとっても、Ａさんの父親との結婚は二度目のものだった。Ａさんは母親から父親と再婚したのは、出戻りで居づらい実家から早く出たかったため、都合のいい相手だったからと聞かされていた。三人目の妻であるＡさんの（育ての）母親は、Ａさんが三歳の頃にはもう家にいたと聞かされている。父親の一人目の妻のことをはじめ、戸籍に書いてあることや、父親、母親たちが言っていることがそれぞれつじつまの合わないことが多く、Ａさんは現在も正確な家族構成は把握できていないと感じている。

父親の兄ａへの態度は冷たく、兄ｂを溺愛していた。ただ、兄ｂは色白で物腰も柔らかく、小さい頃は女の子とよく間違えられるような人であり、Ａさんが兄ｂよりも色黒で気が強かったので、父親は、兄ｂが女でＡさんが男だとよかったのにとよく愚痴っていた。母親は兄ｂのように甘えないＡさんを可愛くないと言っていた。

子どものときから、Ａさんは「私って一人ぼっち」と思っていた。母親は本当の母ではないし、父親は兄ｂを可愛がって、祖母は従兄弟をみていて、頼るということが出来なかった。甘えるとか頭を下げるとかするくらいなら、自分で乗り切ればいいと考え、ずっと自立していたため、母親からは責任感が強いだとか一人で生きていけるとか言われながら育った。そして、母親はこのような考え方をするＡさんに対して、父親とよく似ているとも言っていた。それに対して父親は、「強い振りして一番辛いことを隠して無理しているから口内炎がずっと治らないんだね。無理するな」と言ってくれた。Ａさんは母親とは話が通じないと考えているが、時々自分に理解を示してくれる存在として父親を描写している。

Ａさんにとって父親は「お人よし」なほど人に優しい、心のよりどころのような人である。家長として家族全員を守ってきたし、子ども好きとしても有名で、Ａさんたちの心配ばかりする人であった。Ａさんの家は貧しかったが、幼い頃のＡさんがそれに気づかないくらいに、子どもの頃はいろんなところに連れて行ってくれて、家族での行事もたくさんある家だった。貧しかった理由も、父親が自分の兄弟の借金を全部自分から背負ったからだし、一五歳の頃から実家に仕送りをしながら生活していた父親を、Ａさんは大切に想っている。そんな父親を見てきたＡさんは、兄ａが少年院に行ったり、彼が盗んで廃車にした車の代金を父親が全額肩代わりしたり姿を見て、父親が浮かばれないことを悲しんでいる。みんなのために頑張る父親に、自分は迷惑をかけてはいけないと思っていた。

一方でＡさんは、父親に対する問題も指摘している。父親は浮気性な人だった。婚姻の繰り返しだけではなく、不倫も繰り返す人だった。三歳のＡさんを不倫現場に連れて行ったこともあった。また、Ａさんの父親には「狂暴」なところがあった。父親は母親をよく殴ったり蹴ったりしていた。父親は頭がいい人だったため、感情的で時々会話が成立しなくなる母親に耐えかねて殴っていたのだとＡさんは感じていた。その一方、母親は浮気性の父親のせいでおかしくなったとも思っていた。父親の態度に耐えている母親を見て、これは普通のことで、そういうことを受け入れることが男女関係なのだと思っていた。Ａさん自身も父親からあざができるくらい殴られたり蹴られたりしていた。Ａさんがはっきり覚えている蹴り飛ばされた原因は、幼い頃アニメを見たかったＡさんが、相撲番組を見たかった父親とチャンネル争いしたことだった。Ａさんと父親は、そんな「くだらない」ことを本気で戦い合う関係だった。家で絶対的な存在だった父親にＡさんが歯向かう姿は、父親と母親の喧嘩と似ているとＡさんは感じている。

Ａさんは母親に対して理解されていないと感じることが多かった。Ａさんが小さいころ、母親のマネをして鏡台の前でお化粧をしていたら、コソ泥をしていると叱られた。手作りの誕生日プレゼントを渡すと、お金で買ったものではないからケチだと文句を言われた。一六歳のとき、口が強いＡさんに対して、母親はナイフを持ってきて、「そんなこと言うならナイフで刺せ」と言った。母親と折り合いが悪く、自分の家に居場所がなかった。Ａさんは母親に「あんたはあの女（産みの母親）に捨てられた」「ずっと他所の子を育てさせられてきた」とよく言われたものだった。Ａさんは「あんた」と呼ばれるたびに、「他人」と言われている気がして辛かった。母親にその気持ちを伝えたが、母親はＡさんを「あんた」と呼び続けた。一八歳のとき、Ａさんは兄ａに対して、家政婦みたいに何でもするからおいてほしいと言った。Ａさんはその後、お金をためては海外に短期間滞在する生活をはじめ、ついに本格的な海外生活を開始した。海外への憧れから今も海外に住んでいるのか、それとも家にいたくなくて海外にいるのか、Ａさんのなかではははっきりしない。

海外で初めて付き合った人は年上の男性だった。彼もＡさんと同様、問題のある家庭に育ち、それによって苦しんでいる人だった。その彼との関係は六年間続いた。はじめ彼は離婚歴があると言っていたが、そのうち家庭内離婚状態だと話が変わっていった。彼はカトリック教徒であるため、離婚はできないのだと説明した（実際は法的な離婚に問題はない）。コカイン中毒だった彼に対してＡさんは、離婚ができないストレスからそうなってしまっているのだから、自分が支えてあげないといけないと思った。喧嘩をすれば殴り合いにまで発展していった。両親の殴り合いの喧嘩を見ていたから、関係を持つということはそういうことも含まれていると思っていた。彼は会社を経営しているかなりの資産家だったが、これは本物の愛だからお金を使ってほしいとは思っていなかった。むしろ繁忙期には無償で彼の会社を手伝った。彼は離婚を考えていると言っており、自分を一番愛していると言ってくれていた。それならばなぜ電話をしたり旅行の予定を立てたりするのにコソコソしないといけないのか分からなかった。友達から「Ａちゃん、遊ばれているよ」とずっと言われていたけれど、そんなことないと思っていた。

ある日、Aさんは妊娠したことに気がついた。妊娠が分かったとき、心のどこかで彼が離婚するつもりがないということを分かっていたAさんは、彼には言わずにこの子を産んで日本で子どもを育てて、この子といっしょに幸せになろうと思った。長い間だらだらと不倫の関係が続いたけれど、この子がこの関係を断つきっかけをくれたのだと感じた。Aさんはその頃、ガリガリにやせ細り、常に口内炎があり、パニック障碍を患うなど多くの不調を抱えていた。お腹のなかで活発に動いている子どもを感じることで、自分がちゃんとしないとこの子がダメになってしまうと思った。そして、この子がAさんに「自分を大事にして」と言っているような気がしていたのだ。

妊娠が分かってしばらくしたある日、Aさんは彼と車で移動中に口論になった末、彼に車から突き飛ばされた。それを偶然目撃した警察が彼を訴え、二人の関係は公になり、このことが原因で彼はAさんの妊娠を知ることとなる。

警察の人に、あなた大丈夫って言われて、私は大丈夫なんだけど、今妊娠しているからお腹の子どもがどうなっているか心配だって言ったの。そうしたら、これだけ突き飛ばされて、もし子どもが死んでいたら殺人容疑になるんだからちゃんとしなさいって言われてレポートを書いた。私は被害者だったし、警察の人がひどいことをするとか思わなかった。次の日、私の家に彼の車が止まっていることを確認した警察が、家のドアをたたいて「開けろ！」って言ってきたけど、私は開けなかった。すると警察はドアを突き破って入ってきた。それで、この地域の警察は普通じゃなくて、彼にすごい暴力を振るった。妊娠中で、私も普通じゃなかったから、ものすごくビックリした。彼は現行犯逮捕されて、私は「被害者」じゃなくて「目撃者」として警察に連れて行かれた。知識がないから言われるままレポートを書いたんだけど、その時も、自分のことで相手の家庭が壊れるのが嫌とか書いていた。(彼の) 子どもは二人とも小さかったし、今は私が身ごもっているし、子どもに悲しい想いをさせたくなかったから事件にしたくなかった。そしたら、結局マインドコントロールされている彼女の典型的な人だと思われた。だから私の書いたレポートは、警察にとっていいレポートだったと思うよ。

日本のＤＶ法と異なり、Ａさんの住んでいる国の法律では、被害者が告訴しなくても警察が加害者を訴えることができるため、彼は警察によって訴えられた。しかし、資産家だった彼は、大金で優秀な弁護士を雇って問題を解決した。後に、「おまえのせいで、大金を払った」とＡさんは彼からよく言われるようになった。

彼はその後、Ａさんに子どもをおろすように説得してきた。中絶する代わりに、手術の後二人で彼の故郷へ行って、彼の両親のお墓に子どもをいっしょに埋めようと彼は言った。五年後ならば、子どもを生んでよいとも言ってきた。信用ができなかったので、この条件を彼に文書にさせて署名させた。日本で子どもを育てようと思っていたＡさんは、両親にも妊娠について相談した。父親は「産みたいなら産んでよいが、それならば私生児にするのはよくないから、ちゃんとしなさい（認知してもらいなさい）」と言った。母親は「そんな他所の子いらない。またこんな他所の子、育てるのは絶対嫌！　ハーフの子なんかどうするの？」と言った。国籍を気にする母親にＡさんは唖然とした。母親には、父親との子どもを妊娠したことがあったが、父親と母親のあいだの子どもが生まれたら、今いる三人の子どもがないがしろにされるから産むな、と父親と祖母に言われて中絶した経験があった。Ａさんはそれならば中絶の心境に共感してほしいと思ったが、それは無理だった。

Ａさんは中絶することに決めたけれど、それは彼のためではなく、子どものために決めたことだった。

その子の父親が、その子のことを拒絶しているわけじゃん。この子に残せるのは、私とおじいちゃん。それだけ。私にいなかったのは（産みの）母親だけ。いちおう兄妹はいたし、育ての母はいたけど、この子には私だけ。私、お父さんになってあげられないし、自分がどれだけがんばったって、埋められるものは限られている。

だから絶対ダメだと思って、おろすことを決意したんだけど、自分としては殺すというイメージの方が強かった。それで、本当は三〇分で終わる手術だったんだけど八時間かかった。寝台で。体が受け入れられなかったから。お医者さんがストップをかけたの。一六～二〇週の子どもだったから、中絶するには子どもの体を切らないといけなかった。それが、本当に本当に嫌で、今でも嫌で、あれはね……ひどいね……。だから切るのに八時間かかったね。それですごくお願いして、切ったやつはどうなるんですかって聞いたら、廃棄物になるから捨てるって言われて、一部だけ何とかしてもらえないかって。病院の人はどれだけ私がまいっていて、どれだけ私の意思に反して子どものために中絶したかを分かってくれて、ないしょで手のひらをくれたのね。

Aさんは子どもの手を、彼の故郷に埋めることを願った。しかし、中絶後、彼に会ったAさんは、彼からちゃんと手のひらを埋めようね、と口では言われたが、その約束は実行されなかった。彼との関係はその後も数年間続いていたが、憎しみと腐れ縁のような関係だった。結局彼はその約束を果たさないまま、次の女を見つけた。Aさんは手のひらを日本に持って帰り、最近はそれを直視することができないでいる。

（手のひらを）すごい大事に思っていて、本当に気持ち悪いって思われるかもしれないけど、教会に月に一度その日になったら行って、とにかく、なかったことにしちゃいけないと思って必死だったの。手としばらく一緒に寝てた。なんか申し訳ないと思って。してあげられることすらしてあげられなかったから。でも生ものじゃん。だから冷凍してくださいって言われてて、カップに入れて冷凍していたんだけど、そんなものに入れるのが嫌で、かわいい小物入れに入れ替えた。入れ物の缶のなかには、本当に執着心があると思ってもらっていいんだけど、子どもの服とか、子どもが喜ぶものが入れてあって、その缶にしまってある。子ども用のタオルとか、エルメスのはじめての靴《ファーストシューズ》とか。次の男性と付き合ったことで、また自分が壊れそうになったから、その手を見ると前回もこうで今もこうって思ってしまうから、今は日本にしまってある。今は会ってはいけない気がする。でも、なぜか母親が押し入れに入れていた。申し訳ないと思って、前回帰った時に外に出した。今の家に置いておくのは申し訳ないから、次回持って帰ろうかなと思っている。

苦しい関係にあった彼のことを忘れさせてくれたのが二人目の恋人だった。彼との「恋人」期間は短かったが、その後、親密な「友人」関係が続いており、恋人期間と合わせれば一一年間になる。次の彼は、年下の男性だった。彼の家庭環境も非常に複雑で、Ａさんは彼をとてもかわいそうだと思った。彼は相手を敬うことや配慮することなど、一般の大人なら理解できることを全くできなかったが、彼がそれをできないのは、彼の親がそれを全く教えていないから仕方がないと受け入れた。しかし、いろいろ彼のために尽くしても、全然理解されず、感謝の気持ちを一切見せない彼に腹立たしさを感じ、頻繁に喧嘩していた。そんな彼の愚痴をいろんな人に吐いてしまう自分に対しても嫌気がさしていた。そして、Ａさんはそんな彼を母親ととても似ていると思っている。

日本の実家に彼を連れて行って、Ａさんの家族に紹介したことがあった。家族は、Ａさんのことだからどんな立派な男性が連れて来られるのかと期待していたそうだが、彼があまりにも子どもじみていて驚いた。外国人だからという以前の問題として、マナーや礼儀が全くなっていなかった。そんな彼をＡさんは、家族の前でも強くしかりつけた。父親はＡさんに会うと毎回、「お前は自分に厳しいから他人にも厳しすぎる。彼はそれでも仲良くしてくれているんだ。押し付けてはいけないよ」と言った。

彼も前の男性、そして、Ａさんの父親と同様、浮気を繰り返す男性だった。ほとんどのデートサイトに登録していて二〇〇人以上の女性のリストを作って相手を探したり、男性経験への興味をほのめかしたり、何十時間もポルノを集めるのに費やしたりしていた。ある日Ａさんは、彼から性病をうつされたことに気がついた。初期反応が出たときは、痛さに耐えかねるほど苦しんだ。そんなときも、彼はその事実を把握しながらも、Aさんを置いて他の女性と避妊をせずに浮気をしていた。彼と恋人としてやっていく自信がなくなったAさんは、彼との「恋人」関係を終わりにし、「友人」になることを決意した。「友人」といってもかなり親密な友人で、週に五回は会っていたし、会えば二四時間いっしょにいた。お互いの家の鍵はもっていたので、約束しなくても互いの家を行き来していた。しかし、その後もAさんにとって理解不能な彼の行動は続いていた。彼がAさんから日本円で数十万のお金を借りたとき、お金が入ったら自分の好きなゲームなどを買い、返済を後回しにした。その後、すぐにお金は返してもらったが、彼が別の友達にお金を貸したとき、その友達が返済前に時計を購入しているのを知りながらも、それに対して違和感をもたなかった彼に驚き、彼とは価値観が違うと感じた。

あの子とはいろいろあって家族友達になろうって、お互いこの地域で一人きりなので助け合って生活していこうって。その際には昔の悪事に対してそれなりの対処をしていただきたいと、昔のことを忘れるためには友達として誠実に繋がりたかったんだけど、うそつきや、足りない感謝の心は治らないよね。彼も家族もうそつきばかり。あまりにも子どもじみた嘘なので真剣に取れなかったけれど、それが理由となって悲しい気持ちになるのは止められなかったよ。理解できないのはどうして抜け出せないのか。この先相手が変わっても同じ繰り返しになるのか。

毎回あの子に理想の友達になるために根気よく説明を続けて今に至るの。こういうことはしてはいけないとか、過去を償う行動を見せてもらえない限りどうやって私は友達として付き合えるのかとかね。納得したかったんだと思う。自分の決断は間違ってなくて、今辛いのはあの子に足りないところがあるから私たちが今こんなに惨めなんだと。でもいろいろと振り返ってみると、私がだらだらとあの子の受け入れるべきではない部分を、あの子なりに一生懸命なのだからとか、過去を受け入れる大きな器が自分にはないといけないとか必死すぎて全然自分の傷を癒せてなかったよ。癒してもらおうとしていたのが駄目だったのかもしれないね。責任を取ってもらえば私も浮かばれるとでも思っていたのかもしれないけど、相手を間違えた。何もかもが許せなくなってしまった。

Ａさんは彼と話すと一〇歳以下の子どもと話すような感覚になるし、子育てをしているような感じがするという。Ａさんは彼をいろいろ注意したり諭したりする。彼はＡさんに責められるたびに、自分が駄目人間だと言われてる気になり、自殺をほのめかすようになってきた。Ａさんに会う前、昔の彼女に別れを告げられたときに、自分をナイフで切ったことを教えてもらっていたＡさんは、彼を傷つけないようソフトに対応するように努力している。しかし、それすら全然分かってもらえないことに苛立ちを感じていた。

二人の喧嘩のパターンは決まっていた。Ａさんのお説教に対して彼が怒りはじめ、Ａさんが速攻でカッとなり、しまいには醜い言い合いや、捨てられたような気持ちを味わう喧嘩に発展する。Ａさんが耐えられなくなって、彼を置いてその場を離れると、数時間後には彼から連絡がある。「一緒にケーキでも食べながらテレビを見よう。先週からいっしょに見てない番組がたくさん溜まっているよ。少し、休憩をしよう」。それが彼なりのアプローチであることは分かるけれど、Ａさんはそれを拒絶する。でも、メールで言い合いをした挙句、「どうやったら君を幸せにできる？」といったＡさんの心を動かす言葉が届くのである。

ほとんどの醜い争いの後は、彼が泣いて次はちゃんとやるから、信頼を得れるように努力するからって子どもみたいにすがってくるの。距離を置くべきだと思うんだけど、ここからがさらに難関なところで、彼の受け入れにくい部分は多分二〇パーセントくらいで、後の八〇パーセントくらいは逆に友達としてありがたい部分なんだ。みんなは言うよ。子どもだからほうっておけって。今さら、他の人のことも考えて行動できないのは私が言っても治らないよ。傷つきたくないなら相手を選べと。でも自分がパーフェクトでもないのに、見捨てていいのかなって。嫌なこともたくさんあったけど、良くしてくれたこともたくさんある。それを否定することが非常に難しい。本当は私が悪いんだ。そういう人とは友達にならないでしょ。それなのにだらだらいる私がいけないんだ。私は彼に依存しているのではなく、自分のうその居場所に依存していると思った。性病をうつされても、浮気を許してまで友達になったのに、友達になっても連絡とか人としてのマナーで私を苦しめてくる彼がうっとおしいのに、そういう人を受け入れ自分を落としているのを認めるのが嫌。自分を苦しめているのに、何が私をそうさせているのか、私はおかしいのかって自分を責めたよ。私の場合、美化するわけではないけど、彼のひどい仕打ちを一生懸命克服できたら本当の友達になれると思った想いはそんなに間違いではないと思う。彼には分かってもらえないなら突き放すしかないので、そこが辛い。

Aさんの彼との関係に懸念を示したのは、Aさんの友人だけではなかった。東日本大震災が発生したとき、大学から日本人は精神科に見てもらうようにと告知された。社会学でトラウマについて学んだことがあったAさんは、自分でも気づかないうちに何か影響があるのかもしれないと思って参加することにした。話したかった内容は、日本と世界の放射能非難への受け入れ方、ニュースの内容の違いなどだった。一年ほど通ったが、先生にとってはAさんと彼の関係がいつも問題だったようで、毎回彼との関係を聞かれた。ほとんど毎回、連絡を絶つことを勧められていたし、距離を置いているかどうか聞かれていた。Aさんからしてみれば、どうしても大人としての振る舞いが出来ない彼に対して葛藤を覚える自分が異常なのかと質問していたのだったが、振り返ってみれば、先生が共依存を疑っていたのだと理解することができた。

Aさんは私（著者）が共依存の研究をしていることを、共通の友達から聞いて知っていた。Aさんが彼の愚痴を話すと、「それって、マリコが研究している共依存みたいだ」と言われた。そこから、ネットや本で共依存について調べたり、私に質問したりすることで、自分はまさに共依存なのだと理解した。ネットで共依存の本を検索すると、必ずアダルトチルドレンの本もヒットした。アダルトチルドレンの本を読み、自分の成育環境が、今の自分の人間関係の問題を引き起こしているのだと理解した。近所の男性から性的な暴力を受けたことをきっかけに始めたカウンセリングでも、その事件が起こる以前から存在した苦しみが、子ども時代と因果関係があるということを学んだ。自分に長年、円形脱毛症があることも、パニック障碍の傾向があることも、「仕方がないこと」なのだと思うことができた。

依存症のメカニズムがちゃんと理解できたときに、私がおかしいのではなく、病気なんだと分かった。そしたら、急に楽になったの。苦しんでいるのも、悩んでいるのも症状であり、自分が足りないのではない、自分の育った環境が原因になって自分がコントロールできないものが出てきていることもありえる。私にはトラウマもコンプレックスもある。それは自分でも分かっている。甘えることが出来なくて大人になろうと必死だったから、責任感が強いとか何でも私は自分で出来ると言われてきた。自分がちゃんとしている子だからそう言われてきたのではない。でも他の人にはそう見えていたから立派な子扱い。それが嫌だった。自分がすごく実は弱いのを知っている。それはいつも体に現れる。

Aさんはこれまでなぜ自分の心身に諸症状が現れるのか理解不能だと思っていたし、自分の人間関係が苦しいと感じていたことはあったが、問題含みのサイクルをもっているとは考えていなかった。しかしAさんは、アダルトチルドレンや共依存、依存症の諸理論を理解することを通じて、理解不能だった「病原性の葛藤」を何らかの方法で決着が見出せるはずの「普通の葛藤」へと変化させたのである。Aさんは、産みの母親と育ての母親の存在、殴り合いを伴う夫婦喧嘩の目撃、兄の出生、父親の不倫などの問題、そして何よりも、無償の愛を知らずに育ったことによって苦しんでいることを理解した。二歳の頃、意味も分からず産みの母親を失ったショックや、一一歳の頃、母親と血がつながっていないと知ったショックが、現在のトラウマの根幹につながるに違いないとAさんは分析している。泣いても、泣きたくても、誰にもあやしてもらえなかった。Aさんの心のなかで、そのときの子どもはまだ泣いているのだとAさんは書物を通じて理解したのだ。

アダルトチルドレンの本にも共依存の本にも、「アダルトチルドレン／共依存は回復する」と書いてあった。それに勇気づけられたAさんは、自分のなかで傷ついたままになっている「子ども」の自分に語りかけ、自分の心の声を聞きながら自分を癒すことに専念した。「共依存」について学ぶことで、自分を見つめなおすことができた。自分は悪い人につけこまれるサイクルがある。無知だった自分を反省し、悪循環を断ち切り、そこから解放されることを願った。そして、Aさんのなかで変化が生じ始めた。今までは絶対に産みの母親に会いたくないと思っていたAさんだったが、過去を清算するためには産みの母親に会う必要があると考えるようになり、彼女の居場所を調べて連絡を取り、彼女に会うために日本を訪れる決意をしたのである。

2　共依存とアダルトチルドレン

2-1　アダルトチルドレンとは

「アダルトチルドレン」という語は、一九六〇年代末に、コークの *The Forgotten Children*（『忘れられた子どもたち』）において、アルコホリックのいる家庭で子ども時代を送った大人たちのことを指す概念として始まった。一九七四年には、アメリカの「アルコール依存症とアルコール乱用国立研究所」によって、アルコール依存症の家族の子どもたちの研究が開始されたことにより、アルコホリックの子どもたちへの関心が広まっていった。一九八一年には、アダルトチルドレン問題を真正面から受け止めたクラウディア・ブラック（Claudia Black）の *It will Never Happen to Me*（邦訳『私は親のようにならない』）がミリオンセラーとなり、刊行数は二〇〇万部に及び、五カ国語に翻訳されるほどの大きな影響を与えた。一九八三年には、「全米ＣｏＡ協会」が設立され、同年に、ウォイティッツ（J. Woititz）が出版した *Adult Children of Alcoholics*（邦題『アダルト・チルドレン――アルコール問題家族で育った子供たち』）もミリオンセラーを記録した。さらにアダルトチルドレン概念をアメリカ社会に普及させた出来事として、一九九五年に当時大統領だったビル・クリントンが、自分はアルコホリックの義父のもとで育ち、義父と実母の調停役として子ども時代を過ごしたアダルトチルドレンである、と公言したことがあげられる[4]。

アダルトチルドレンの語源は、本のタイトルにもなっている"Adult Children of Alcoholics"であり、したがって、アダルトチルドレンとは、「アルコール依存症の親をもつ家族に生まれて成長し、アダルトになった人[5]」のことである。概念成立以後、「アダルトチルドレン」も「共依存」と同じく、アルコール依存症の領域を越えて使用されるようになった。アルコール依存症問題のある家族だけでなく、子どもが育っていくうえで健全でない家庭、いわゆる「機能不全家族」で子ども時代を送った大人もアダルトチルドレンと言われるようになった。アメリカでは、前者をＡＣｏＡ（adult children of alcoholics）、後者をＡＣｏＤ（adult children of dysfunctional family）と呼び分けている。また、虐待する親のもとで育ち大人になった人たちをＡＣｏＡＰ（adult children of abusive parents）と呼ぶこともある。これらすべての人たちを総称してＡＣ（adult children）と呼ぶ。また、アダルトチルドレンは、医師から与えられる診断名のようなものではなく、自己同定による概念である。アダルトチルドレンというラベルは、共依存者というラベルと同様、「客観性に裏打ちされるのではなく『自己認知』『自己申告』を基本としている」[6]とされている。したがって、アダルトチルドレンとは、子ども時代、不健全な機能不全家族で育ったため、家庭内トラウマを負い、大人になってもそれが原因で生きづらさを抱えていることを認めた人たちのことを幅広く指す概念である。

アダルトチルドレンの心性を研究した代表的なものに、一九八六年にブラックらが行った研究がある。ブラックらは、アルコホリックが存在する家族で育った大人（アダルトチルドレン）四〇九人と、アルコホリックが存在しない家族で育った大人一七九人を調査した。その結果、アダルトチルドレンは、他者への信頼に対する問題、感情認識に対する問題、感情表現の問題、依存問題、親密性の問題、欲求表現の問題、自己を第一に考えられないという問題、混乱、抑うつ、職場の人間関係での問題、問題解決にあたっての問題、責任に対する問題というすべての項目において、非アダルトチルドレンよりも高い数値を見せた[7]。

また、ジョン・フリエルとリンダ・フリエル（J. Friel & L. Friel）によれば、アダルトチルドレンの心性の多くの部分が「否認（denial）」から生じている。「否認とは、われわれの心の意識的な部分に持ち込むには痛みを伴いすぎる現実からわれわれを守る方法の一つ[8]」である。否認には、健全なものもあるが、アダルトチルドレンの否認とは、アルコホリックの父親、両親の不和などによって、継続的で慢性的な「家庭内トラウマ」から心を守るために、不健全な形――内なる子どもの感情の否認、親密性の拒否など――からなるものである。その結果として、うつ病、不安障碍、パニック障碍、恐怖症、ヒステリー、性的不全、親密性の障碍、薬物依存、摂食障碍、睡眠障碍、慢性疼痛症候群などの症状を見せるアダルトチルドレンもいる[9]。

2-2　機能不全家族

このようにアダルトチルドレンは、日常生活において漠然とした生きづらさを抱えており、その生きづらさが表面化すると、現代精神医学の対象とされる病理を発生させることもあると言われている。そして、生きづらさ、ないし病理症状の原因こそ、子ども時代を過ごした家族なのである。言い換えれば、アダルトチルドレンのトラウマの原因は、アルコホリックの存在する家族をはじめとする機能不全家族である。

ブラックによれば、機能不全家族には、「話すな、信じるな、感じるな」という強固なルールがある。例えば、アルコホリックである親が飲酒して暴れたことを、アダルトチルドレンは家族の外で話してはいけないという暗黙のルールを押しつけられている。Ａさんの家庭の場合は、家族構成・関係そのもの、すなわち、父親の婚姻歴や兄の素行、母親の存在がタブーであった。また、アダルトチルドレンは、自分が育った環境から、誰かに頼ったり、誰かを信じたりしても結局は裏切られるので、信じることは危険なことであると学習する。さらに、辛辣な家族状況に身を置かれると、「自分の感情や、家庭内で起きていることに対する自分の知覚について、否認するシステムを完成させる」。こうして、他の人の心情を感じることができても、自分の感情がよくわからなくなってしまう。ある九歳の男の子は次のように述べている。

あるとき、父さんは酔っていて、僕をひっぱたいた。僕が母さんのほうを見ると、母さんは泣き始めた。だから僕も泣いた。自分のために泣いたんじゃない。母さんのために泣いたんだ(10)。

機能不全家族の強固なルールは、アダルトチルドレンが苦しい状況に身を置かれていたとしても、その苦しみから抜け出すために援助を求めることを妨害し、アダルトチルドレンが自分の苦しみを認識することさえも許さない状況へ追いやるものとして語られているのである。

アメリカから日本にアダルトチルドレン概念を導入した西尾によれば、機能不全家族とは、「よく怒りが爆発する家族、冷たい愛のない家族、性的・身体的・精神的虐待のある家族、他人や兄弟姉妹が比較される家族、あれこれ批判される家族、期待が大きすぎて何をやっても期待に沿えない家族、お金・仕事・学歴だけが重視される家族、他人の目だけを気にする家族、両親の仲が悪いけんかの絶えない家族、嫁姑の仲が悪い家族など[11]」である。ウィットフィールドやブラッドショウによれば、機能不全家族とは、「内なる子ども（child within）」や「インナーチャイルド（inner child）」を喪失した家族のことである[12]。このように、機能不全家族は、子どもに悪影響を及ぼす可能性のあるすべての要素を含んだ概念であると言える。機能不全家族の定義は曖昧であるため、「『機能不全家族』の定義をあまりにも拡大化してしまうと、この世の中の大人はすべてアダルトチルドレンになる危険性があり、アダルトチルドレンの概念やその存在が曖昧化してしまう[13]」恐れもある。

アダルトチルドレンの概念拡張の問題は、共依存概念のそれと類似している。アダルトチルドレン概念も、家族の病理化を促進させる概念であり、その拡張が、ほとんどの家族が機能不全家族であるかのような言説を生みだしてしまう。このことは、アダルトチルドレンを語る上で、必ず認識しておく必要があるが、本書の主題は、あくまで「共依存」であるため、この議論を深く掘り下げることはここではしない。ただし、あるべき家族像を提示するアダルトチルドレン概念は、はじめは、アルコホリックの子どもの痛みを対象とした概念であったが、議論の対象の一部が、機能不全家族の統制やアダルトチルドレンが回復すべきあり方へと変化してきた側面をもつことは記しておく。このことは、共依存言説が、共依存者の痛みを対象とするものではなく、自己喪失の病から回復し、あるべき姿とあるべき関係性を目指す回復論を主流としたものに変化していったことと類似した背景から成り立っていると推測できる。したがって、アダルトチルドレンの概念拡張への批判は、共依存概念への批判に譲って議論を進めることにする。

また、アダルトチルドレン概念は日本に輸入されることで、共依存概念と同様に変容したと考えられる。というのも、第2章の第3節で論じたように、アメリカと日本には、自己と他者の境界や依存関係に対する認識において文化的な差異があるからである。日本的アダルトチルドレンについては、信田が『アダルト・チルドレン完全理解』において論じている。信田によれば、アダルトチルドレンの回復の対象が「内なる子ども」のような「自己」に終始する西洋的な議論は、日本においては効力をもたない。自己と他者の境界が曖昧な日本の家族環境において内面化された親である「インナーペアレンツ」の処理こそが、日本のアダルトチルドレンの回復において重要になってくる[14]。信田がここで指摘していることは、西洋個人主義が内在するアダルトチルドレンの回復論に対する疑問であろう。この回復論は、共依存にも応用されているものであるため、この指摘は、共依存の回復論にも西洋個人主義が内在していることも示唆している。

このように、アダルトチルドレン言説は、共依存言説における議論と交差する。機能不全家族についての言及は、アダルトチルドレン言説に主として見られるが、共依存言説にも垣間見られる。例えば、チェーマックは、機能不全家族に育ち、共感されずに育つと、「病的自己愛」が出現し、それが共依存の成因になると述べている[15]。共依存言説においても、アダルトチルドレン言説における機能不全家族によるトラウマ論は流れ込んでおり、機能不全家族が共依存者を生みだすとも言われている。また、ウィットフィールドも、機能不全家族を心的外傷経験と捉えたうえで、共依存をＰＴＳＤの一つとして捉えようとしている。ここにはアダルトチルドレンと共依存が同じ機能不全家族からもたらされるという視座が示されている[16]。

また、日本のＡＳＫ（アルコール問題全市民協会）による『アディクション　治療相談先・自助グループ　全ガイド』第四版（二〇〇二年）におけるアダルトチルドレンの説明においては、アダルトチルドレンの生き方がそのまま共依存であるとされている。

人は、育った家庭（原家族といいます）の中で、物事の感じ方や考え方、行動の仕方を身につけていきます。もちろん生まれつきの性格もあるし、成長するにつれて友人との関係や学校生活、社会からの影響も大きくなっていきますが、原家族の影響はとりわけ大きなものです。

親がアルコールや仕事に依存して親としての機能を果たせなかったり、両親がいさかいを繰り返していたり、あるいは関係が冷え切っているのに世間体だけをとりつくろっていたりすると、子どもはどうなるでしょう。十分な関心と愛情を注いでもらえなかったり、親に面倒を見てもらう代わりに親のグチの聞き役になったり、必死でいい子を演じるしかなかったり、あるいは問題児となることで存在を主張したりします。

このような「機能不全家族」で育ち、大人になった人のことを「ＡＣ（アダルト・チャイルド、複数形はアダルト・チルドレン）」といいます。原家族体験の中で身につけたさまざまな思考・行動のパターンや家庭内での役割が、大人になった自分を縛る鎖となってしまうのです。ありのままの自分の価値を認めることができず、周囲に認めてもらえるような自分を必死で演じます。自分自身の感じ方や価値基準を育てられず、周囲の視線で自分をはかります。つまり、「共依存」という生き方を身につけるのです。(17)

日本においては、家庭内トラウマを抱えたアダルトチルドレンが、共依存者となりさらに、共依存がすべての嗜癖に先行する第一次嗜癖であり、共依存のためにその他の嗜癖（第二次嗜癖）が生じるという見方が支配的である。このモデルは、日本にアダルトチルドレンと共依存概念を普及させた斎藤が論じてきた言説に深く影響を受けたものであると推測できる。このように、日本において支配的な言説においても、アダルトチルドレンないし共依存の原因は、家庭内トラウマにあると認識されている。

2-3　役割理論

機能不全家族が共依存者を生みだすという主張は、アダルトチルドレンの役割理論（role theory）においても見られる。この理論によれば、アダルトチルドレンは、子ども時代において、機能不全家族のなかで「生き残り（survivor）」になるため、特定の「家族役割（family role）」を演じる。彼らは、これらの役割を担いながら、家族の秩序を保ち、「家族を憎みながら愛し、愛しながらもこころのなかで捨て去る日々[18]」を送っている。あるいは、これらの役割を演じることで、親からの愛情を獲得しようとしている。ただし、ここで得られる愛情は、演じた役割に与えられる「条件付きの愛」であり、彼らが求めている「無償の愛」ではない。そのため、役割を演じることで、アダルトチルドレンの生きづらさはより助長されると言われている。以下の六つが代表的な「役割」である。

▼ヒーロー（hero）

女の子の場合はヒロインと言われることもある。勉強やスポーツなどで高成績をあげて、家族がよく見えるようにする子ども。子どもの華々しい成功によって、その家族は、優秀な子どもをもつ恵まれた家族に見える。また、「世間から評価される子どもがその家族から出ると、その子のさらなる活躍に熱中して、両親の冷たい関係が一時よくな[19]」る。そのため、子どもは一層努力を積み重ね、ますます一芸に秀でるようになる。他人から見ればこの子どもは、素晴らしい子どもに見えるが、本人は、自分は「不完全」で「無価値な」存在だと思っている[20]。

▼スケープゴート（scapegoat）

犯罪行為や逸脱行為、非行を繰り返したり、病気や怪我を頻繁にしたりする子ども。自分の存在に注目してもらうためや、家族内に問題があることを代表して表現するために、反社会的な行動をとる。「この子さえいなければすべて丸く収まるのではないかという幻想を他の家族メンバーに抱かせることによって、家族の真の崩壊を防いでいるような存在[21]」。自分は家族の一員として見なされていないと感じており、所属感に飢えているため、同じ気持ちを抱える仲間たちとグループを作って非行する。[22] 子どもの問題を解決しようと家族が協力し合うため、当人を除いた家族関係がよく見えることもある。

▼ロストチャイルド（lost child）、ロストワン（lost one）

家族と何をするにもいっしょに行動しなかったり、気がついたらいなくなっていたりする子ども。いなくなっても気づかれないこともある。学校行事に熱中して、あまり家にいないなど、「いないという居方」にも熟練している。「家族の無秩序の直中において、自分自身のなかに撤退し[23]」、「家族内の人間関係を離れ、自分の心が傷つくことを免れようとしている[24]」。目立たないという仕方で存在しないことによって、注意を自分の方へ引こうとする子どもとも言われている。「孤立の壁を形成することで、子どもたちは関係性の発展の仕方を学びそこなう。極度の孤独に苦しんでいる[25]」。

▼ピエロ（clown）、マスコット（mascot）

家族のなかで面白く振る舞い、家族の葛藤を減少させる子ども。家族のなかに緊張が走るようなとき、冗談を言って家族を楽しませ、混乱が生じるのを防ぐ。とても愛想がよくて可愛らしいので、家族のなかではペットのような扱いを受けており、当人もそれを楽しんでいるかのようにみえる。しかし、それらの行動は道化であり、道化の仮面の後ろに寂しさを抱えている。「（見捨てられることへの）恐怖と（家族からほとんどまじめに取り扱ってもらえないことから生じる）孤独[26]」に苦しんでいる。

▼プラケイター（placater）

家族の混乱を最小限に抑えるため、仲介役をとる子ども。「一貫性のない緊張に満ちた家庭のなかでうまくやっていく最善の方法は、自分の緊張と苦痛を和らげると同時に、他の家族メンバーの緊張と苦痛をも和らげるように行動することだ[27]」と考えている。一家のなかでいつも暗い顔をしている親に声をかける「小さなカウンセラー」

や「リトルナース」とも呼ばれている。自分自身から目を逸らし、他人にばかり注意を向けているので、自分の感情を認識できない。

▼イネイブラー（enabler）

幼いころから、他人の世話を焼いて動き回っている。病気がちな母親に代わって幼い弟妹の面倒をみたり、頼りにならない父親の代わりをしたりする。「偽親」とも呼ばれている。両親が不仲な場合、男の子が母親と、女の子が父親と、「まるで夫婦のような」関係を築く。この状態は、情緒的近親姦とも呼ばれており、女の子と父親の場合には、父親が娘を性的対象とみることで、性虐待を招くこともある[28]。

以上が代表的な家族役割である。論者によって、提唱する役割の数や種類は若干異なる。例えば、ウェグシェイダー＝クラウスが *Another Chance*（『もうひとつのチャンス』）で提唱している役割は、イネイブラー、ヒーロー、スケープゴート、ロストチャイルド、マスコットである。ブラックが提唱しているのは、責任を背負う子ども（responsible child：ヒーロー、イネイブラーに類似）、行動化する子ども（acting-out child：スケープゴートに類似）、順応者（adjuster：ロストチャイルドに類似）、プラケイターである。クリッツバーグ（W. Kritsberg）は、ヒーロー、クラウン、プラケイター、スケープゴート、ロストチャイルドをあげている[29]。日本では斎藤が、ヒーロー、スケープゴート、ロストワン、プラケイター、クラウン、イネイブラーを紹介している[30]。また、一人のアダルトチルドレンが複数の役割を同時に担うことも指摘されている。例えば、クリントン元大統領は、ヒーローとプラケイターの役割を担っていたと言われている。

第１節で紹介したＡさんが、アダルトチルドレンの本を読み、「自分が今問題を抱えていることは仕方がない」と思えたのは、この役割理論が自分にまさに当てはまると感じたことが大きい。Ａさんは、生徒会に推薦されたり、表彰されたりする模範生であった。目立ちたくもないのに責任を押し付けられることが多かったが、必ずそれをやり遂げる子どもだった。学校も部活も休んだことはなかった。市から「模範生」として表彰されたときは、Aさんよりも学校が喜んだ。Aさんはヒーロー（ヒロイン）の役割を担ってきたと感じている。兄aはスケープゴート、兄bはロストチャイルドである。また、恋愛面においては、自分はスケープゴートだと感じている。この役割理論を知ることで、なぜカウンセラーに「Aさんはどういう子どもだった?」という質問をされたのか、Aさんのなかでつながった。

子ども時代に家族のなかで、自分の感情を抑えて、周囲に求められる「役割」を必死で演じてきたアダルトチルドレンは、「子ども時代を子どもとして過ごすことができなかった[31]」。これらの役割を担うとき、子どもたちは「自分の都合ではなく、家のなかの雰囲気、母親の顔色、父親の機嫌などを優先して考える」のであり、その結果、「自分の欲望を棚上げしたまま他人の欲望を自己に取入れ、それを自分の欲望のようにして生きている……つまり、彼らは共依存者[32]」であるとも言われている。アダルトチルドレンが真の自己を封印し、偽の自己として「役割」を演じるのならば、アダルトチルドレンも「自己喪失の病」の状態にある共依存者として理解できるのである。

ウェグシェイダー＝クラウスとクラウス（J. Cruse）も（ヒーロー、スケープゴート、ロストチャイルド、マスコットのうち）「ヒーローやロストチャイルドは、イネイブラー［このイネイブラーは子どもの役割ではなく、アルコホリックの妻に代表されるような大人のイネイブラーを指す（訳者）］になり得るし、アルコホリックと結婚する頻度が高い[33]」と述べており、アダルトチルドレンの役割理論が、大人になった共依存者の前史を示すものとして語られているところもある。また、家族役割の一つとしてあげられている「イネイブラー」は、子どもの頃「イネイブラー」の役割を担っており、大人になっても子ども時代の役割を存続させているような人を前提にしているとも言える。このように、アダルトチルドレンの役割理論も共依存概念と関連しているのである。

私は父親のような人生を歩むまいと思って、そのために人生全てを賭けてきました。でも今になって考えてみると、父親と私の違いというのは、父親はアル中で死に、私にはアル中で死ぬ必要がないということだけのようです[34]。

ブラックの *It will Never Happen to Me* におけるこの一節には、「ある一群の人々が成長する過程で切実にのぞみ、そしてついには裏切られてしまう願い[35]」が込められている。それは、この著作の邦訳版のタイトルに象徴されている『私は親のようにならない』という願いである。

2-4　世代間連鎖

アルコホリックの子どもや機能不全家族で育った子どもは、アルコホリックにならないにしても、親の性質を引き継ぐ、すなわち世代間連鎖を引き起こす傾向性があると、アダルトチルドレンや共依存の領域において主張されている。アルコホリックの世代間連鎖についての研究においては、①体質ないし素因などを介する「生物学的伝達（遺伝）」と、②親の行動パターンの学習によって生じる「養育環境的伝達」という二種類の経路が主張されている。本書が対象とする共依存やアダルトチルドレンにおける世代間連鎖は、後者である。というのも、共依存やアダルトチルドレンで語られる世代間連鎖の背景には、必ずしもアルコール依存症は含まれず、依存症者のいない機能不全家族も対象としているからである。また、前述の例のように、たとえアルコホリックにならなくても、親の性質が子どもに引き継がれていると見なし得る場合、それは世代間連鎖の一例として認識されている。したがって、共依存やアダルトチルドレン言説における世代間連鎖とは、虐待されて育った子どもが大人になって、自分の子どもを虐待してしまうことや、共依存者に育てられた子どもが、共依存者として育つことを主張するような「養育環境的伝達」である。

本項では、アダルトチルドレンないし共依存言説における「養育環境的伝達」を対象とする世代間連鎖の言説について検討することで、アダルトチルドレンや共依存者が、自分たちの病理を次世代に伝承してしまう確率が非常に高いと認識されていることを明らかにする(36)。

❖親の嗜癖者率と同類結婚

あるＤＶ関係にある夫婦の実例を見てみよう。ある女性は、夫となった男性と同棲して間もなくの頃から暴力を振るわれていた。ある日、少し濡れた髪で美容院から帰ってきた彼女を見た彼は、「どこで浮気してきたんだ」と彼女を罵り、暴力を振るった。しかし、寝て覚めると彼は、「さっきはすまなかった、痛かったろ、こっちにこいよ」と彼女を膝に乗せ抱きしめた。父親にも母親にもしてもらえなかった愛撫が、彼女にとってはとても心地よかった。しかし、同様のことが繰り返され、彼女は夫から殺意を感じるような暴力をうけるようになった。彼女は、友人宅を逃げ歩いた後、離婚を決意してシェルターへ入居した。しかし、離婚調停の申請などをしていたにもかかわらず、彼女は間もなく夫と連絡をとるようになり、夫とシェルターの外で会うようになった。入居後数週間してこのことが明るみに出たので、彼女はシェルターを退去することになった。その後、夫は断酒を宣言し、ＡＡに通い始め、夫婦ともども別々の相談室でカウンセリングに取り掛かり始めた。しかし、シェルターを退去して数週間後、夫婦喧嘩の末、彼女は夫の脇腹を包丁で刺して逃げた。幸い夫の傷は大事に至らなかった。そして、その後に及んでも夫は、「何でもする、彼女とは別れない」と言っている。彼女はその言葉にとても弱い。この二人は、その後もくっついたり別れたりを繰り返している。二人の悪循環としてしか見えないような関係性を変化させ、それぞれの個人が成長を遂げるのと、一方が他方に究極の損傷を与えることになるのと、どちらが早いだろうか。二人は、共依存や恋愛嗜癖について勉強して知っている。しかし、頭では分かっていてもやめられないのである。

彼女は「最初に会ったとき、あの男は父とそっくりだ。危ないと思いました。でも、彼といっしょにいないとたまらなく寂しかった」と語っている。彼女の父親はアルコホリックかつワーカーホリックであり、酒に酔うと彼女の母親に暴力を振るうような男性だった。彼女が暴力から母親を守ろうとすると、「ぜんぶお母さんが悪いのよ。お父さんに口答えするから叩かれるの。お父さんがいなければ生活できないのよ。あなたが着ているこの服だってお父さんが働いてくれるからあるのよ」と母親は彼女をひどく叱りつけた。ところが母親は、「あんたたちさえいなければ、とっくに別れているけど」とため息をよくついたものだった。

一方、夫も暴力のある家庭で育った。彼の父親は嫉妬深く、妻が外出するのを許さず、料理が下手だとなじっては暴力を振るっていた。彼が中学生のとき、彼の母親は、四人の息子たちを残して若い男と家を出て行った。彼は家を出て行った母親ではなく、父親が悪かったと言っている。父親と違って、彼は妻の料理をよく褒め、「俺のおふくろのとおんなじだ」と言って感激する。しかし、彼は父親と同じく、嫉妬深く、妻に暴力を振るう男性である。このように二人は、親たちによって人生を支配されながら生きている(37)。

このケースは「同類結婚（assortative mating）」と呼ばれる現象をよく現している。リメアとウィノカー（J. Rimmer & G. Winokur）は、一九七二年の論文で、アルコホリックの配偶者の家族歴（第一親等および第二親等）にアルコホリックが四二パーセントの割合でみられる（平均値二一パーセント）という報告をした。そして、アルコホリックが同じ問題を抱えた配偶者を選びがちなことを指摘し、そのことを「同類結婚」と名づけた(38)。

ウォーリン（S. Wolin）らによる一〇組のアルコホリック夫婦についてそれぞれ四世代にわたる家系図の調査においても、一〇組中七組までが、祖父から親、親から子へ、さらに孫へと四世代にわたってアルコール依存症の伝達が生じていることが明らかになった。またその七組のカップルを調査することで、アルコホリックの父をもつ娘は、自分自身はアルコール問題をもたないが、アルコール問題を抱える男性と結婚する傾向にあることも示された(39)。

カーとヒル（A. Kerr & E. Hill）の調査でも「アルコール依存症家族」に育ったアダルトチルドレンは、「アルコホリック」と結婚する傾向が強いことが指摘されている。彼らの調査によれば、既婚男性のうち、アダルトチルドレン四二人中、妻がアルコホリックであった人は二人（五パーセント）、非アダルトチルドレン五一人中、妻がアルコホリックであった人は〇人（〇パーセント）であった。既婚女性では、アダルトチルドレン七〇人中、夫がアルコホリックであった人は二〇人（二九パーセント）、非アダルトチルドレン五一人中、妻がアルコホリックであった人は三人（六パーセント）であった。(40)

配偶者の性別に着目したものとしては、シュキット（M. Schuckit）の論文があげられる。男性七〇八人、女性七〇八人を調査したところ、アルコホリックの親をもつ女性は、アルコホリックの親をもたない女性の二倍以上の割合で、アルコホリックと結婚することがわかった（前者：一二パーセント、後者：五パーセント）。男性の被験者に関しては、アルコホリックの親の有無とアルコホリックとの結婚率に大きな差は見られなかったため、アルコホリックの娘は、アルコホリックと結婚する確率が高いと結論付けられた。(41) また、ヴェルディアーノ（D. Verdiano）らによれば、役割理論における家族役割は性別によって異なり、男の子はスケープゴートになる確率が高く、女の子はヒーローやイネイブラーになる確率が高い。ヴェルディアーノらは、このことを嗜癖と対応させると、スケープゴートはアルコホリックになりやすく、イネイブラーはアルコホリックと結婚しやすいと考えられると述べる。このように役割理論の視点から論じたヴェルディアーノも、配偶者選択における原家族の影響力の強さを指摘している。(42)

日本でも斎藤が、夫がアルコホリックである夫婦四五組を対象とし、彼らの親世代の飲酒率の調査結果を発表した。夫四五名のうち二五名（五五・六パーセント）の親（一二名父親、一二名両親、一名母親）の問題飲酒が認められ、妻四五人のうち一一名（二四・四パーセント）にも親（全員父親）の問題飲酒が認められた。日本人の問題飲酒発生率は、一般成人人口の二〜三パーセント、四〇〜六〇代男性の六〜一〇パーセントであり、調査対象における親世代の問題飲酒率は著しく高いことが分かった。斎藤は「生物学的伝達は夫の親世代に問題飲酒が高頻度であることを説明するが、妻の親世代にも問題飲酒者が多いことの説明はできず、むしろ養育環境的伝達が介在すると考えるのが妥当であろう」と結論付けた(43)。妻は、親のアルコール依存症という性質を受け継いでいないが、しかし、アルコホリックと結婚する可能性が高いというのならば、アルコホリックのいる家庭で育った少女が、その環境を理由として、アルコホリックの夫を選択すると考えられるのである。

これらの報告は、アダルトチルドレンたちが、(無意識にも)ある一定の欲求をもって、自分の配偶者を選択していることを証明しようとしている。このことは、アルコール依存症家族研究の人格論においてみられる指摘、例えば、プライスによるアルコホリックの妻の二〇人中一二人が結婚する以前から夫がアルコホリックであることを知っていたという指摘や、フッターマンの論文による結婚と離婚を繰り返す女性の夫が、すべてアルコホリックだったというケースが散在するという指摘とも、共通認識をもっている。また、共依存者が「必要とされる必要」を呈しており、アルコホリックのような依存的な人を探しているという言説とも接続し得る。そして、これらの世代間連鎖を証明する調査結果の積み重ねは、「家族から愛されずに育った人は、自分と同様に愛されずに育った配偶者を選び、お互いにその相手を愛することで、自分の気持ちを満足させる(44)」という言説を生み出したのである。章のはじめで紹介したAさんのインタヴュー内容からも、彼女がこの理論を受容していることが分かる。Aさんは付き合った男性は二人とも、Aさんと同じくアダルトチルドレンであると認識している。

ただし、世代間連鎖については、アルコホリックの定義がいかなるものか(どれほどの飲酒をするものがアルコホリックと言われているか)によるとの指摘もある。オルムステッド(M. Olmsted)らは、アルコホリックの親をもつ男女共、適度な飲酒から深刻な飲酒までを行うアルコホリックと結婚する確率は高いが、深刻な飲酒しか行わないアルコホリックと結婚する確率は、アルコホリックの親をもたない男女と重要な差異を見せなかったという報告をしている。

また、世代間連鎖の調査が、自らをアダルトチルドレンとすでに自己同定している人を含んでいる可能性も危惧している。オルムステッドの見解は、世代間連鎖の調査における基準がいかなるものであるかについて慎重な態度をもつ必要性を示唆している[45]。

❖ アダルトグランドチルドレン

アダルトグランドチルドレンは、一九八八年に刊行された *Grandchildren of Alcoholics*（邦題『アダルトチルドレンの子どもたち』）において命名された。アダルトグランドチルドレンとは、父親がアルコホリックでないにもかかわらず、アダルトチルドレンの特徴を呈する子どもたちの祖父が、実はアルコホリックであったという臨床における観察から生まれた概念である。著者のスミス（A. Smith）によれば、「嗜癖のあるなしではなく、世代から世代へと密かに伝えられてきた共依存という家族力学[46]」が機能不全家族には存在している。つまり、その力学が存在している限り、たとえ嗜癖のない家庭を築き上げたとしても、その家族のなかには嗜癖の存在する家族と同様の問題が根付いているのであり、その家族の子どもたちは、アダルトチルドレンと同様のトラウマと生きにくさを抱えることになるのだ。

自分の生育家庭とは違った家庭を作ろうとするひたむきな努力の過程で、アダルトチルドレンは見るからによくない行いを取り除き、健全そのものの概観を作り上げる。しかし、無条件の愛情や率直な感情表現といった必須要素に欠けるため、彼らの子どもたちは人生に対する下準備が不足し、したがって成人後の生活で同じ否定的なパターンを繰り返すことになる。このアダルトチルドレンの特質が、良い子育ての障害物となり、もうひとつの共依存の世代——次世代ＡＣ——を育てていくのである[47]。

アルコホリックのいない家族を形成し、一見、自分の原家族とは異なる家庭を築き上げたように見えるアダルトチルドレンたちが構成している家族も、実は機能不全家族であり、結局、機能不全家族を原因とするアダルトチルドレン、あるいは、アルコホリック家族を原因とするアダルトグランドチルドレンを出現させてしまっていることが多いという認識がある。アダルトグランドチルドレンという概念も世代間連鎖の言説をより強固なものにしているのである。そして、その連鎖を確実に断つためには、嗜癖のない家族を築き上げる努力をするだけでは事足りないのであり、アダルトチルドレンや共依存の回復言説に頼るしかないという主張が展開されているのだ。

3　共依存のトラウマ論

共依存の専門家のメロディは、幼少期に虐待を受けていた。彼女は自分の大切な人たちとの人間関係や、自分自身との関係にますます大きな問題を抱えるようになっていた。密かに他者を喜ばせようと身をすり減らしてきたが、それを誰にも評価されていないと怒りを感じ続けていたのだ。ある日その怒りが爆発し、それは治療センターに行ってもおさまることがなく、職場での深刻な衝突を生じさせた。彼女は自分のなかの怒りや恐れを理解するための治療法が存在しないと考え、それを自分で見つけないといけないのかと絶望した。

メロディは、自分の問題がいかなるものであるかについて考えているうちに、自分の症状が、幼少期の虐待と関係しているのではないかという仮説にたどり着いた。自分を含め、彼女と似たような症状をもっている知人たちが、子ども時代に虐待を受けていることを思い出したのである。また、彼女はアリゾナ州のヴィケンバーグにある治療センター「メドウス（Meadows）」で、アルコール依存症、薬物乱用および、それらの関連問題の仕事をしていたため、心理学や治療法の知識をもっており、子ども時代の痛ましい経験が機能不全家族に共通する問題であると知っていた。そこでメロディは、メドウスに治療に訪れた患者の内、虐待を受けたすべての人にインタヴューをして、虐待経験が彼らにいかなる影響を与えているかを見つけ出そうとした。そのなかで、彼女は、「虐待」というものは、その言葉が連想させる、身体的虐待や性的虐待以外のものも含む、幅広い概念だということに気がついた。彼女は「虐待（abuse）」と同じような意味で、「機能不全（dysfunctional）」や「養育的とは言えない（less than nurturing）」という語を使用するようになった。そして、メロディは、児童虐待を経験した大人たちの生活を調査しているうちに、その大人たちには共通して、「共依存」という徴候があることに気がついたのである。(48) この気づきを多くの人に伝えるため、彼女は、児童虐待と共依存の関連について、*Facing Codependence*（邦題『児童虐待と共依存』）において叙述したのである。

メロディによれば、共依存者は、「適度な自尊心を経験すること」、「機能的境界を設けること」、「自分自身の現実を認め表現すること」、「大人として必要なものと欲求に配慮すること」、「自分の現実を経験によって知り、適度に表現すること」(49) に対して障碍を抱えている。そして、この五つの症状が、共依存の中核症状である。

共依存は、機能不全の子育ての結果である。機能不全の子育てとは、有害な行為やネグレクトなど、子どもの正常な性質に対する虐待である。したがって、共依存から回復するには、過去を振り返ることで、幼少時期の生活における養育的でない、あるいは、トラウマを背負わせるような体験を確認することが必要である。個人史を整理することが、共依存からの回復の過程において二番目に大切なステップであり、第一に重要なのは、あなたの人生においてそのような過去が存在したことに向き合うことである。(50)

このように、共依存を主題とする言説においても、機能不全家族が共依存者のトラウマの原因であるという認識は強い。以下において、共依存者が抱えているトラウマの原因となる虐待について、それらの虐待を男性的なもの、女性的なもの、関係性的なものに分けて分析する。言い換えれば、父親を原因とする傾向性のある虐待、母親を原因とする傾向性のある虐待、そして、両親の関係性や、父親との関係性、母親との関係性といった関係性そのものに焦点を当てた虐待という三つの視点において分析を行う。

男性性の暴力と女性性の暴力を区別したのは、第一に、共依存概念自体が、女性性と深い関わりをもつからである。ここまで論じてきたように、共依存概念は、アルコホリックの妻である女性を観察することで誕生した。共依存症の特徴は、自己犠牲的な献身や、他者を喜ばしたりケアしたりすることで、他者を自分に依存させ、結果として他者を支配できるようにする行動に見出される。この特性は、女性的なものとして語られてきたものであり、共依存概念が着目されるようになったことで、一見、やさしさに満ち溢れたように見える行為が、実は自己の欲求を満たすためのものであり、他者を苦しめていることが指摘できるようになった。また、共依存者のトラウマの原因に対する言説においても、父親を理由とするものと、母親を理由とするものは、それぞれ別の特色をもって語られる傾向にある。したがって、共依存のトラウマ論について言及するとき、その原因を男性的なものと女性的なものに区別して論じることは重要である。もちろん、この性別区分は、あくまで「傾向性」であり、「絶対的な性別」を記しているわけではない。

また、関係性の視点を独立させたのは、「共依存」が個人の症状を対象とする共依存症と、関係性を対象とする共依存関係の二つの視点をもつ概念であるため、共依存関係を分析するにあたって、関係性の視点に着目したトラウマ論が有益であると考えられるからである。さらに、子どもは、両親それぞれからだけなく、両親の関係性から影響を受けることでトラウマを抱えることもある。このトラウマの形は、個人の症状に着目するだけでは見落とされるものである。したがって、以下において、共依存の原因となる、男性性の暴力、女性性の暴力、関係性の暴力について考察する。

3-1　男性性の暴力

第一に、男性性の暴力、すなわち、父親から受ける傾向性の強い暴力について検討する。男性的な暴力は、比較的「暴力」として認識されやすい、身体的虐待および性的虐待が該当するだろう（念のために言及しておくが、この考えは、男性が女性から受ける身体的虐待および性的虐待を無視しているわけではない）。もちろん、これらの虐待も、隠蔽されることは大いにあり得える。特に性的虐待は、その性質上、なかったことにされる傾向性が強いものである。このことは、フロイトが性的虐待の存在を否定し、それらを女児の願望から生じたファンタジーと捉えなおしたことや、女児が自らを性的虐待の被害者だと告発することで受ける外的な影響を逃れようとすることにおいて指摘できる。さらに、身体的虐待も、それが強者である大人から、弱者である子どもに向けられる場合、その事実が隠されることがしばしばある。しかし現在において、これらの虐待が実証された場合は、それらは「虐待」として認識されやすいものと言える。

❖ 身体的虐待

親が子どもを物で殴る、叩く、つねる、髪を引っ張るなど、何らかの形で子どもの身体を攻撃するとき、そこに身体的虐待が生じている。身体的虐待は、子どもに対して、「（自分の身体は辱めの対象であるので）自分の身体は大切にされる価値がない、自分には痛みを伴う接触から自由になる権利がない[51]」と告げる。この感覚が共依存を引き起こすトラウマになると言われている。このトラウマを背負うことで、同類結婚の例に示されているように、共依存者自身が、暴力の連鎖を生みだしたり、無意識にもあえてそのような状態に身を置くことを選択したりしてしまう。本項では、身体的暴力がトラウマになる場合に生じる二次的な症状について考察する。

身体的暴力にさらされ続けた人が暴力的な環境から逃げ出さない理由について、いくつかの言説がある。第一に、

「夫や恋人と暮らす日々の経験そのものがバタード・ウーマン（battered woman）にとっては再演技化の問題をはらんでいる」[52]という立場から、バタード・ウーマンが暴力的な男性をあえて選んでいるという言説である。これは共依存言説における同類結婚や世代間連鎖の議論に通じるものである。共依存関係を築いている二者が、同類結婚の調査に基づくような夫婦である場合、幼児期のトラウマが原因となる共依存的な欲求が生じ、暴力から逃れないという状態が生じることもある。シェルターに逃げ出したとしても、「『自分がいないとあの人はやっていけなくなる。死んでしまうかも知れない、かわいそう』などと自分を殴る男を心配して、彼の元へ戻る女性」が少なからずいるため、「彼女たちの行動を支配している共依存というものの治療に焦点を当てないと、彼女たちはじきに、元の危険な場所へともどってしまう」[53]のである。グリフィング（S. Griffing）らの調査においても、児童虐待のサヴァイヴァーである女性たちが、暴力を振るうパートナーから逃れたとしても、パートナーに感情的な愛着をもっているので帰っていく傾向にあることが示されている。[54]このように、慢性的な身体的暴力がトラウマとなることでその再現が繰り返し引き起こされているのである。

第一の言説に対するアンチテーゼにあたるのが、第二の言説、すなわち、暴力の被害者であるバタード・ウーマンは、慢性的な暴力の結果、危険な場所から逃げることに対して無気力になってしまうのであり、暴力の空間にとどまり続けようとする女性の病理性を指摘するようなあり方を批判しているものである。それは、レノア・ウォーカー（Lenore Walker）が提唱したバタード・ウーマン・シンドロームの研究において議論されている。ウォーカーは、心理学者セリグマン（M. Seligman）による、犬に電気ショックなど暴力的ストレスを与えることを通じた研究をバタード・ウーマンの状況に応用している。セリグマンは、特に理由なく、不定期に繰り返される避けられない暴力行為を受け続けると、動物は無気力になってしまい、逃げだすことも試みずストレスにさらされ続けるようになるという実験結果を導き出した。当初虐待の場所は、囲いがあって逃げられないようになっているが、そのうち囲いを取り去っても、犬は逃げなくなったのである。セリグマンはこれを「学習的絶望感（learned helplessness）」と名づけ、これが人間のうつ病とよく似ていると考えた。ウォーカーはその状況が、被虐待児と被虐待女性がさらされている環境と酷似していることを記し、したがって、バタード・ウーマンは夫婦の絆のなかで理不尽な暴力をうけているため、逃げられるのに逃げられなくなってしまっていると論じた(55)。

この二つの言説では、身体的暴力を原因とするトラウマによって、さらなる暴力を許容する事態が発生してしまっていることを指摘している点において共通している。しかし、前者はトラウマをもつ被虐待者が自ら望んで虐待者のもとにとどまっていると考え、後者は被虐待者が無力化させられることによって虐待者のもとにとどまっていると考えている。

❖ 性的虐待

メロディによれば、子どもたちは、彼らなりの方法で性的刺激に対応する自然な能力をもっている。しかし、大人が子どもと性的な関わりをもつとき、それは、子どもたちが感情的に対処するには能力を超えたことを経験しているため、その経験は必ず虐待となる。彼女は性的虐待を、虐待者とその子どものあいだに身体的な接触がある身体的性的虐待と、非身体的性的虐待に区別した。身体的性的虐待とは、近親姦と呼ばれるものであり、非身体的虐待は、窃視症と露出症、性的な言葉による嫌がらせなどである(56)。

ある女性患者は、一五人の男性から近親姦を受けていた。彼女の両親は貧困街の酔っ払いで、性的なこと以外においても虐待的な人だった。彼女は、寂しい幼少期を送ったわけであるが、彼女が八歳の頃から叔父が毎晩やって来ては、彼女に性的なことを求めるようになった。彼女にとってそれは、寂しさを埋める素晴らしい出来事だった。彼女は、スキンシップと性的体験を混同するようになり、性的行為を通じてのみ、彼女の寂しさは埋められるようになった[57]。

このような過去の経験から、「共依存の女性は、関係性を維持するために、自分自身を性的に利用することを容認する[58]」ようになる。あるいは、自分の性を利用して、男性を誘惑し、彼を魅了することで安心感を得ようとすると言われている。共依存者は、「セックスは、自分が欲するものを確保する方法であるという誤った信念」をもつようになり、たとえ自分自身が望んでいないときにも、セックスを受け入れるようになる[59]。心理学者のカスル（C. Kasl）は、以下のように述べている。

　性的な共依存症（sexual codependency）は、多くの仕方において、文化に規定された女性に対する規範をわずかに過大視しているだけなのである。すなわち、共依存の女性は、受動的で、やさしくて可愛らしい、従順な女性であり、彼女たちは、愛とケアを手に入れるために、性的でなくてはならないと信じている。時代を越えて取り決められてきた、この基本的なパートナーシップを教えられることで、女性は、彼女たちの性を引き離すことを学ぶ。彼女たちは、そうすることが男性たちから「保護され」「与えられる」ことにつながり、そして、それが男性をコントロールする方法なのだと信じている。また、女性は、性的に魅力があることが、人として価値があることの印であると思い違いをするように教え込まれている[60]。

カスルによれば、ある摂食障碍の回復プログラムでは、メンバーの八〇パーセントの女性が幼少期に性的虐待を受けており、彼女らの多くが、摂食障碍だけでなくセックス嗜癖や性的な共依存症の問題も抱えている[61]。性的虐待を受けていた経験をもつ共依存者のなかには、女性としての価値を高めることや、性的な魅力を維持することに強い執着を見せる者が多いように見受けられる。そうすることで彼女らは、自分を性的な対象と見なす者から愛され、必要とされることを通じて安心感を得たり、性的行為において築かれる一時の他者との接近（closeness）を感じたりしようとするのである。

また、メロディは、性的虐待とは別の仕方で、父親（男性）によって自身の「女性性」が傷つけられたと述べる。彼女は子どものころ、父親から彼女には女性としての価値がないというメッセージを送られ続けていたと感じていた。彼女は成人してから、女性らしく着飾ったり、女性らしく振る舞ったりすることを馬鹿げたことだと考えていた。誰にも顔を見てほしくないから、大きなイヤリングをつけることもはばかられた。この女性性に対する恐怖は、大人の女性として男性との関係性を築くときに悪影響を及ぼしたという。彼女にとって、女性的な振る舞いを身につけるということは、恐ろしいほど辛いことであると同時に、彼女の回復にとって非常に重要なことだった(62)。他者から女性性を傷つけられた結果生じる共依存のトラウマには、極度に性的なものに固執するか、あるいは、極端に性的なものを遠ざけるかの二通りがあるように見受けられる。

3-2　女性性の暴力

続いて、女性性の暴力、すなわち、母親から受ける傾向性の強い暴力について検討する。母親が行う暴力として語られる傾向にあるものは、精神的虐待、身体的虐待、ネグレクトであるが、本書では、精神的虐待に分類され得るだろう共依存的な虐待について検討する。

斎藤は、共依存には、支配的な暴力が内在していることを指摘した。その暴力は、多くの場合、女性から男性、母親から子どもに向けられるようなものであり、それを「やさしい暴力」、「見えない虐待」と表現した。献身的な妻が夫に尽くすことで、男性を過労死の淵に追い立てるような行為、教育熱心な母親が、子どもたちの人生に没入することで子どもたちを追いつめるようなあり方において、それらの暴力が存在する。斎藤は、「期待」というものが暴力であることを提示したのである。世間の基準にそって生きることを子どもたちに強要する親のもとで、子どもは「親の期待を読み取り、その期待を満たす方向に生きるべきであると親たちが考えたとすれば、この考えそのものがすでに暴力的[63]」である。親の願望を成熟させることに努める、いわゆる「よい子」は、自発性に乏しく、「生き生きとした『真の自己』とは無縁な、『偽りの自己』の鎧を着込んで、喜びの少ない生涯を送ることになる[64]」。斎藤が主張するように、「被虐待妻や被虐待母は、あたかも〝弱い女性〟の被害者的生き方と結びついているかのように見えるが、共依存が嗜癖である以上、それはパワー（権力）とコントロール（支配）の問題を孕んでいる[65]」のである。

信田も母子関係において、母親の献身が、子どもに対する「支配」という暴力につながると指摘している。

とてもやさしくてかわいそうで、子どものことをいつも考えているような母親、もしくは、とてもしっかり者の教育熱心な母親の子どもに対する支配を全部『共依存』という言葉でまとめることができます……共依存というのは、真綿で首を絞められるような、自分の背後からおおいかぶさるような、自分と他人を分けられないような自他未分化の関係を思い切って支配と呼ぶことを許すのです[66]。

共依存者は、「あなたのために」「あなたのことが心配で」などと言い、他者を「愛情と正論で静かに支配[67]」する。それは他者のことを想うがゆえのやさしい行為のように見えるが、実は、それは自分の欲求を他者の人生を借りて満たそうとする自己中心的なものである。

共依存は、弱者を助けるという人間としての正しさを隠れ蓑にした支配である。多くは愛情と混同され（支配される弱者も愛情と思わされ）、だからこそ共依存の対象はその関係から逃れられなくなる[68]。

また、共依存者は、「自分の人生を生きず、その不幸な人生を子どもにおおいかぶさることで挽回しようとしている」[69]ため、子どもは、親が果たせなかった人生の目標を背負わされ、その人生を全うすることを期待され、ついには、彼ら自身の人生を乗っ取られてしまう。それでも子どもは、その期待に応え、少しでも親を喜ばせようとする。しかし、いつまでたっても、親は満たされた状態にはならず、悲しそうな表情を浮かべている。

母はいつになっても自分の苦労の種は尽きず、不幸なままで、いつになっても幸せになることがないのです。そして子どもは母の期待に沿うことで、母を支えてきたのですが、そのゴールはありません。どこまで支えても、これでいいという地点はないのです。このような母の共依存は、ACの人たちにとって、いつでも苦しめられる果てしのない苦労です。[70]

子どもの親に対する献身は、いつまでたっても出口がないものとなってしまう。親の幸福を願って親の期待にそったところで、いつまでたっても親は幸せにならない。このような親は、子どもの人生において子どもに重たく伸し掛かり、彼らの人生を支配している。そして、その子どもは献身的に他者に尽くし、自分の人生ではなく他者の人生を生きる「共依存者」に成長するのである。

3-3　関係性の暴力

ここまで、男性性の暴力と女性性の暴力を見てきた。この視点は精神分析理論にも見られるものである。精神分析理論において、子どもの病理の原因を「父」あるいは「母」、すなわち片親の視点から捉えた議論が存在する。例えば、ヒステリー患者は、過去の性的虐待など、父親の男性性（性的な暴力性、ファロス中心主義）を原因として神経症になる。また、その少女が母になったとき、虐待を繰り返すという議論がある。この場合、母の（傷つけられた）女性性が、子どものトラウマの原因になる。これらの議論は、片親のみ、すなわち男性側あるいは女性側だけを子どもの病理の原因と見なしている。しかしながら、父と母は、夫婦／男女のカップルであり、その両親の関係性の問題、すなわち共依存の問題が子どもに及ぼす影響を捉えずに、片方の視点から親子の病理問題を分析し切ることには限界がある。また、両親が一方的に病理の原因になるのではなく、親子間の関係性にも焦点を当てる必要がある。そこで、「共」依存の視点から、夫婦／男女ないし親子という二者関係を病理化するロジックを取り出し、両親、あるいは病理を抱えた親と子どもの「共」依存関係が、子どもの病理の原因になることを明らかにする必要がある。

信田によれば、アルコホリックとイネイブラーのような両親のもとで育った子どもは、「トリプルパンチ」を受けている。一つ目のパンチは、父親の飲酒などから生じる暴力や暴言、二つ目のパンチは、母親の共依存的な支配や期待（「やさしい暴力」）、そして、三つ目のパンチが、両親の関係性そのものから生じる暴力である。アルコホリックと共依存者の両親をもつ子どもは、父親が母親に殴られている光景など、両親の共依存関係から引き起こされる出来事を毎日目撃している。こうして、その光景をただ見ることしかできない自分の絶大な無力感を経験してしまうのである。

児童虐待に関するあるシンポジウムで見たスライドを思い出します。それはアメリカのものでしたが、母が父に殴打され失神して、それを五歳の子どもが警察に電話通報した直後の写真でした。カメラに向かったその子どもの眼は、「凍りついている」としか形容できないものでした。何の表情もなく見開かれた眼を忘れることはできません。このように子どもは直接殴られることはなくても、両親間の暴力を目撃するだけで虐待と言っていいほどの傷をつけられるのです。(71)

暴力の目撃は、現在において虐待と認識されてきている。しかし、子どもたちが受けているトラウマは、単に暴力を目撃したというものにとどまるものではない。自分にとって重要な二者が、目の前で争い、一方が他方を、あるいは、互いに相手を痛めつけているという光景は、単に目に映ったものから受けたトラウマに集約できない強烈さをもつ。これと同様に、両親の不仲や、両親の共依存関係にさらされることも、子どもに深い傷を残す。

また、両親の関係性ではなく、両親との関係性において、子どもがトラウマを負うこともある。メロディによれば、特殊な非身体的性的虐待の一つの形として、親が子どもと夫婦のような関係性を築く、情緒的性的虐待がある。情緒的性的虐待は、親子間に形成される関係性のあいだの境界が侵害されることによって生じる。

このような関係性において、子どもたちは大人の情緒的ないし性的欲求を満たすために、「両親の親密性の世界（parents' intimate world）」に引き込まれる。例えば、両親のどちらかが自分の配偶者よりその子どもを大切にするような関係性をもつとき、親は子どもに対して、通常は配偶者に求めるべきである愛情や、その子どもとのロマンチックな関係性を求めたり、子どもを「親密な大人の伴侶」として位置づけたりする。このような関係性にある親は、しばしば自分の結婚関係の不満や、相手の配偶者の悪口など、親密な関係性の内実を子どもに全て話してしまい、「子どもは親が対処したくない感情のための情緒的なゴミ捨て場となる」。時として、子どもは両親それぞれと、二つの特別な共依存関係を形成する。そうなると子どもは混乱すると同時に、家族の中心人物となり、「二重の代理人（double agent）」となる[72]。

この「特別な」体験が母親と娘のあいだにある場合、その娘は、ママの親友（Mom's confidant）、ママのケアテイカー（Mom's caretaker）、ママに代わる家族のケアテイカー、母親と息子の場合、彼は、ママの若い男（Mommy's little man）、ママの代理夫（Mommy's surrogate husband）、ママの愛人（Mama's boy）と呼ばれている。これが父親と娘のあいだであれば、彼女は、パパの若い愛人（Daddy's little girl）、パパの若いお姫様（Daddy's little princess）、代理妻（surrogate wife）である[73]。

メロディによれば、「パパの小さな愛人」は、父親とすべての男性を比べ、さらにはどの男性も父親に匹敵することができず、父親のような男性を一生待ち続けることになる。そのため、彼女は情緒的には一生「幼い子ども」のままになってしまう。娘は、暴力的な父親ないし性暴力の加害者である父親とも、実は深い絆を築いてしまっていることがある。そこで築いてしまった「関係性」は、子どもたちにとってかけがえのないものとなる。したがって、娘たちは、自分を苦しめたはずの父親と築いていた関係性に固着することとなり、自身の恋愛関係においても、再度苦しい関係性を築いてしまうのである。

❖ 3-4 共依存のトラウマ論から見えてくるもの
世代間連鎖を断つという責任

アダルトチルドレンという語は、機能不全家族に育った人びとが現在抱える問題や、親の不幸が全部自分のせいではないかと苦しんできた人びとに、「あなたの苦しみは家族のせいであって、あなたに責任はない」という免責を与える。機能不全家族によってこそ、子どもたちはイネイブラーをはじめとする家族役割を担わされるのだ。その子どもが大人になれば、アルコホリックの妻のような大人のイネイブラーになる。こうして、機能不全家族は、共依存者を生みだすと言われている。大人になったイネイブラーは、アルコホリックのようなスケープゴート的で依存的な配偶者を選択し、機能不全家族で育った者同士で同類結婚をする。こうして、彼らは再度、共依存者ないしアダルトチルドレンを生み出してしまうのである。

共依存者は、親からの身体的虐待、性的虐待、精神的虐待などによって、児童虐待のトラウマを背負っている。さらに、不仲な両親の関係性を目撃することや、機能不全な関係性のなかで暮らしていくことを通してトラウマを背負う。共依存者は、自分の両親の不健全な関係性や、自分が両親と築いていた苦しい関係性を、自分と自分の配偶者との関係性で再現しようとする。両親の暴力を伴う喧嘩を見て育ったAさんは、一人目の恋人とそのような関係を再現したし、会話が通じない二人目の恋人は母親に似ていると感じている。そして、二人とも父親と同じ浮気性の男性である。フロイトの理論にしたがえば、Aさんは浮気性の男性や非理論的な男性と付き合い、両親と同じような性質をもった人を受け入れると同時に、そのような人を責めることで、両親に対する受け入れがたく無意識的な心的症状から回避するための防衛を行っていたといえる。また、人格論で指摘されているように、Aさんは両親と似たような性質をもつ人をパートナーに選ぶことで、無意識的に自分の子ども時代に価値をもたせようとしており、幼少期における両親との関係性を存続させたいという望みを成就させようとしているとも解釈できる。

　このような論理から、アルコホリックの父親をもつ娘はアルコホリックと結婚し、共依存者の母親をもつ娘は自分の子どもと共依存関係を築き、もう一人の共依存者を育てる。その子どもは、アルコホリックあるいは虐待を受けて育った共依存者に、再度虐待されるかもしれない。

> 私たちの機能不全的な保護者がもつ恥辱感の核・伝染した感情の重荷・歪んだ思考のせいで、彼らは私たちが最も興味をもつもののために行動できず、子どもの発達段階を切り抜けるのをサポートできなかった。したがって、私たちが自身の共依存と向き合い、そして、共依存から回復しない限り、今度は、私たちが私たち自身の子どもを機能的で指示的な方法で養育できないことは目に見えている。自分の身に起きたことに対する怒りが大きければ大きいほど、私たちが一度も得ることのできなかった愛情深いサポートを自分の子どもにはできるだけたくさん与えたいと切望している。しかし、もし私たちが自分の症状や、それが他者にいかなる影響をもたらすかを否認し続けていれば、私たちには、子どもを健全に養育する力はないのである[74]。

このような不当な事態から、新たな命を守りたいという情念と、新たな命を守らなければならないという教示が、共依存言説とアダルトチルドレン言説には内在している。世代間連鎖は絶たれなければならないのである。

「ここで注意しておかなければならないのは、アダルトチルドレンの親がアダルトチルドレンである可能性はあっても、アダルトチルドレンならば、必ず子どもがアダルトチルドレンになるとは限らないという問題である。それは、虐待をおこなっている親が、子どもの頃に虐待の経験を受けている可能性があっても、虐待を受けた子どもが親となった場合に、必ずしも虐待をおこなうとは限らないという事実からもうかがえる」[75]。このことは、アダルトチルドレンが一〇〇パーセントの確率で、アダルトチルドレンを生産しているわけではない、という調査からも示唆されていることである。

ただし、世代間連鎖の理論やアダルトグランドチルドレン概念が示していることは、何もしなければアダルトチルドレンは、健全な家族で育った人よりも、自分の子どもに「暴力」を振るってしまい、再度アダルトチルドレンないし共依存者を生産してしまい、未来の子どもたちに生きにくさを背負わせてしまう可能性が著しく高いことである。これらの言説には一定程度の論拠と、専門家の経験的知識という背景があり、一概に無視できない事実として存在している。そして、あらゆるアダルトチルドレンおよび共依存者は、自発的に行動しなければ、健全な子育てができない可能性が非常に高い者という烙印を押されている状態にあるのだ。

Ａさんは自分が子どもを生むということに対して、強烈な責任感をもっている。

自分の可能性では、そういう環境を整えてあげることができないと思う。金銭的にも（自分の周囲の：筆者）環境的にも。世界の環境的にも。あんまりいいことって起きていないじゃん。ニュースとか見ていても、毎日毎日悲しいニュースばっかりじゃん。住みづらい世の中なのに、子どもを生むのは心苦しい。自分がそういうのいい例だから。普通のいい家庭で育ったんなら、たぶんこんな想いってしなかったんだと思うの。自分の二の舞になるんだったら、その次に残す必要性があるのか。子どもがほしいっていうのは、私にはエゴ的なところがある気がする。

自分の成育歴に問題を感じているアダルトチルドレンは、自分と同じような苦しみを子どもにさせるべきではないと感じる傾向性がある。だからこそAさんは幸せになれる環境を子どもには提供したいと考えている。それがかなわないと思ったから中絶し、子どもを中絶した後も、「自分の二の舞」を生み出さないことの責任を感じている。今は年齢の関係で、統計学的に子どもが障碍を持つ可能性が高いことから、Aさんのなかでは自分が子どもを生むことはさらに非難されるべきこととなっている。

世代間連鎖を断つために、同類結婚と逆のことを成し遂げること、すなわち、親と逆の性質をもつ配偶者を求める者もいるだろう。世代間連鎖の理論にしたがえば、この場合も無意識に「同類」を選択してしまうわけであるが、人によっては親と逆の性質をもつ人を選択することに成功する。両親の気性が荒く、怒鳴り声や鳴き声が絶えない関係性を目の当たりにした人が、穏やかな人と喧嘩しないような関係性を築いたり、親が無口で感情の共有ができなかった人が、情緒豊かな人と結婚したりする。しかし、その場合においても、「親の感情や振る舞いへの反発を行動に移そうとして、逆の路線にのって逆のタイプの関係性を作ろうとする」ことは、「条件づけられたパターンを行動化しているだけでなく、隠された怒りという毒まで抱えて[76]」おり、さらに痛ましいことだと認識されている。

世代間連鎖を避けるためには、同類結婚はもちろん、片親が共依存者という状態も避けなければならない。そのためには、非共依存者同士の結婚が望まれるわけだが、「アメリカ人の九六パーセントが共依存者」ならば、非共依存者の人口が少なすぎるため、この理論を全面的に受け入れるとするならば、種の保存に影響を及ぼしてしまうと言える。しかし、共依存者には回復プログラムを通じた回復の道が用意されている。プログラムの実践を通じて、共依存の連鎖を断ち切ることができ、これに成功した人には「健全な結婚」の道が約束される。この健全な結婚生活を維持するためには、回復プログラムの教えに従い続けなければならない。さもなければ、アダルトグランドチルドレンが誕生してしまうのだ。こうして回復プログラムの実践は、実質、半永久的に続き、それは健全な家族を築くべきという要請によって統制され続けることを意味している。

両親に影響された関係性を築いても、その逆の関係性を築いても、片親だけが共依存者でも、いずれも痛ましい結果が生じるとされるならば、親からの影響を確実に拒絶する道は、ただ一つ、アダルトチルドレンや共依存の回復論の実践しか残されていない。こうして、回復プログラムを通じた統治が成立するのである。

❖ ケアするか、権利を主張するか

アダルトチルドレンおよび共依存者が健全な子育てを行うためには、両親の子育てを否定し、「私は親のようにならない」と宣言する必要がある。このような側面をもつ両理論は、親との真の訣別を目指す理論を導き出す。親と共依存関係を結び、親からの自立に失敗した共依存者は、親との分離どころか、訣別こそが正しいあり方だという理論が存在するのである。アダルトチルドレンや共依存概念に対する強固な批判意見の一つに、自分の生きづらさの責任を親に押しけることへの批判がある。しかし、実際、アダルトチルドレンは、最終的には自分の手でその生きづらさを乗り越え、次世代のために自律的な人間になることが求められており、親に責任を押しつけたままであり続けることは決して推奨されていない。アダルトチルドレンや「その代弁者達による家庭内トラウマに関する語りは、たんなる自己責任の放棄ではなく、むしろ自己責任を配分し直すためにされて」おり、アダルトチルドレンは「みずからの意志においてみずからの中の変えうるものを変える責任、すなわち、自らの依存するこころから

回復する責任を担わなければならない[77]」。

アダルトチルドレンと親との関わり方について議論する場合は、アダルトチルドレンの責任放棄の話ではなく、親との関係性をいかに結論付けるかということに関する議論が注目に値する。アダルトチルドレン議論においては、論者によって、最終的に親を許すか許さないかということに対する結論は異なり、その議論が衝突するとき、そこにケアと権利の対立がある。

例えば斎藤は、彼の著書で、一貫して家族の再形成を目指しているように読み取れる。ある著書で斎藤は、厳格な父親に反発し続けていたアルコール依存症になった娘と、父親との和解の物語が描いている。泥酔を繰り返し、家を抜け出して、路上で転倒する事件を繰り返していた娘について相談してきた父親に対して、斎藤は「好きなだけ飲みなさい」と言ってごらんなさいと言った。その言葉が示唆したものを理解した父親は、家中をあらゆる種類の酒で満たし、冷蔵庫をビール缶で一杯にした。その日から娘は飲まなくなり、それをきっかけに父親との和解が始まった[78]。ここでは、回復の方法論ではなく、和解に焦点を当てている叙述に注目したい。

斎藤は別の著書では、あるスケープゴートの少年について紹介している。斎藤によれば、少年は家庭内暴力を繰り返すなかで、家族の中の問題をはっきりと認識するべきだという強い想いを訴えていた。別の少年は、アルコールを飲んで暴力を振るう父親を前に大暴れし、以後、家庭内暴力を繰り返すようになったのだが、彼の暴力の存在によって、父親の暴力はおさまり、両親の離婚の話も風化した。彼らの両親は、息子の暴力にどのような意味があるかについての解釈を導き出せていなかった。斎藤は、自分にできることは彼らの「メッセージの意味を親たちに通訳し、親子間で断絶したコミュニケーションを回復すること[79]」だと考えている。

一方、信田は親を許さない権利を主張している。信田は、アダルトチルドレンを家族論の系譜に見ることで、「家族の支配構造とそこから生まれる親の加害者性・子どもの被害者性に注目[80]」する立場をとっており、親との訣別をタブー視してきた日本社会で抑圧されてきたアダルトチルドレンたちの声を捉えてきた。近年は特に母娘問題をクローズアップし、母との訣別や母からの自立を描いたドラマ制作（二〇一五年『三七・五℃の涙』、二〇一七年『お母さん、娘をやめていいですか』）にもかかわっている。

ただし、信田は初期においては一冊の本のなかでも、親との関係性の議論において、かなりの葛藤を抱えているように読み取れる。信田は、一九九六年出版の『「アダルト・チルドレン」完全理解』において、「インナーチャイルド」という概念に取って代わるものとして、「インナーペアレンツ」を推奨している。インナーチャイルド概念では、親に傷つけられた自分の傷を自分で癒す話で終わってしまうが、インナーペアレンツ概念では、傷つけられた親を追い払うか仲良くするかを整理することが重要になる。インナーペアレンツは、子どもの頃に共依存的な親との関係性において、「あなたを愛しているわ、期待しているわ」という親の支配によって生み出され、成人後も「親が私のなかに棲みついていて、愛情という言葉で私を縛っている」ような状態が生じる。信田は、「心の中にいる親を、外に出してしまえということではなく」、うまく整理し、生産することが求められると述べる。

自分の人生と親の人生に線が引けるようになることです。それは親を捨てることでもなく、親を憎んでいるわけでもありません。でもそのプロセスにおいて親を憎むことがあってもいいわけです。そして、親もあれでよかった、私もこれでいいと思えるようになる。そういうふうになることがACの回復ではないかと思います。(81)

その一方、同著において信田は、「自分の中に親が入り込んでしまっていると考えるなら、それを追い出せばいい」のであり、「インナーチャイルド」という語を使うより、「内在する親との訣別」と言った方がよいと主張する。(82)信田によれば、インナーペアレンツの処理の方法は、「子どもが親を支えるのは異常なことだということを知る」(83)ことである。親の人生を支えている子どもは、自分の人生の主役は自分でいいはずなのに、常に〝怪物のように大きい親〟が演ずるドラマの脇役・共演者となってしまう。[84] 自分と親のストーリーを他者に語り、少しずつ親の存在を収縮させることで、自分が主役のドラマを作り直すことになる。ここに存在する「親との訣別」、「インナーペアレンツの駆逐[85]」が、回復において重要なカギを握っていると考えられる。「『愛し合って、許し合って』などというきれいごとではなく、動揺せず、穏やかに親との『本当の訣別』ができれば、それに越したことはない[86]」のである。この議論展開は、アダルトチルドレンが親に対して抱く愛憎にあふれた感情を思い起こさせると同時に、親との関係性をいかに結論付けるかに対しては、アダルトチルドレン本人たちがその権限を有するべきであるという主張を導き出す。

親と訣別する権利だけでなく、共依存言説には、ギデンズが指摘するような以下のような主張も内在している。

有害な親のもとで育った経験からの脱出は、ある倫理上の原理ないし権利の主張と不可分な関係にある。子どもの頃の体験を振り返ることで親との関係性を変えようと努めている人たちは、実際には権利を主張している。子どもたちには、単に食べ物や着るものがあてがわれ、保護してもらう権利だけでなく、情緒的にもケアされ、自分たちの感情を尊重してもらい、自分たちの考えや感情を考慮してもらう権利がある。[87]

ウィットフィールドによれば、共依存から回復するにあたって、自己は人間としての権利をもっていることを知る。これまで、他者によって、これらの権利が侵害されてきたわけであり、自己には何の権利もないと信じて生きてきたあり方に気づいた自己は、個人の「権利宣言」ができるようになる。その権利宣言は、例えば、「私は内なる子どもを発見し、それを知る権利がある」、「私は必要なものを得られなかったことや、必要でも望んでもいなかったものを得たことを嘆く権利がある」、「私は、自分自身の価値や基準に従う権利がある」、「私は、私をやり込め、侮辱する人との会話を取りやめる権利がある」、「私は自分を理解してもらうために、コミュニケーションを改善していく権利がある」「私は無償の愛を与え、受ける権利がある」(88)などである。このように、アダルトチルドレンや共依存のトラウマ論には、苦しみの原因になるトラウマそのものだけでなく、「親との関係性をいかにケアするか」ないし「親に対して権利をいかに主張するか」という倫理的な議論が含まれているのである。

4　四〇代女性の事例（産みの母親に会ってから）

二〇一六年の夏。Aさんは産みの母親に会うために日本に帰国した。今まで父親に濁されて分からなかったこと、「どうして自分をおいていったのか」、「うちの家族構成はどうなっているのか」をたずねた。Aさんの産みの母親が、Aさんの父親に会ったのは、中学生の頃、家族ぐるみの付き合いを通じてだった。その後も付き合いがあり、彼女の父親が不倫をして家を出て行ったことがあったのだが、父親を探し出して連れ戻してくれたのがAさんの父親だった。産みの母親にとって、Aさんの父親は、「もう一人のお父さん」であり、年上で大人な理想の男性像そのものだった。二人は恋に落ち、結婚し、産みの母親は一八歳で妊娠した。このときの子どもが兄ｂである。しかし、夫の実家には知らない五歳の子どもがいた。どうやら前妻との子どもらしいということを理解した。近所でも厳しいことで有名な姑に、妊婦にもかかわらず畑仕事をさせられ、その厳しさとストレスから円形脱毛症ができ、栄養失調にもなった。出産後は、夫と二人の生活をするために引っ越し、その頃Aさんを妊娠したが、そこにも姑は現れた。姑の仕打ちに耐えられなかった彼女は、プチ家出を繰り返すようになった。そのうち、Aさんの父親と育ての母親との関係がはじまり、帰って来られなくなったということだった。

（産みの母親を）本当になさけないと思ったのが、あの人が父親と一八歳の時に会って、頼りになる大人の理想の男性だと思って付き合って、（結婚して父親の）実家に行ったら（前妻の）五歳の男の子がいて、姑にいじめられて、ストレスで円形脱毛症になった妊婦になって、それって私じゃん。（産みの母親も）私を出産後一年以内に妊娠して、子どもをおろしてるって言ってたの。会ってないのに、同じ人生って思ったら、すごく気持ち悪くなっておぞましくなった。この目の前にいる人が私の二〇年後って思ったら絶対ダメだと思った。でも、顔が自分にすごく似ていてびっくりした。お母さんだったわ。私といっしょに横に並んでごはんを食べているっていうのをすごく喜んでいるの。私、友達とでもすることじゃん、そんなことって。それが彼女にとってはすごく意味があることなんだって思ったらすごく想ってくれていたんだなと思って、本当それでいいですから、もう自分を許して幸せになってくださいって言ってたの。

産みの母親に会ったことで、Aさんにはいろいろな変化があった。長年あった円形脱毛症が、その後再発することはあるが、長期間に渡って治った。「自分は子どもを置いてきた人間だから幸せになってはいけない」と思い続け、現在も孤独な生活をしている母親。「ごめんなさい」と謝り続ける母親を見て、自分は違う人生を歩もうと心に決め、回復のための実践にもより積極的になった。

しかし、両親との関係については、思い悩み続けている。帰国の日の夜中、父親の携帯が鳴り響くので、夜、仕事に行く父親のアラームだと思って止めようとしたが、スクリーンに映っていたのは明らかに不倫相手からのものと思われるメッセージだった。しかも、不倫相手はAさんの帰国を認識しているようで、自分たちの関係をAさんなら理解してくれるという趣旨の内容だった。こんなことを不倫相手に言わせている父親に嫌悪感を示したと同時に、父親の不倫をまた見て見ぬふりをしないといけないのかと傷ついた。今回、自分は日本に共依存の決着をつけるために帰ってきて、産みの母親と初めて会うという大きなイベントに心から緊張しているのに、この余分なストレスは何なんだと嫌気がした。今回は自分が変わるために帰国したということもあり、Ａさんは父親に初めて「こんな気持ちにさせないでほしい」と伝えた。でも、そのことは伝わらず、父親は不倫を否定するのに必死だった。さらに、「産みの母親と直接会うまではゆっくり気持ちを整理したい、先入観を持ちたくない」というＡさんの要望を無視して、父親はＡさんに分かるところで産みの母親に連絡を取った。Ａさんが泣きわめいて、やめてくれと言ったら「せっかくよかれと思ってやっているのに、勝手にしろ」と怒鳴られた。

産みの母親に会ったことを、（育ての）母親は不快に思っていた。産みの母親に会う前に、ただ自分の心に整理をつけたいだけ、と理由を説明した。「今回だけはどうしても自分の心の健康を取り戻したいから、誰にも心のケアをしてもらえなくて苦しんでいた『一一歳の子ども』を癒すためにも、自分を幼い子どもとして見てほしい。泣くかもしれないし、わめくかもしれないし、壊れるかもしれない。けれども協力してほしい」と訴えた。しかし、母親は「自分のことばかり考える！」とＡさんにヒステリックに怒りをぶつけただけだった。Ａさんは理解されないことに傷ついた。いつまでたっても「他所の子」なのだと感じた。それでも、産みの母親に会うことで相手を傷つけたことは申し訳なくて、育ての母親が行きたがっていた旅行に、家族で連れて行った。その気持ちも伝わらなかった。

産みの母親に会った後、Ａさんは海外の生活に戻った。時は経過し、（育ての）母親の誕生日が来た。海外生活を始めてからもずっと、Ａさんは毎年両親の誕生日と父の日、母の日には贈り物をしていた。兄二人はそういうことをしないから、せめて自分だけはと思って続けていた。その年の母親の誕生日にも、Ａさんはお祝いのメールを送ったが、その返事はＡさんにとってとても辛いものだった。母親は、Ａさんが産みの母親にあったことに怒りをぶつけ、自分の体調不良を訴えてきた。Ａさんの産みの母親が出て行ってから四〇年も立つのに、Ａさんの家族のなかで、その影を今も感じることへの不満をぶつけてきた。産みの母親を全否定する母親の言葉は、Ａさんに痛みを与えた。その人がいないと自分は存在しないので、自分そのものを全否定されているように感じるからだ。Aさんはこのメールの内容を、自分のことばかり考え、子どもの気持ちを無視し、罪悪感を子どもに植え付ける「母親」が送るメールの典型例だと訴えている。

ずっとこういうこと言われながら育った幼少って悲しかったんだなって振り返る。そしてそういうことを話せる大人がいなかったこと、心のケア、感情のコントロールの仕方を学べることなく大人になった私の環境は仕方なかったな。変な人に捕まるのも自分を大事にする術を知らなかったのも教わってなかったから。忘れることが防衛策。でも今年は違うんだ。こういうこと言われながら耐える必要はない。母自体もアダルトチルドレン、そして父も。私もだからお互い余裕がない。そして私では力不足だし、自分がまず良くならないと。

産みの母は存在感すらないからいちいち考えないと頭にないけど、育ての母は物心ついたときからの人だから、彼女がどんな人であれ母なんだ。感謝もしているし、腹も立つ。結局私に満ちていないものは愛情だったんだなって。母親は私のことを恨んでいるんだと思う。子どもの頃からずっと責められてきた。私にはあまり記憶がない。昔を思い出せない。久しぶりにどうして自分が海外にいるのか、なぜ自分が潜在的に日本がイヤなのか思い出した。苦しい原因はずっと産みの母親だと思っていた。でもその人に捨てられた価値のない子どもとして育てられたのが一番の問題だと分かった。私が良くなるには私が私を大事にしてなかったと分かった。アダルトチルドレンの書物を読んで理解した。

Aさんは両親に愛された記憶が全くないわけでもなく、両親との愛を全く想わないわけではない。だからこそ、今でも両親について語るときに激しい愛憎と葛藤を見せるのだが、Aさんはそうであっても両親と距離を取り、自分を癒やすことを選ぶ権利を感じている。産みの母親と会ってから、海外在住先の「友人」との関係は少しずつ変わってきた。アジア人女性が好きな彼は、アジアに数カ月にわたって旅行していた。海外ではバレンタインデーは、男性から女性にロマンチックなイベントをプレゼントする。アジアにいる彼は、Ａさんに、「友達だけど、バレンタインデーは、スカイプをしながらご飯を食べよう」と言った。でも、自分は現地女性と会いたいから、その後いっしょにご飯を食べようと提案してきた。今までのＡさんなら必ず待っていたが、今回は待たないと言って断った。また、Ａさんは彼が帰国するタイミングで、一人で旅行に出かけた。今までだったら絶対に待っていた。Ａさんが飛行機で旅行先から帰ってくる日、彼は車で迎えに行くと言ったが、Ａさんはバスで帰ると断った。それでも「迎えに行かせてください」という彼の気持ちは受け入れることにした。旅行から帰ってから、Ａさんは彼との関係が完全に変わってしまったという。彼がいなくても生きていけると思った。前は付き合っていなくても、週に四、五回は会っていたし、会ったら二四時間いっしょにいた。お互いの家の鍵も持っていたから連絡しなくても会っていた。でも、今は週一回会うか会わないか、会っても一時間くらい。約束しないと会わない。彼の家に置いたままにしていた荷物も持ち帰った。まだ、彼との関係は続いていると言えるかもしれないが、この変化はＡさんにとってとても大きいものだった。今も自分が子どもを持つことには批判的なＡさんではあるが、以前は抵抗を示していた新しいパートナーを探すことにも、今では前向きな気持ちになっている。自分の変化を感じているＡさんは、今なら自分のなかの自分と向き合うことができると思っており、「赤ちゃんの手を迎えに行きたい」と思えるようになった。Ａさんは他人の子どもを三人も育てた母親や、家族を守ってきてくれた父親を尊敬している。父親が子煩悩だったから救われたし、母親がいたから、「母無し子」にならずにすんだ。しかし、それらの感謝の気持ちは、両親を拒むことへの罪悪感を生み、それに押しつぶされて自分を見失っていたことにＡさんは気づけたのである。これがＡさんの現在における「理解と回答」である。Ａさんはこの「回答」を出せる機会をくれたすべての人に感謝している。母が与えてくれなかった「無限無償の愛」を自分に与えてもらえる権利がないと思っていたが、Aさんはそれは自分の力で変えられることだと信じることができたのだ。

最後にAさんは、自分の話を聞いて、私（著者）がAさんの症状についてどう思うかとたずねてきた。Aさんにとって、共依存という言葉やアダルトチルドレンという言葉は「有益」なものであり、それぞれの本が提供する回復理論はAさんにとても合っていると私は感じている。つまり適性があるのだ。Aさんは感情的なところがあるが、その一方、非常に合理的で、不可解な関係性のメカニズムを因果関係として理解し、それに納得したならば、悪循環を断つために理性をもって行動することができる人である。これからもAさんは、彼との関係に固執するかもしれないし、新しく苦しい関係性を築くかもしれない。しかし、Aさんはそのなかにとどまり続けることを望む人とは思えない。共依存は決して完全な「悪」ではないが、Aさんの「共依存」は神経症的な性質をもつゆえ、神経症を病理とみなす現代社会において全く適応しない。しかも、暴力や心身障碍をわずらうといった側面にAさんは苦悩している。Aさんはその苦しみから逃れたいと思っているし、何よりもAさんには「過去のトラウマ」を乗り越える強さがある。だからこそ、Aさんは回復を目指すべきであるし、Aさんにはその力があると感じていた。Aさんに私の解釈を伝え、私は「Aさんは大丈夫だと思う」と言った。するとAさんは、「よかった」と小声で答え、少しうつむき、それから、顔をあげて以下のように答えた。

私みたいな人が周りにうんざりするくらいいるから、たぶん共依存って普通のことだと思うんだよ。良い悪いは置いといて。だから、そこでどうやってサポートできるかって考えると、私みたいな人だったら私みたいな理解でやっていけるけど、うちの母親の場合は絶対無理。それぞれのニーズに合わせてサポートしていくっていう道を見つけるのって、大変だなと思って。

Aさんは因果関係を理解する自分の合理的側面を感じている。このように、自分のライフヒストリーをトラウマと結びつける思考や、自己を客観的に見られる適正がなかったり、このような理論に疑念を示したりする場合、この回復理論は意味をなさない。それは訓練で必ずどうにかなるといったものではないとAさんは感じているのである。また、それには時代背景も影響しており、Aさんの小さい頃のおもらしがお灸をすえれば治ると思っていたような時代に生きた両親が、その背景に何かあるとは考えられないのであり、アダルトチルドレンも暴力も家庭崩壊も、そういうことが当たり前と思っている人には理解できないとAさんは考えている。そして、「共依存は普通」というセリフは、共依存を深く理解し、多くの共依存を見たり体験したりしているからこそ出てくるものである。フロイトの理論に従えば、共依存は「病原性の葛藤」を含んだものであり、その葛藤を意識化することで「普通の葛藤」への変化が望まれるものである。しかし、共依存の当事者であり、周りに同様の人がたくさんいると認識しているAさん自身にとっては、共依存は「病的」といえるかもしれないが、格別特別なことではなく、「普通」、すなわち、「正常さ」と完全に切り離して「異常」と呼べるものではないのだ。そして、フロムが指摘するように、神経症といった「病理」は社会的な概念である。社会常識が異なれば、現在神経症とされるようなものは、「異常」でもなければ「病気」でもないかもしれないのである。

注

（1）Herman, 1992, pp. 118-122.

（2）中山ほか、一九九五、九七三―九七六頁。

（3）斎藤がアダルトチルドレンについて紹介したことで、一九九〇年代に浸透したが、その際、マスコミの誤用などの影響によって、アダルトチルドレンは、本来の意味とかけ離れて、「大人になったにもかかわらず未成熟な子どものような人」という意味で理解されてしまった。その影響を受けて斎藤らは、「アダルトチルドレン」という語の使用を控えるようになり、その代わりとして「アダルトサヴァイヴァー（adult survivor）」という語を使用するようになった。本書では、本来のアダルトチルドレンの意味を担保したうえで、アダルトサヴァイヴァーではなく、アダルトチルドレンという語を使用する。

（4）緒方、一九九六、一五―一六頁。
（5）信田、一九九六、三三頁。
（6）信田、一九九五、一九頁。
（7）Black et al., 1986, p. 226.
（8）Friel & Friel, 1986, pp. 101.
（9）Friel & Friel, 1986, pp. 24-25.
（10）Black, 1981, p. 40.
（11）西尾、一九九五、六二―六三頁。
（12）Whitfield, 1987; Bradshaw, 1992.
（13）緒方、一九九六、三九頁。
（14）信田、一九九六、一四二―一四三頁。
（15）Cermak, 1986a.
（16）Whitfield, 1991, p. 84-85
（17）ASK, 2002, p. 20.
（18）緒方、一九九六、三一頁。
（19）斎藤、一九九六、八九頁。
（20）Wegcheidr-Cruse & Cruse, 1990, p. 23.
（21）斎藤、一九九六、九〇頁。
（22）Wegcheidr-Cruse & Cruse, 1990, p. 23.
（23）Wegcheidr-Cruse & Cruse, 1990, p. 23.
（24）斎藤、一九九六、九〇頁。
（25）Wegcheidr-Cruse & Cruse, 1990, pp. 23-24.
（26）Wegcheidr-Cruse & Cruse, 1990, p. 24.
（27）Black, 1981, pp. 22-23.

(28) 斎藤、一九九六、九〇頁。斎藤は女児の性的虐待のみについて言及しているが、この理論に従えば、男児の場合の性的虐待の可能性も考えられる。
(29) Kritsberg, 1985.
(30) 斎藤、一九九六、八九―九三頁。
(31) 緒方、一九九六、二四頁。
(32) 斎藤、一九九六、九三頁。
(33) Wegcheidr-Cruse & Cruse, 1990, p. 27.
(34) Black, 1981, p. ix.
(35) 信田、一九九五、一九頁。
(36) 本節では詳しくは述べないが、「養育環境的伝達」を対象とする世代間連鎖の思想が、嗜癖研究や、アダルトチルドレンおよび共依存の領域に限られたものでないことも記しておきたい。例えば、アリス・ミラーは、以下のように記している。

自分自身の真の感情を生きたものとして経験し、展開することができないままでいますと、結局絆による束縛の永続化が引き起こされます。両親は子どもの偽りの自己（false self）のなかに、自分たちの求めていた保障、つまり、自分たちに欠けている安定した確実性の代替物を発見してしまい、子どもの方は子どもの方で、自分自身の確実性を築き上げることのできぬまま、最初の頃は意識の上でも、後には無意識に、両親に依存し続けることになるからです。そのような子どもは自分自身の感情を信頼できず、自分の感情と取り組んだ経験がありません。そういう子どもは自分の本当の欲求が何であるかを知らず、自分自身をほとんどまったく知らぬままです。このような事情のため、子どもは両親から分離できず、おとなになった後もつねに「両親」の代役となる人たちに保証してもらわずにはいられません。両親の代役になるのは、伴侶であることも、集団であることもありますが、一番多いのは自分自身の子どもです。両親から私たちは無意識の、抑圧された記憶を受け継いでおり、それらの記憶が私たちを無理強いして、自分にも見えない深みに、真の自己を隠すように仕向けます（Miller, 1979, 邦訳二〇―二一頁。）。

児童虐待研究の巨匠であるミラーが上記のように論じていることも、アメリカ社会において影響力をもっていたであろう。
(37) 斎藤、一九九六、六六―七八頁。
(38) Rimmer & Winokur, 1972, p. 510.
(39) Wolin, et al., 1975, p. 648.

(40) Kerr & Hill, 1992, pp. 23-38.
(41) Schuckit, 1994, pp. 240-244.
(42) Verdiano, et al., 1990, pp. 723-730.
(43) 斎藤、一九八八、七一七頁。
(44) 緒方、一九九六、四五頁。
(45) Olmsted, et al., 2003, p. 69.
(46) Smith, 1988,（邦訳、四頁）.
(47) Smith, 1988,（邦訳、二五頁）.
(48) Mellody, 1989, pp. xxi-xxviii.
(49) Mellody, 1989, p. 4.
(50) Mellody, 1989, p. 121.
(51) Mellody, 1989, p. 144.
(52) 斎藤、一九九六、六四頁。
(53) 斎藤、一九九六、六七頁。
(54) Griffing, et al., 2005, p. 341.
(55) Seligman, 1975; Walker, 1979.
(56) Mellody, 1989, p. 155.
(57) Mellody, 1989, pp. 157-158.
(58) Kasl, 1989, p. 99.
(59) Kasl, 1989, p. 111.
(60) Kasl, 1989, pp. 43-44.
(61) Kasl, 1989, p. 185.
(62) Mellody, 1989, p. 173.
(63) 斎藤、一九九六、一三九頁。
(64) 斎藤、一九九六、一三九頁。
(65) 斎藤、一九九五b、一頁。

(66) 信田、二〇〇四、一二七頁。
(67) 信田、二〇〇四、三九頁。
(68) 信田、二〇〇九、一三一頁。
(69) 信田、二〇〇四、四〇頁。
(70) 信田、二〇〇四、九八―九九頁。
(71) 信田、二〇〇四、九九―一〇〇頁。
(72) Mellody, 1989, pp. 171-172.
(73) Mellody, 1989, p. 172.
(74) Mellody, 1989, pp. 110-111.
(75) 緒方、一九九六、四七頁。
(76) Hendricks & Hendricks, 1990, p. 27.
(77) 山家、二〇〇三、七八頁。
(78) 斎藤、一九八九、二〇〇―二〇二頁。
(79) 斎藤、一九九六、一五〇頁。
(80) 信田、二〇一四a、五八七頁。
(81) 信田、一九九六、一四三―一四四頁。
(82) 信田、一九九六、一三七―一四二頁。
(83) 信田、一九九六、一四四頁。
(84) 信田、一九九六、一四七頁。
(85) 信田、一九九六、一四八頁。
(86) 信田、二〇〇四、九四頁。
(87) Giddens, 1992, p. 109.
(88) Whitfield, 1987, pp. 115-117.

第6章 共依存の回復論

第6章では、共依存の回復論を検討することで、共依存の各種療法の目指しているものが個人の苦痛の除去だけではないことを論証する。第1節では、アルコール依存症の自助グループアルコホリック・アノニマス（AA）における回復者や、共依存の自助本を手にした回復者たちのあり方や関係性を検討することで、共依存の自助本に求められる回復者の再帰的なあり方／関係性が、共依存者の嗜癖的なあり方／関係性と類似したメカニズムをもつことと、現在、共依存者の回復の姿として掲げられているものが、社会的評価に値する統治されやすい自己の姿という側面があることを明らかにする。

第2節では、共依存の心理セラピーにおける思想には、現代人が目指すべき自己と築くべき関係性を指し示す倫理観が潜んでいることを示す。まず、共依存概念成立以後、共依存の病理の回復とはいかにしてもたらされることになっているかを概観する。そうすることで、共依存という病理からの回復では、個人の苦痛の除去のみを目標とするのではなく、自己のあり方や関係性の築き方における一定の道徳的規準への到達が不可欠であるとされていることを示し、「治療」言説に倫理観が介入していることを明らかにする。そして、回復論を拒否する者が、その拒否にあたって、その生き方を選ぶこと自体が非難の対象になる思想に対して疑問を提示する。共依存の回復論を拒否する者のなかには、第一に、そもそも「治療」をする必要性を想像したことさえない者がいること、第二に、心理セラピーを通じて回復することで喪失してしまうものがあると考えるため、「治療」したくないと思う者がいることについて論じる。そうすることで、共依存の回復論が適合しない者がいることを示唆し、既存の回復論における全能感に異議を唱える。

1　回復者の統治

ギデンズによれば、嗜癖を取り扱う「あらゆる心理セラピーのプログラムにおける最初の勧告は、自らが問題を抱えていることを認識し、それを認識することで、問題解決のために何かを始めなさいという再帰的な指令[1]」である。共依存の心理セラピーでは、抑圧された幼少期の経験を呼び戻し、心理的問題を引き起こす原因となっている過去から脱却することが目指される。こうした脱却すべき過去とは、過去の経験において執着しているものや、過去の家族歴にみられる「親譲りのもの（inheritance）」も含まれる。心理セラピーにおいては、心理学的家系図をしばしば用いる。この家系図では、クライエントやそのパートナーの感情的愛着を、両親や祖父母の世代に及ぶまで時間をたどって分析する。こうして、「心理学的家系図は、現在の個々人の情緒的生活が過去の世代のそれをいかに反復発生させているかを、われわれにおそらく明らかにして」いき、「こうした『親譲りのもの』から効果的に脱却できる可能性を示していく[2]」。このような親との関係性をはじめ、自分自身の個人史全体を振り返り、「自己との対話（self talk）」を行うことで、「自身が従わなければならない規制や制約を査定」し、すでに確立している型にはまった行為をいかに変容させていくかを検討する[3]。無力であった子どもの頃の出来事に対しては、何の責任もないが、大人になった今、その出来事に対して積極的な行動をとっていく責任があるのだ[4]。脱却すべき過去を受容し、その経験を肯定的に読み替えることで、過去の自己を反省し、現在ないし未来の自己を選択する。その過程を通じて、自己は「本当の自分に出会うこと」、「自分らしい自分であり続けること」を経験する。このように心理セラピーを行っていく過程を通じて、自己は再帰性の形成法を学び、再帰性を自己のなかに取り入れていく。したがって、各種心理セラピーにおいて「回復」するということは、実は再帰的な自己の形成に成功することを意味している。

心理セラピーを通じて再帰性を回復した再帰的な自己は、他者も再帰的な自己として承認できるようになる。こうして、再帰的な関係性、すなわち「相手に夢中になる（absorbed）のではなく、相手の特質を知り、それを自分自身の特質に活かしていく（making available one's own）[5]」「対等な人間同士による人格的絆の交流[6]」からなる親密性を築くことができると、ギデンズは述べる。

ギデンズの分析によって、共依存に関する心理セラピーが、再帰的な自己や関係性を形成することで、嗜癖的なあり方や関係性から回復することを目指していることが明らかになった。しかし、この回復したあり方や関係性は、完全に嗜癖的あるいは共依存的なものを乗り越えたものと言えるのだろうか。本節では、嗜癖や共依存の回復プログラムとして名高い一二ステッププログラムから成り立つ自助グループと、共依存における心理セラピーの一般書籍（自助本）とを通じた再帰的な回復のあり方／関係性が、実は嗜癖的なあり方／関係性とある側面において非常に類似したメカニズムをもつこと、さらに、その回復の姿が、統治の技術に包括されるものであることを指摘する。

あえて確認しておくが、本節では、再帰性と嗜癖性のメカニズム、あるいは、回復者と嗜癖者のあり方の類似点について論じるが、両者には明らかな差異性があるため、やはり、後者は問題含みのものとして現れてくる。前者とは異なる後者の問題は、大きく二点ある。第一に、社会不適応および周囲にもたらす影響の問題である。再帰的なあり方や関係性、あるいは嗜癖からの回復者は、現代社会に適応し、生活を営む能力をもっているが、嗜癖者は生産を阻害し、社会問題とされる行為を示す。特に身近な他者が受ける影響ないし弊害は絶大である。身近な他者たちが、その弊害から逃れることを望み、嗜癖者との分離を望んだとしても共依存者はそれを妨害する（嗜癖者を理解不能な仕方で「守る」かもしれない。第二に、生命の危険に対する問題がある。重度のアルコール依存症が死に至る病であることは明白であるし、他の依存症による死亡事例も報告されている。共依存の場合は、相手の暴力によって致命傷を負わされる恐れもある。共依存者は周囲の「冷静な意見」を軽視するかもしれない。この二点の違いは重大であり、この違いがあるからこそ、嗜癖は問題となってくるのであるが、本節ではその類似性に着目することで見えてくるものについて論じていきたい。

1-1　再帰的な回復論

❖自助グループにおける再帰性

共依存のような嗜癖から脱却するための一つの代表的な回復論を提唱しているのが、自助グループ（セルフ・ヘルプ・グループ）である。自助グループとは、同じような問題に直面している人びとが集まり、相互に身体的および精神的援助を行い合う団体である。現存の自助グループのなかでも最も古いと言われているのが一九三五年に設立されたアルコホリックたちの自助グループAAである。アルコホリック同士が、互いの問題を共有し合いながら問題に取り組むことが、アルコホリックの問題解決に役立つという共通理解のもとAAは設立され、繁栄し、世界最大規模の自助グループへと拡大を遂げた。AAには名簿がないため、正確なメンバー数を把握することはできないが、一九七五年の時点では、すでに二万六九六七グループが存在していたと言われている[7]。

AAの活動の中核は、定期的にメンバーが集まり、独特の型をもって開かれるミーティングである。ミーティングは*Alcoholics Anonymous*（邦訳『アルコホーリクス・アノニマス』）[8]の「前文」、「一二ステップ」、「一二の伝統」の朗読を行うことから始まり、続いてチェアパーソンがその日のテーマを説明し、その趣旨説明や体験談に触発されて、他のメンバーが順番に語っていく。指名されたり、発言の順番が回ってきたりしたら、話者は「私は◯◯です。

私はアルコホリックです（I am alcoholic）」と切り出し、他のメンバーが「はい！　○○」と返して、そこから話者が話し始めるという形でミーティングは進んでいく。この自己紹介は、初めてミーティングに参加した者に限らず、すべてのメンバーによって毎回行われる[9]。

ミーティングの出席と同様に、毎回のミーティングでくり返し唱えられ、アルコホリックが回復するための手引きである「一二ステップ」の実践も、アルコホリックの回復にとって重要だと言われている。一二ステップは、アルコホリックたちが自分の現状を内省するという特殊な状況に対応した文体から成り立っている。すなわち、すでにこれらのこと（一二ステップの内容）を実行しているという状況が想定され、それを振り返るような過去形の文体によって記述されている[10]。

AAの「一二ステップ」

(1) 私たちはアルコールに対して無力であり、思い通りに生きていけなくなっていたことを認めた。
(2) 自分を超えた大きな力が、私たちを健康な心に戻してくれると信じるようになった。
(3) 私たちの意志と生きかたを、自分なりに理解した神の配慮にゆだねる決心をした[11]。
(4) 恐れずに、徹底して、自分自身の棚卸しを行い、それを表に作った。
(5) 神に対し、自分に対し、そしてもう一人の人に対して、自分の過ちの本質をありのままに認めた。
(6) こうした性格上の欠点全部を、神に取り除いてもらう準備がすべて整った。
(7) 私たちの短所を取り除いてくださいと、謙虚に神に求めた。
(8) 私たちが傷つけたすべての人の表を作り、その人たち全員に進んで埋め合わせをしようとする気持ちになった。

(9)　その人たちやほかの人を傷つけない限り、機会あるたびに、その人たちに直接埋め合わせをした。
(10)　自分自身の棚卸しを続け、間違ったときは直ちにそれを認めた。
(11)　祈りと黙想を通して、自分なりに理解した神との意識的な触れ合いを深め、神の意思を知ること、それを実践する力だけを求めた。
(12)　これらのステップを経た結果、私たちは霊的に目覚め、このメッセージをアルコホーリクに伝え、そして私たちのすべてのことにこの原理を実行しようと努力した[12]。

メンバーたちは日常においてもこのステップを振り返ったり、その実践を試みたりすることで、アルコール依存症という病理からの回復を目指す。一二ステップの実践を通じた実体験は、原著*Alcoholics Anonymous*、および、日本人の体験談を追記した日本語版の同書『アルコホーリクス・アノニマス』において詳しく叙述されている。実体験による回復物語において、一二ステップの実践が、いかに重要であるかが示されており、匿名の執筆者たちは、ＡＡの他のメンバーたちにも、一二ステップの実践を通じての回復を促している。ＡＡのミーティングに参加するメンバーたちは、一二ステップの実践について語り合い、各々の実践過程を仲間と共有し合うことで、共にアルコール依存症からの回復を目指すのである。

一二ステップは、ＡＡのみならず、アルコホリックの家族のための自助グループであるアラノン、共依存者の自助グループであるコ・ディペンデント・アノニマス（ＣｏＤＡ）など、その他、多数の自助グループにおいて受け継がれていると同時に、共依存やアダルトチルドレンの自助本においても推奨されている代表的な回復モデルである。ＡＡの一二ステップにおける第一ステップ「私たちはアルコールに対し無力であり、思い通りに生きていけなくなったことを認めた」と、第一二ステップ「これらのステップを経た結果、私たちは霊的に目覚め、このメッセージをアルコホーリクに伝え、そして私たちのすべてのことにこの原理を実行しようと努力した」における「アルコール」や「アルコホーリク」の部分が、各自助グループの嗜癖対象によって異なるだけで、第二ステップ以降は完全に同一のものが、その他の一二ステッププログラムにおいても受け継がれている。例えば、アラノンの場合は、第一ステップは（彼女らがアルコホリックの家族であるため）同一であるが、第一二ステップの「アルコホーリク」の部分は、「他者（others）」に置き換えられている。[13]また、コ・ディペンデント・アノニマスの場合は、第一ステップの該当部は、「他者（others）」、第一二ステップは「他の共依存者（other co-dependents）」となっている。一二ステップにみられる回復モデルは、共依存の回復言説においても中心的な位置を占めている。

一二ステップによる回復プログラムは、ギデンズが指摘するような再帰的な心理セラピーのあり方を受け継いでいる。ここで、ＡＡにおける一二ステップを実際に取り上げて、そこで提唱されている再帰性がいかなるものであるかについて分析してみる。ＡＡの一二ステップにおける第一ステップは、「私たちはアルコールに対し無力であり、思い通りに生きていけなくなったことを認めた」という問題の認識から始まる。[14]第二ステップ以降は、「自分自身の（道徳的）棚卸（moral inventory of ourselves）」[15]を行う、つまり、過去の出来事を整理した表やリストを作ったり、運命とみなされている過去に立ち返ったりすることで、自分自身の失敗の原因となっている自分自身の欠点や葛藤を顕在化すること［第四ステップ］、神・自分・他者に対して、その過去における「自分の過ちの本質をありのままに認め」ること［第五ステップ］、自分が傷つけた人たちに直接埋め合わせをすること［第八、九ステップ］、そして「自分自身の棚卸を続け、間違ったときは直ちにそれを認め」ること［第一〇ステップ］が求められる。

ＡＡのメンバーは第一ステップにおいて、自らがアルコホリックであることを自己同定し、アルコホリックとして生きてきた自分を反省する（この第一ステップの意味については、後に詳しくみていくことにする）。第四ステップで行われる「自分自身の（道徳的）棚卸」は、自分の過去を振り返り、それを反省するという、再帰的な試みから成り立っている。第五ステップでは、第四ステップで行われた再帰的な試みを、神をはじめとする他者と共有することが求められている。ここで他者と共有する自己とは、偽りや取り繕いのようなものから形成されたものではないものである。ＡＡでは、「みんなが正直に自分をさらけ出す」ことが求められており、嘘をついたり、隠しごとをしたりすることは無意味であると考えられている。すなわち、ここでは、ありのままの「真の自己」として、他者と関わるあり方が提唱されてもいる。第八、九ステップにおける、過去の洞察を経たうえで顕在化した問題の書き換えを実践するというあり方は、まさに再帰的に自己のモニタリングを行い、その反省に基づいて課題を達成するという再帰性の規範に沿うものである。第一〇ステップが示すことは、ＡＡでは再飲酒したとしても、それを過ちと認め、その葛藤をＡＡで語ることができたならば、そのことは責められず、変わらず仲間として受け入れてもらえるということである。そして、棚卸しを続けることは再帰的な自己のモニタリングを続けるということである。あるアルコホリックは、ＡＡのプログラムが自身の進むべき道を示してくれると述べる。

私は明日の朝目覚めたとき恥じないように今日を生きようと努めている。昔、私は目覚めて昨夜がどのようであったかを振り返ることが嫌いだった。私は翌日の朝、それに向かい合うことが決してできなかった。(16)

ＡＡのステップを経て、アルコホリックは自らをいかにモニタリングするかを学ぶ。自分自身の過去を振り返り、その過去を反省し、その反省を未来に生かすことを経験する。こうして再帰的な自己を形成したうえで、ありのままの自己を他者にさらけ出し、その自己を分かち合うことで、ここに「再帰的な関係性」が形成される。

回復プログラムが成功するための必要条件は、第一ステップの内容からも分かるように、飲酒行動を繰り返す「酔っ払い」たちが、自らを「アルコホリック」として認めることである。多くのＡＡメンバーたちは、他のＡＡメンバー、医者、家族などの他者に押されてＡＡに参加し始めたため、自らを「アルコホリック」として認めることが困難だったこと、「自分はアル中かもしれないが、だけど、こいつらほどはひどくない」とＡＡに来てかなり長い間感じていたことを語っている。[17] ＡＡのミーティングでメンバーたちは、「アルコホリックの○○です」と自己紹介し、「アルコホリック」である自己について語る。こうしてミーティングで発言するたびに、「私はアルコホリック」と繰り返し認めることで、メンバーたちは自然と自覚的に「アルコホリック」として語れるようになる。

斎藤によれば、「アルコホリック」であると宣言することは、自分でアルコホリックであることを認識しつつ、他者にもそれが承認されるという事態を招くため、他者からアルコールを飲まないほうがよいという圧力がかかると同時に、自分もアルコールは有害だという認識を抱くという効果をもたらす。「他からの情報を参照しながら自己についての叙述をもう一度書き改める」ことを求めるＡＡは、再帰的課題を提示している。[18] 飲酒行為を繰り返していた「酔っ払い」は、ＡＡに参加することで自らのラベルとして「アルコホリック」と名乗ることを選択する。このラベルを「適切」なものとして選択でき、世間的には「異常」で「妥当でない」自己紹介ができる場所、それをすべき場所がＡＡである。しかもＡＡは「アルコホリック」の集まりであるため、メンバーが「アルコホリック」であることはすでに自明である。メンバーは、その属性を互いに繰り返し語り合うことで、自分が「アルコホリック」であることの確認と反省を繰り返し行う。「アルコホリック」という自己の洞察ができるＡＡに通うことを選択したアルコホリックは、すでに再帰的な自己として回復することを目指すあり方を選択できている。

先ほど示唆したように、ＡＡがもたらす回復は、再帰的な自己を形成するという個人的回復にとどまらない。前田はＡＡのような自助グループにおいて、メンバー間での「助ける人」と「助けられる人」との役割が多様な活動によって相互互換的に変化していき、「『助けることによって助けられていく』という共通体験が深まり、メンバー間の親和性も高まっていく」と述べる。[19] また、葛西によれば、自助、すなわち、セルフヘルプの「セルフ」には、「すべて自分の責任（self）」というネガティブな意味だけではなく、「複数のセルフが助け合うときにセルフの総和以上のことができる（selves）」というポジティブな意味もある[20]。ＡＡではメンバーのことを「仲間（fellow）」と呼び、ＡＡにおける「仲間意識（fellowship）」はアルコールに代わるどころかそれ以上のものだと語られる[21]。ＡＡは同じ苦しみを味わった仲間たちが共通の解決方法を見つけることで、共感し合い、過去の悲劇的な運命を共に乗り越え、共に回復を目指す場所である。初めて会う者同士でも一〇年来の友人のような感覚を覚え、苦しみを分かち合うことができる。ＡＡは他のメンバーが自分と同様に「アルコホリック」であることを共有し合うことで、メンバーにとって安心して「アルコホリック」と名乗ることができる場所である。メンバーたちの仲間意識の対象は、限られた範囲のパーソナルな関係というよりも、ＡＡのメンバーすべてに拡大される[22]。あるＡＡメンバーは以下のように語る。

今日知ったこと、学んだことを行動に移そう。どこまでできるか、正直にありのままに生きていけばいい。わたし一人だったらまずできないだろう。しかしわたしには仲間がいる。この仲間たちは、わたしと同じ問題を持って生きているだけでなく、その生き方を正直に話してくれることで、わたしに鏡を見せてくれる。その鏡の中に自分を映して見ながら、わたしは今日一日無事に、よりよく生きることができる[23]。

ＡＡにおいて自己は、仲間同士の相互的なサポートを通じて、再帰的な自己を形成するにとどまらず、仲間との「再帰的な関係性」を育んでいるのである。

ここで注意しなければならないのは、ギデンズが「再帰的な関係性」として提唱する「親密性」と、ＡＡのメンバー同士が築く「再帰的な関係性」には一定の距離があることである。第一に、ギデンズによる親密性は、対等な者同士が、自律した個人としての自分を包み隠さず開示しながら関わり合う関係性である。それに対して、ＡＡが対象としているのは、対等な関係というよりも「同じ境遇を背負っている」者同士のあいだに構築される特殊な関係性である。さらに、「不安定だったビルの断酒を、ボブを断酒させることによってより安定したものとなしうる方法を発見した日が、ＡＡの成立の日とされている」ことや、ＡＡにおいて涙を流しながら自分の醜い飲酒体験をさらけ出すミーティングの性質からも明らかなように、ＡＡの内部で成立している関係性は、非常にウェットで依存的なものである。しかし、そのような関係性が許される場であるからこそ、メンバーは安心してその場を共有し合うことができるし、一二ステップで要求される再帰的な課題に自己反省をし続けながら取り組むことができる。「ＡＡの本質は単なる断酒ではなく、断酒させることに伴う相互性と、そこから生み出される安定性」[24]なのである。これらの相違点は、次項で論じる自助本を頼りに個人で回復を目指そうとするあり方と、自助本の実践だけでなく自助グループの参加も同時に行う場合においても生じるものであるだろう。

❖ 共依存の自助本における再帰性

一九三五年にＡＡが設立されて以来、ＡＡをはじめとする自助グループの「自助（self-help）の精神」は、一般大衆にも広まっていった。一九六〇年代末には、自助グループの精神を受け継いでいる自助本（self-help books）が現れ始めた。自助本において一二ステップが推奨されていたり、著者が個人の回復の方法を模索するにあたって、ＡＡの存在がヒントになったと記していたりしているため、自助グループの思想が自助本の先駆けとなっていることは明白である。[25]自助本では、アダルトチルドレンや共依存者が、いかに回復していくかを実践的に提示しており、その実践を通じて「自己の再帰的プロジェクト（reflexive project of self）」に寄与することを目指している。その指針はアメリカ大衆の受容するところのものであったため、これらの自助本から多くのベストセラーが生まれた。さらには、ここに生まれたポップ心理学ブームによって、これらの自助本の思想はアメリカ社会にますます浸透し、さらにはアメリカからその思想が（様々な形で）日本に輸入されることで、自助の精神は日本社会にも浸透していった。

ギデンズによれば、自助本に見られるようなセラピー文化は、「純粋な関係性（pure relationship）」という再帰的な関係性の新しい型といっしょに現れた[26]。純粋な関係性とは、他者を尊重するだけでなく、他者に対して心を開いて関わることで得られる、性的純潔さとは無関係な「性的にも感情的にも対等な関係性[27]」である。純粋な関係性においては、「互いに相手との結びつきを保つことから得られるもののために社会関係を結び、さらに互いに相手との結びつきを続けたいと思う十分な満足感を互いの関係が生みだしていると見なす限りにおいて[28]」のみ関係が継続されていく。ギデンズは、「関係性について論じている心理セラピーの文献はいずれもみな、他者への――感情の投げ出しでなく、コミュニケーションの手段としての――自己の露呈が、なぜ民主的に秩序づけられた相互行為の求めていかなければならない達成目標となっているのかを証明している[29]」と考えており、関係性についてのマニュアル本を、純粋な関係性のような再帰的な関係性を先導する重要な社会的文化的指針を提供するものとして紹介した。心理セラピーを紹介する自助本は、「自己が直面した諸問題の解決＝回復を諸個人や家族が自らの責任において能動的に担うことを促す[30]」のであり、「それらが立案し、手助けして作り上げようとしている再帰的自己自覚的過程の現れである。そうした研究書やマニュアルの多くはまた、解放を目指している。これらの本は、一人ひとりの自律的発達を妨げる影響力から人びとをおそらく解き放つ変化の可能性を暗に示している[31]」。ギデンズは、自己の発達を「日常生活の民主化」の過程の一部として提示し、共依存のような病気の出現と同一化を、自己を解放する潜在力をもつものとして論じた[32]。

さらに、ギデンズによれば、「人びとが自分の潜在的可能性を伸ばし、多彩な資質を表出できるような環境を作り出すこと[33]」とは、関係性の視点からみれば、「自律的発達と自己プロジェクトが成功し、実現すること[34]」である。「自律した個人は、他者をやはり自分と同じ自律した個人と見なし、その人たちのそれぞれ別個な潜在的能力の発達を脅威とは受け止めないようになることができる。自律はまた、関係性の首尾よい管理運用にとって欠かせない個人的境界を定めることを促していく[35]」。ギデンズは、以下のように述べている。

（自助本で推奨されているようなマニュアルが提示する）ルールは、一見いかにも洗練されたものでないにしても、もし適用に成功すれば、個々人の行為を、無意識のうちに組織された権力ゲームから引き離していくのに役立つ。これらのルールは、原理的には、他者から尊重されることを要求すると同時に、自律の増大を生みだす一助となる[36]。

自助本における思想は、テレビや映画など、一般大衆により受け入れられやすい形で表現される。このように、一般大衆は自助本を経由して、医療の専門家に会わずして、再帰的なあり方／関係性の形成を自身の手で担うための方法を、間接的に学び、自己の再帰的プロジェクトの実践を行う。すなわち、自助的セラピーはある側面において、「医療化の文脈における病理化」の外にあるのだ。自助本のみで「治療」を行おうとする共依存者は、もちろん医療や治療プログラムの専門家ではない。自助グループＡＡも専門家の介入外のところで成立した当事者主体のグループとして設立された。現在では多くの自助グループ、心理セラピーの団体に専門職が関与しているが、その専門性は厳密な医療とは異なるものである。したがって、共依存の回復論をはじめ多くの自助的回復論は、厳密な医療的意味での病理化ではなく、「異なる文脈における病理化」を行っている。そこで対象となっているものこそ、一般社会において「異常」ないし「不健全」と言われ得るものなのである。

❖ 1-2　嗜癖的な再帰性

再帰性の矛盾

再帰的近代以降、再帰的な自己の形成を社会から要請されている自己は、再帰性の喪失を免れるべく自己のモニタリングを行い続けようとするようになった。この要請に従って再帰的な自己になることは「正常」なことであり、再帰性の獲得は病理的な嗜癖状態からの回復を意味する。ところが、ここに矛盾が存在する。というのも、再帰性は半永久的に求められるため、実質的に自己の再帰的プロジェクトを達成することが不可能だからである。再帰的な自己であり続けようとするならば、自己は到達点なき達成を目指して、再帰的な試みを繰り返し行わなければならない。したがって、嗜癖の回復を目指す「治療」は、ある時点で回復したことによって終わるわけではない。その後も回復した状態を保つために自己の再帰的モニタリングを行い続ける必要があり、再帰的に「治療」を行い続けることこそ「治療」に他ならないという事態が生じる。

ジル・ドゥルーズ(Gilles Deleuze)によれば、アルコール依存症は、快楽を探求しているのではなく、現在が異常に硬化するという効果を探求している。彼はアルコホリックのあり方を考察するにあたって「J'ai-bu.［私は、飲んでしまった(過去分詞)を持っている(現在形)］」という言語構造に着目する。硬化する現在と別の時期(過去)は、硬化した現在の中で別の時期を捉えるやり方として実在する。すなわち、「アルコホリックは、半過去や未来を生きるのではなく、複合過去(passé composé)しか持たないのである」。ただし、まるで柔らかな過去分詞が、固い助動詞現在形に結合しに来たかのように、アルコホリックが、酔いを材料にして創造的な過去を複合するという、極めて特殊な複合過去である。J'ai-bu において、アルコホリックは一方の時期を他方の時期のなかで経験するやり方を表現し、この複合過去は隔たりや完遂をまったく表現していない。現在の時期は、動詞・「持つ」の時期であるが、すべての存在者は、「過去」として、同時的な別の時期のなかに、分有の時期、分詞の同定の時期のなかにある。

しかしながら、この複合過去の一次効果が生成する緊張は、別のもののために溶けてしまう。現在の時期はもはやアルコールの効果の時期ではなくなり、「アルコールの効果の効果」の時期になる。そして、今や、この別の時期が、近い過去(私が飲んでいた時期)を無差別に含んでしまう。またこの近い過去が隠匿する想像的同一化のシステムと、多かれ少なかれ遠ざかった素面の過去のリアルな要素も含んでしまう。これによって固い現在は影響力を失い、何ものも締め付けず、別の時期のすべての相を等しく遠ざけるという二次効果が生成する。助動詞現在形は、一切の分詞と一切の分有からの無限の距離を表現するのである。「私は飲んでしまったを―持っている」において、先ほど飲んでいた近い過去や、一次効果の幻想的な過去もアルコホリックから切り離される。すべては等しく遠ざかってしまうので、硬化して色褪せた現在、唯一存続し死を意義する現在に勝利するためには、また飲むのが必要だと、あるいはむしろ飲み直してしまったことを持っている（avoir rebu）のが必要だと決定される。アルコホリックは飲み直すことで硬化した現在を再度求めるのである。[37] ここには、「飲み直し」をしてしまう「メカニズム」、要するに嗜癖を促す「メカニズム」があるのであり、それをドゥルーズは、アルコホリックの語りの時制の分析を通して迫ろうとしているのである。

複合過去はフランス語独特の時制概念であり、言うまでもなく英語や日本語には完全に同一の時制は存在しない。[38] このことは、英語や日本語という言語において複合過去的な効果を持たせることができないことを暗示している。しかしながら、ＡＡ、およびＡＡの影響を受けて設立された日本独自の団体である断酒会では、使用されている言語（英語・日本語）に依存することなく、現在形の意味のなかで、「現在」と「過去」の同時生成に成功している。すなわち、「飲み直し」の「メカニズム」が、ＡＡや断酒会における語りでも確認することができるのである。

ＡＡや断酒会のメンバーは、メンバーが定期的に集まるミーティングや例会で他のメンバーに向けて「私はアルコホリックです」と名乗ることからはじめ、「アルコホリック」としての自己物語を告白する。松島によれば、飲まないことが達成されているメンバーのアイデンティティは、「飲まないアルコホリック」[39] というものである。「飲まない」は「現在」、「（飲酒する者としての）アルコホリック」は「過去」の状態を示しているため、メンバーは「現在」と「過去」の二重のアイデンティティを共に「私」のものとして取り込むことに成功する。

このように「現在の私ではないが、確かに私である過去の私」を現在のものとして想起することによって、「過去と現在の近似化としての想起」を導く。メンバーはアルコホリックであることや、アルコールに依存して飲んだ過去を現在語り続けることによって、自分に付随しているものであることを示すことができる。したがって、「過去の私」は「現在の私」を構成する一部となることができる。

その一方で、「過去の私」を想起することで、それが「現在の私」ではないことを認識することもできる。こうした、「確かに私であるけれども、現在の私ではない」ことに向かう想起は、過去がもはや終了したものであることを宣言するように働くと同時に、現在から相対化された過去、現在と排他的な関係にある存在としての過去を成立させる機能を持つ「過去と現在の差異の生産としての想起」である。したがって、メンバーは「過去の私」のように「飲んでいるアルコホリック」なわけではなく、あくまで「飲まないアルコホリック」としての「現在の私」を確認できる[40]。

以上のように、AAや断酒会では過去の想起を通じて、「現在の私」の一部としての「過去の私」および、「現在の私」とは一定の距離をもつものとしての「過去の私」を生成する。前者はドゥルーズの分析でいうところの一次効果、後者は二次効果に値すると考えられる。このように考えるならば、メンバーたちは、飲酒はしないものの、想起の反復を通じて「私はアルコホリックだった̶を̶持っている（j'ai été alcoolique）」ことが色褪せることを避けるため、アルコホリックが飲酒するのと同じメカニズムで想起し続けていると言える。

松島によれば、メンバーたちによる想起において、本質的なのは、その場限りの「現在」という時間のなかでのみ生成される「過去」という時間の唯一性である。彼らにとっては、想起している「現在」も、そのなかで生成される「過去」も、他のものには置き換えることのできない唯一無二の時間であり、毎回毎回その都度の「現在」においてて「過去」が生成される[41]。しかしながら、ここで松島が論じているメカニズムは、アルコホリックが飲酒するメカニズムとも一致しており、アルコホリックは飲酒していた「過去」を生成するために、新しい酒を「飲酒」するという行為を行っていると考えられる。したがって、ここにおいてもメンバーたちとアルコホリックの行為メカニズムは一致している。そうではなくて、想起において本質的なことは、それが現在、現実ではないことである。想起を通じてアルコホリックとしての過去を呼び起こすことは、実際にアルコホリックとして飲酒することではない。言語上の複合過去によって表されたものにおいて、「過去」と「現在」を同時に生成する場合、現在の硬化を取り戻すためには、その叙述の反復が不可欠であり、したがって、アルコール飲酒という行為が対象となっている場合、実際の行為の反復が不可欠である。言語上の複合過去と、想起によって生成される複合過去的意味の差は、実際にその文字列を叙述し直すこと、行為を反復することが必要であるか必要でないかということである。

ＡＡではアルコール依存症に「治癒はない」と言われている。というのも、何十年も断酒に成功していた人が一口アルコールを飲んだとたん止まらなくなり、連続飲酒状態に陥ることがあるからである。「アルコホリック」でなくなるためには、一生断酒するしかなく、それゆえ治癒はない[42]。ＡＡや断酒会における自己は、生涯「アルコホリック」ないし「飲まないアルコホリック」なのであり、それ以外の自己の語りはＡＡや断酒会には存在しない。したがって、メンバーは望む限りその団体に所属し続け、「(飲まない)アルコホリック」としての自己を語ったり確認したりすることの反復が半永久的に可能になる。「飲んでいるアルコホリック」も「飲まないアルコホリック」も両者とも「アルコホリック」である現在の硬化を探求しているのである。ＡＡでは断酒歴を重ねるたびに、断酒○○年の誕生日を仲間たちから祝ってもらえ、「飲まないアルコホリック」として年を重ねられる[43]。したがって、メンバーは望む限りＡＡに所属し続け、繰り返し「(飲まない)アルコホリック」としての自己を語ったり確認したりすることができる[44]。そして、そうすることによってこそ、多くの「アルコホリック」が断酒に成功してきたのである。

ＡＡで「アルコホリック」である自己を語り続ける人びとにとって、「アルコホリック」という属性が自己の普遍的アイデンティティとなるため、再帰的に自己をモニタリングすることで自己アイデンティティを選択していく必要がなくなる。したがって、「アルコホリック」としての自己を語り続けることで、「アルコホリック」として確立された自己アイデンティティに癒され、それに嗜癖してしまう恐れがあると言える。こうして「再帰的であれという規範に従えば従うほど、結果として再帰的でない状況[45]」に陥ってしまうという矛盾が生じる。この場合において自己は、再帰的プロジェクトに没頭し、それを習慣として繰り返す嗜癖的なあり方を見せる。したがって、嗜癖的なあり方が再帰性を放棄する手段になる、あるいは再帰性が嗜癖的なあり方を回復させるとは、一概には言い切れない。

では、ＡＡで育まれる再帰的な関係性（親密性）についてはどうだろうか。「一二ステップ」の第一二ステップでは、ＡＡで得た「メッセージを他のアルコホリックたちに伝えよう」とすることが求められる。同じ苦しみを経験している人たちを救いたいという理由だけではない。「他のアルコホリックたちと徹底的に関わっていくことほど、再飲酒を防ぐ保証になる行動はない[46]」からである。ＡＡの創始者であるビルは、ＡＡ設立の途中に何度も飲酒の誘惑に駆られたが、「他のすべての手段がだめでも、他のアルコホリックと共に問題に取り組むとその日一日（今日一日）飲酒せずにいられることがまもなくわかった[47]」という。ＡＡにとって仲間意識を共有できることがいかに重要かということが、創始者のビルによる以下の記述からも読み取られる。

ある哀れな男は、私の家で自殺をした。彼には私たちの生き方が見えなかった、見ようともしなかった。しかし、辛いことばかりでなく、楽しいこともたくさんある。私たちが俗っぽく軽率に見えることに呆れる人もいるだろう。しかし、その下には命がけの熱心さがある。信仰は一日二四時間私たちのなかで、あるいは私たちを通して、行われなければならない。さもなければ、私たちは滅びてしまう[48]。

ＡＡにおいて仲間たちは、同じ目標に向かう者として強い結び付きを感じ合う。彼らは繰り返し飲酒する代わりに、互いを正直にさらけ出し合うことができ、共に問題に取り組み続けることができる他のアルコホリックや新しい仲間との親密性を必要としている。ＡＡに集まった「アルコホリック」という逸脱者／異常者は、他のアルコホリックたちと仲間意識を共有できる関係性を構築すること、他の関係性ではなくこの関係性を選択することで、ＡＡという場所のなかで「正常」な者として回復する。この空間にとどまることを選ぶ者がいるならば、ＡＡは逸脱者／異常者を「正常」な者として回帰させ続ける縮図社会としての側面があると言えるだろう。ＡＡは再帰性を回復させることや仲間との親密性を築き上げることのできる場所である。その一方で、ＡＡは「アルコホリック」という自己アイデンティティに嗜癖したり、仲間と嗜癖的な関係性を築いてしまったりする場所でもある。このようにＡＡは二重の側面をもつ場所なのである。

❖ 回復者たちの嗜癖

ＡＡをはじめとする自助グループで「飲まないアルコホリック」として回復するような者ではなく、一般社会における嗜癖からの回復者についてはどうだろうか。ここからは、嗜癖から回復したと思われる元嗜癖者に焦点を当てることで、回復者のあり方が嗜癖的なあり方と類似していることを示すために、元嗜癖者の「語り」に注目することにする。

自らを正直に「語る」ことは、自己に再帰性をもたらし、回復の核心部と見なされる自己変容の到達を実現させるため[49]、自助グループや共依存の心理セラピーでは肯定的なものとして捉えられてきた。この方法論は精神分析療法をはじめ、多くの心理セラピーを含む「治療」において採用されているものである。しかし、本節においてこれまで見てきたように、執着心をもって自己を繰り返し「語る」あり方は、一種の嗜癖的なあり方を思わせる。

多くの元クライエントは、「主張者（advocator）」や「働き手（worker）」として、現在のクライエントの支援をしたり、病理に対する一般的な誤解を解いたりするために、彼らがかつて病理を患っていた領域にとどまり続けようとする傾向がある。これらの行動は、一方では苦しんでいる現在のクライエントを助けるという肯定的な効果をもたらすが、他方で、主張者ら自身が、かつての病理の領域にとどまることを望んでおり、「元クライエント」として、自身の病歴のカミングアウトを行うことや、自らの経験を「語る」ことを繰り返すことを渇望しているようにも見える。したがって、自己について「語る」ということは、二重の効果、すなわち、一方で病理から回復するにあたって、あるいは、現在のクライエントに共感を呼び起こすことにおいて効果的であり、他方で、「語る」という行為そのものに対する嗜癖を生じさせるという効果をもたらすと考えられる。

まず、自らを元共依存者と認識する三〇代男性（Bさん）の「語り」について検討してみよう。このBさんの「語り」は、二〇一一年から二〇一四年を通じて行ったインタヴュー調査をもとにしている。この男性はかつて、アルコール依存症だった内縁の妻（Cさん）に暴力を振るわれており、彼女と共依存関係を築いていた。内縁の妻は、暴力を振るう父親、統合失調症の母親のもとで育った女性であった。彼はCさんが家族と電話している姿や、家族の写真をもっているのを一度も見たことがなかった。この不幸な生い立ちを背負った彼女を、彼は支えてあげたいと思っていた。一方で、暴力を振るい、精神的に不安定なCさんを支えるにあたって、どこかに逃げ道を求めていた彼は、Cさんに隠れて浮気をしていた。しかし、この浮気について記してある彼のブログを見た彼女は激しく叱責し、Bさんに刃物で自殺を強要した。彼は刃物で自らを傷つけ、入院することとなった。この事件をきっかけに、家族の介入を経て、彼はCさんとの関係を解消し、現在は別の女性と結婚している。

（Cさんは）僕のなかに何かを起こした人です。それは、老人になっても変わりません。とても大事な人物です。今でも、死んだりしていないか、心配してネットとかで調べることがあります。でも、今は妻を愛しています。Cさんとは共依存でした。でも、今の妻とは共依存なんて思わない。やっと普通の健全な夫婦になれました。普通の夫婦でいたいんです。

現在において「健全な恋愛」に出会うことができたBさんは、他方で、Cさんとの共依存関係をはじめ、自分の病理にまつわる経験を多くの場所で語っている。彼はある施設で職業訓練の講師をしていたのだが、講義のなかで、自分がかつて病理を患った経験があることを率直に語った。彼の告白を聞いた生徒たちのなかには、授業の後、自分がうつ病であること、夫がアルコホリックであること、子どもが神経症であることについて相談に来る者がいた。生徒たちは彼のアドバイスによって、共感を得たり、回復の可能性を信じたりすることで、救いを得るために彼を求めたのである。同じような問題で苦しむ人にとって、彼の正直な「語り」は勇気と称賛をもたらした。この経験が、彼の更なる「語り」を触発することとなる。すなわち、「語り」がもたらす肯定性の一方で、Bさんは、他者に自らの経験を「語る」ことを通じた、自己充足を求めるようになったのである。

なんでそんな話（自分の経験談）をしたかっていうと、意図としてはすごく単純で、福祉の政策とか法律の枠外でこういう苦しみもあるんだよって話をするためです。例えば、窓ガラスが割れて、悲鳴とか叫び声とか聞こえても、民生委員も警察も誰も来ない。地域の相互扶助なんてないということを話すんです。僕は男だから、婦人保護施設にも行けない。一見福祉ってすべての網にかかっているように見えるけど、かかってませんよって話をするときに、いい例として自分を出すんです。無理やり生産的にしようとしていますよね。ただで起きるかって思っています(50)。

Bさんは、自身の経験を他者に語り、それが意義あるものへと変容することを切望している。元共依存者だからこそ、現在その問題の渦中にいる人へ提供できるものがあると考え、彼自身もそれを提供することで誰かの役に立つことを求めている。過去に生産性、言いかえれば、再帰性をもたせる作業を、彼は繰り返し行っている。彼をインタヴューするきっかけになったのも、彼の過去を生産的なものにしたいという彼の熱意からの申し出であった。第5章でインタヴューした海外在住の女性Aさんも、彼と同様に、自分の辛い過去・現在の経験が、少しでも何かに生かされてほしいと切に願っており、インタヴューを申し出てくれた。つまり、両者とも私がインタヴューのアプローチをしたわけではないのである。このようなケースが発生するのは共依存研究の特徴なのかもしれない（すべてのインタヴューの申し出を受けてきたわけではないことは明記しておく）。インタヴューを通じて彼らは、私（著者）の研究、ひいては同じような問題を抱える人の役に立つことを望んでくれた。彼らにとって他者の役に立つことは、彼らの生存の根幹にもかかわっているように感じられた。

Cさんの話をしながら、彼の周りの他者について思いをめぐらしたBさんは、以下のように語った。

壊れるのが怖いのです。掛け替えのないものが壊れるのが怖いんです。僕にもなぜ怖いのか分かりません。掛け替えのないものも何か分かりません。ただ、言えることは、掛け替えのないものを守ろうとして守れていなかったんだなと思います。Cさんとの関係においてもそうでした。僕は「取り換え可能性」という言葉をよく使います。今はそういう社会だとかって思っているんです。無縁社会とか、貨幣とか、労働とか。掛け替えのないものは、取り換え可能ではないものですよね。でも、それが、取り換え可能になるのが怖いんです。

ここで彼が「取り換え可能」になると恐れているものの一つは、「彼自身」であろう。そして、もう一つ、Bさんにとって「取り換え可能」でない存在を、彼は守りたいと思っていたのである。しかし、それができなかったと考えている彼は、大切な人を傷つけた過去の振る舞いを「罪」であると強く認識しており、その罪障感に苦しんでいた。Cさんと付き合っていたときに別の人と「不適切な」性的関係を築いていたこと、自殺を試みたこと、人を裏切ってきたこと、それらすべての「罪」を想うとき、「こんな汚れた自分が生きていていいんでしょうか」と彼は自分や神に問いかけた。

僕には自殺願望があるんです。でも論理的にそれを否定しているんです。死んではダメだって。僕を重要な他者だとしている他者がいる限り、僕は死ねないって思っているので、自殺は絶対にしてはいけないって決めているんですけど、でも願望としてはずっとあって、いつ人生を終わりにしてもいいと思っているんです。だけど、人を裏切ってきた罪を墓場まで持って行きたくないんです。それを公にしてけじめをつけたところで、ここで傷つけてきた人が納得するかどうかは分からないんですけど、少なくても今後傷ついていくような人たちがいるかもしれないし、彼ら彼女らがそれによって一人でも救われる瞬間があれば僕も救われるんです。

「罪深い」自分でも、誰かの役に立てたなら、その人だけでなく彼自身も「罪」から解放される、と彼は感じていた。彼はまた、彼の体験をもって他者を助けることで、彼の言葉でいう「取り換え可能でない存在」になることを望んでいた。この意味において、彼は明らかに「語る」ことに嗜癖している。

Bさんは、社会福祉士として働き始めた。第一希望の部署には就けなかったのだが、彼のついたポストにおいて偶然にも、以前彼自身が当事者であったDV問題に携わることがある。彼はときに、暴力の被害者の話を聞くことで、自分の過去の経験を思い出し、体調を崩すこともある。ときに、警察といっしょに悲惨な家族の状況に立ち会わなければならない。虐待的な親から子どもを引き離し保護しようするとき、その親が子どもを手放したくないと暴れる光景を、彼はとても現実離れしたものだったと語った。彼の前任者はこの過酷な仕事を通じて精神が壊れてしまったという。しかし、彼はこの困難な仕事を決して嫌悪していないと述べる。彼は、自分の体調を壊してでも、誰にでも出来るわけではない過酷な仕事を乗り越えることが自分にはできると、固く信じているのである。彼にとって、過去を生産的なものにして「人の役に立つ」ことは、彼の存在意義を賭けた行為のように見受けられる。彼は、彼を必要とする人を求めており、その人によって救われている。それは嗜癖的行為に他ならない。しかし他方、彼が存在そのものを必死で賭けているからこそ、誰かの役に立とうとする行為が、誰かの心に深くとどくのかもしれない。

三〇代男性のインタヴューに見られたように、クライエントあるいは元クライエントによる「語り」には二重の効果がある。「語り」は、嗜癖症状の回復に役立ったり、共感をもたらしたりすると同時に、「語る」ことへの執着を生み、過去の状況と類似した構造を導き出す。先述のケースの男性が、彼の経験をいくつかの仕方において「語る」ことで救われていること、また、彼の「語り」が、その他の苦しんでいる人びとに対して有益であることは明白である。しかしその一方、これらの「語り」や、関連した仕事に従事することで、肯定的な応答をもらったり、自分の悲惨な過去に意味をもたせたりするために、かつて抱えていた病理の領域にとどまっているようにも見える。

元クライエントが、自らの病理から回復した後、異なるステイタスをもってその病理の領域にとどまり続けようとすることは、非常にありがちなことである。ヴェルセイとクリスティアン（B. Versey & J. Christian）は、四〇六人の元精神病者、嗜癖者／アルコホリック、被害者／サヴァイヴァー、犯罪者に対して、自分が以前の状態から変容することで導き出された、最終的なステイタスは何であると考えているかを調査した。その結果、最も頻繁な答えの一つは、過去の病理の領域における（専門家あるいはボランティアとしての）「主張者」ないし（カウンセラーなどの）「雇用者」（advocate/employed in field）というステイタスであり、二四・二パーセントの人が自身をそのように定義づけた。その他の回答は、「回復者」が二四・二パーセント、「市民」が二一・二パーセント、「健常者」が一八・

二パーセント、「サヴァイヴァー」が三パーセント、定義しない者が九・一パーセントであった[51]。

私が主張者になったのは、私の生活全体にわたって問題となっていた、私の病気やその病気を克服するための機略という二つのことについて、信じられないような、とんでもない間違いが存在していたからです。ヘロイン嗜癖やメタドン保持の治療と回復について存在する、無視、誤解、スティグマ、差別は信じられないほど蔓延していました[52]。

元クライエントの「語り」から、彼らが自身の病理経験を全面的に生かして、現在のクライエントを助けようとしていることが認識できる。彼らの「語り」には、当事者にしか分からない苦しみや理解が存在しているため、現在のクライエントに感動をもたらし、現に苦しむ人びとを救うのである。それと同時に、元クライエントたちは、彼らの過去の問題と同様の構造のなかにとどまることで、過去の出来事の「語り」と再現に対する嗜癖者となっている。

前述したように、共依存の回復者と自己同定している人たちが、共依存の専門家、カウンセラー、セラピスト、共依存に関する書籍の著者になっていることも、同様の意味から注目すべきことである。彼女らは、自らの過去の経験を現在において語り、元共依存者として現在の共依存者のための代弁者となる。彼女らの半生を賭けた言葉は多くの人の心を揺さぶり、彼女らの著書はいくつものベストセラーを生み出した。これらの著作は、多くの人たちの「治療」に役立ち、多くの人たちを「回復」に導いた。他方、元共依存者たちは、共依存の領域から離れることなく、とどまることを選び、元共依存者として「語る」ことを望んでいる。ここに一種のパラドックスがあることは明らかであり、このことは、何をもって「回復」というのかということに対する問いを喚起する。

また、共依存の自助本における教示の実践においても、「アルコール依存症に治癒はない」という文言と同様のことが生じている。元共依存者で共依存の専門家のメロディは以下のように述べている。

私たちが回復プログラムに従っている限り、私たちはより健全で機能的な人生を送ることができる。しかし、私たちが「良くなった」のでもう回復プログラムに取り組む必要がないと考え始めたなら、私たちの病気は再発してしまうのである。(53)

共依存の回復者になるためには、回復者としての実践を繰り返し続ける必要がある。たとえ回復していたとしても、共依存的な症状を見せてしまったならば、あるいは、共依存的な関係性を再度築いてしまったならば、その個人は再び共依存者となってしまう。共依存者にも治癒はないのである。そう認識するならば、元共依存者たちの「語り」の実践や、共依存本の執筆は、現在において共依存者とならないための再帰性を伴った嗜癖的行為なのである。

1-3　統治のメカニズム

たとえその形が嗜癖的なメカニズムと類似的なものであったとしても、われわれにとって現代社会が認める意味での再帰的な自己であり続けることは重要なことである。後期近代以降の社会は再帰的な自己の形成を要請しているし、再帰性の規範を拒否して嗜癖的になることは病理ないし怠惰・堕落とみなされる。そのため、われわれは「正常」な者として再帰的な自己であることを選択しようとする。しかし、われわれが望むもの／望むべきとされるものは再帰的な自己の形成という単純なものではない。というのも、再帰的なあり方と嗜癖的なあり方の境界を完全に区分することはできず、両者には二重性が存在するからである。ではいったい、われわれは実際には何を目指すべきとされているのだろうか。

ミシェル・フーコー（Michel Foucault）は、「自らの利害関心に従う者(54)」としての「ホモ・エコノミクス（*homo œconomicus*)」について分析している。フーコーによれば、ホモ・エコノミクスは古典的には「交換する人間、交換相手」を意味したが、新自由主義において「自分自身の企業家」として読みかえられるようになった。彼らは伝統や習慣や規則に拘束されるのではなく、自由放任されることによって「自分が自由に使えるある種の資本から出発しつつ、自分の満足となるような何かを生産する」[55]。一八世紀に定式化される新たな統治理性は、彼らから逃れ去りながらも、顕在化した彼らの合理性を把握して環境を調整し、彼らが「自らの利害関心に最良のかたちで到達[56]」するためにさらに合理性を追求するよう促す。そうすることで、彼らは「環境にはたらきかけて環境の可変項を体系的に変容させる[57]」環境管理型の統治の技法に対して、体系的に反応する「すぐれて統治しやすい者[58]」として現れる。

以上の定義に従うならば、ホモ・エコノミクスは再帰的な自己に類似するものであると考えられる。前者は利害関心を、後者は再帰的課題の達成を目的としている点で異なってはいるが、両者とも自由な環境のなかで合理的に目的を遂行することで、（結果として）社会の要請に従っている「すぐれて統治しやすい者」である。

ギデンズは「抽象的システム（abstract system）」を再帰的な自己の相補的なものとして位置づけている。抽象的システムは、抽象的通票（それを手にする個人や集団の特性にかかわりなく「流通」できる「貨幣」のような相互交換媒体）と専門家システム（われわれが今日暮らしている物質的、社会的環境の広大な領域を体系づける、科学技術上の成果や職業上の専門知識の体系）という二つのタイプのメカニズムから構成される[59]。

久保はこのシステムには二つの特徴があると述べる。第一の特徴は、行為の成立条件を形式化し、原理的には誰でもアクセス可能なものにすること、第二の特徴は、自己の生を形式化し、自己が自らの性質をより円滑に操作できるようにすることである[60]。久保によれば、抽象的システムを介して主体の行為・性質が形式化されるのと相関的に再帰的な自己が形成される。再帰的な自己は、「被統治者自身の合理性に基づく」環境管理型の統治性によって、自らの行動様式を合理化し他者へ開示するよう絶えず促される。こうして「『自己』を尊重し実現しようとするわれわれの個人的な営みの有様と相関的に、われわれの行為環境を管理する公的な権力の配置が可能になる」[61]。

以上のような観点からすれば、自助グループや自助本は、再帰的近代化の合理性、すなわち、抽象システムの一部であると考えられる。この場合の抽象的通票は、「貨幣」に代表されるような物質的なものではなく、非物質的な「感情」である。自助グループでは、同じ問題に苦しむ仲間たちと感情をさらけ出し合い、その感情を共有し合うことで、飲酒への欲望をコントロールすることに成功することができる。もちろん感情は人類の創造物とは言えるものではないが、感情労働において「感情」も「貨幣」との交換対象となっていることからも示唆されるように、「感情」は十分な相互交換媒体の性質を有している。ただし、自助グループでは、「感情」と「感情」の交換が行われる場所が提供されている。したがって、自助グループは、「貨幣」によって成立する市場化された世界からのシェルターとしての機能を果たしている。そして、その一方で、一切の「感情」の交換が行われないと成立しない交換媒体を要する場所でもある。自助グループの原理と同様に、嗜癖関連の自助本においても、この感情の交換は間接的な形で行われていると同時に、ベストセラーとして現れてくる自助本は市場においても存在感を示している。

さらに、自助グループにおける一二ステップやミーティングは、専門家システムに対応するものである。いかなる嗜癖者も、自助グループや自助本にアクセスすることが可能であり、自助グループに通うことや、自助本の教えを実践することで、「嗜癖者」として自己を形式化することができる。そうすることで「嗜癖者」は、「元嗜癖者」としての再帰的な自己を形成して自己実現を目指したり、自助グループの仲間たちや、身近な他者たちと親密性を築いたりしながら、生涯「(元)嗜癖者」として自助グループや共依存などの嗜癖業界という「社会」で生きることを選択できる。このように嗜癖業界に存在する共同体は、縮図社会のメカニズムをもつ。嗜癖業界で生じている再帰性と嗜癖性の矛盾は、実社会にも存在するのであり、嗜癖業界に存在する「異常」と思われるあり方は、実は

「正常」なあり方と同様の構造をもっている。

斎藤は現在人の自己のあり方について以下のような言及をしている。

> 現代の市民たちは暴力で抑圧されることは少なくなったが、代わりに徹底的な評価で管理され、〝品質〟ごとに階層分化されるようになった。この評価は内面化されて厳しい自己批判となり、自らを客体化して他者（社会）にとっての〝品質の良い製品〟になろうと必死になっている……少女たちが彼女たちの身体を客体化し、異性にとっての〝良い製品〟である自己を作り出すことに汲々としている間、彼女たちの父親や母親は職場にとっての良い働き手、家族にとっての良い母を演じ続けて倦まない(62)。

この記述において、「良い製品」として再帰的に自己を改良しようとしているあり方が、嗜癖的なものだと見て取ることができる。環境管理型の統治の下で生きる自己は、自己を「良い製品」として演出し続けることに嗜癖している。現代社会に存在する自助グループや自助本の教示もこのような統治性の一部である。AAにおいてメンバーたちは、「アルコホリック」としての自己を語り続け、自分自身の棚卸しに終始している。共依存者たちは、元共依存者として経験を語り続け、自身の経験を再生産し続ける。しかし、だからこそ、周囲の人びとを傷つけることしかできなかった嗜癖者たちが、周りの人びとに感謝したり、仲間と助け合ったりできる「より良い自己」の確立に成功してもいるのである。

箱田は、新自由主義のもとで「自分自身の企業家」として自己統治を命じられた主体は、「既存の他者からの導き＝統治のあり方を拒否し、別の導きを選び取ること」で、「真理にふさわしい、あるいは真理に則った生き方(63)」を選んだ主体として本来の価値を取り戻し、「真の生」を生きることができると述べる。自己が「自由である」ことによってこそ、倫理的な自己の実践が可能になるのであり、「倫理は『自由の再帰的なあり方』となる一方で、自由によってその『存在論的条件』として基礎づけられる[64]」。

古代哲学が真の生と呼んだこの実践は、己の生を今より「美しい」ものとするために、自己を統治することだった。われわれには、自己と他者の統治の現状を変え、自己への反逆を企てる力がある。なるほど今日にあっては、自己の刷新が言われる。われわれには、人的資本の高度化が日々「義務」として課されている。しかし、ボードレールが「反逆」と言うとき、それは何よりもまず現在の支配的なあり方への反逆であった。いまこのときに、己はほんとうに何が必要なのかを考える作業は、現代とはどういう時代であるかを知り、その認識にもとづいて、どのように自己をよく、美しく、英雄的に導くか、という問いと結びつく。こうした自己への配慮の問いは、新自由主義のスローガンが描く生のスタイルとは異なる「よさ」があることを示唆してくれる[65]。

自己統治は、「より善い生き方」をいかなる時代においても導く可能性を保有したものであり、「自由」であることが可能なわれわれには、それを実践することができる。それこそ本当の価値をもった「生き方」なのである。

いつの時代においても、そのような生き方を人びとは求めてやまない。再帰性を求める嗜癖者も、「より善い生」を目指している。目指すべきは「善」である。しかし、再帰性と嗜癖性の類似を想うとき、「善」とは何かの認識は揺らぎ、再度同じ問いが蘇る。われわれは、何のために自己統治を目指しているのだろうか。どうしてそれを目指してきたのだろうか。われわれが目指すべきものが実際には何であるかという問いに対して、明確な答えは導き出されてこなかった。この問いを一掃してしまうほどに、われわれは得体の知れないものに突き動かされ、それに魅惑され、それを求めることで、再帰的自己／関係性の構築にエネルギーを供給してきたのである。

2　回復論の倫理観

本節では、共依存における心理セラピーの目標は、必ずしも個人の心の痛みの除去だと言い切れず、そこには現代人が目指すべき自己と築くべき関係性を指し示す倫理観が潜んでいることを提示する。共依存を個人の症状として捉えたとき、それは、「自己喪失の病」であると語られている。また、共依存を含む嗜癖は、回復プログラムに参加することを拒否したり、自分が依存症であることを否定したりする者が多いことから、「否認の病」とも呼ばれている。共依存を関係性の視点で捉えた場合、それは親密な関係性を装う「偽親密性」であるが、それは同時に、親密性へと到達する可能性を秘めた、親密性の前段階であると言われている。このことは、共依存関係は親密性へと成長を遂げるべきという思想を前提としたものである。

自己は、自助グループや自助本を通じて、自己のあり方や自己が他者と築いてきた関係性を反省し、自律的な主体として成長すること、あるいは、自律的な主体が互いを尊重しながら関わり合うことこそ「あるべき生き方」だと学び、そのようにあることを促されている。これは、「生活において直面する問題を個人や家族の次元の問題として処理しなければならないというエートスの普及[66]」、あるいは、「自助（self-help）」や自己反省を推奨するイデオロギーの流れのなかに存在するようなものである。このイデオロギーを背景として構築されてきた共依存の回復論が、一定の倫理を主張するものであり、その倫理の外にあるものを厳しく批判していることを明らかにする。

2-1　真の自己

❖「自己喪失の病」からの回復

精神科医ウィットフィールドをはじめ、共依存を「自己喪失の病」として捉える傾向性は、アメリカにおいても日本においても非常に強い。「自己喪失の病」は、神経症と密接な関係をもつ精神分析理論を元に導き出されたタームであった。しかし、この「自己喪失」概念は、次第に神経症的病理性を必ずしも含まないものへと変容していった。言い換えれば、共依存言説における「自己喪失」とは、神経症的な意味をもつものと言い切れず、神経症的でないものや、現代精神医学の対象とはならないような症状――自己と向き合えていないことや、主体的でないようなあり方など――も意味している。

日本のＡＳＫ（アルコール問題全市民協会）による『アディクション　治療相談先（・自助グループ）全ガイド』における「共依存」の説明は、第三版（一九九五年）から第四版（二〇〇二年）において変化している。この変化には、共依存概念において、神経症的要素が薄れていく様が表われている。つまり、前述したように、この変化の過程において、「医療化としての病理化」が薄れているのである。なお、このガイドは、日本でアディクション問題に悩む人びとが、相談先や治療先などを探すためのものである。ＡＳＫは斎藤、信田と同様に、共依存言説の根幹を築いているため、ここで記されている定義は注目すべきものである。まずは、一九九五年版の説明を引用する。

共依存は、人間関係へのアディクション、「自己喪失」の病です。アルコホリックが飲むことで頭がいっぱいなのと同じように、共依存の人は相手をどうにかすることで頭がいっぱいになっているのです。自分のエネルギーを相手のために使い果たしてしまい、自分のために生きることができません。「相手に必要とされる」ことで、自分の存在に価値を見出すため、必要としてくれる相手との関係に依存します。しかし、献身や自己犠牲が見えない力となって相手を縛りつけていることには気がつかないのです。この人間関係のパターンは、特定の相手をめぐる場合に限りません。依存症の夫が回復したり、夫と別れても、往々にして同じパターンが自分の人生のうえで繰り返されます。共依存の対象が子どもへと移行したり、別の相手と似たような関係を繰り返しがちです。意識してパターンを変えようと努力しても、気がつくとまた同じパターンにはまっていることが多いのです（一九九五年）[67]。

続いて、二〇〇二年版における共依存の説明を引用する。

あらゆるアディクションの「もと」になっているのが共依存です。共依存とは、「自己喪失をベースにした苦しい生き方」のこと。自分が何を必要としているのか、わからない。本当はどうしたいのか、分からない。どんなふうに感じているのか、わからない。だから、自分を愛することができません。

共依存の核には、自己否定感や見捨てられ不安、空虚感、深い悲しみ、怒りが渦巻いています。これらは、痛みをともなう感情です。そのため、痛みを感じないで済むように、知らず知らずのうちに何かにのめりこみます。たとえば、気分を変えてくれる物質。高揚感をもたらしてくれる行為。心を満たしてくれる関係。こうした「のめりこみ」が固定化し、エスカレートするとアディクションとなるのです。

共依存はアンテナが自分（内）に向かずに、外に向いている状態です。相手はどう感じているのだろう。どうしたいと望んでいるのだろう。自分は相手に何を期待されているのか。世間ではどんな行為が賞賛されるのか……。いつも周囲が基準で、「自分」がないのです。

なぜアンテナが外を向いているのかといえば、子どもの頃にそのような生き方をみっちり学習したから。周囲の状況を察知して、いち早く適応しないと生き延びられなかったからです。たとえば親の期待通り行動して「いい子」を演じていないと愛してもらえない、など。

子どもにとって自分が育つ家庭で自分の存在を認められないということは、生きるための居場所がないのに等しいのです。だから、認めてもらえる自分になろうと必死で努力します。「自分はこうしたい」「こうなりたい」と望んで動く代わりに、「こうすべきなんじゃないか」「こうすれば認めてもらえるのでは」と周囲の意向を敏感に察知し、過剰適応するのです。そして、自分の感覚や考えや行動は間違っているのではないか、これではまだ足りないのではないかと、厳しく自分を裁きます。

その背景には、こんな切実な思いがあるのです。自分は「必要とされる人間」だと思いたい。「有能で役に立つ人」だと評価されたい。「ひとかどの人物」として大切に扱われたい。「愛される存在」だと感じたい。……つまりは、子ども時代に得られなかった「あなたはそれでいい」「あなたは大切だよ」という承認を、大人になってもずっと求め続けているということなのかもしれません（二〇〇二年）[68]。

一九九五年から二〇〇二年のあいだに、日本の共依存理解は明らかに変化している。両方の説明の書き出しから、共依存における重要なキーワードが「自己喪失」にあるのは明らかであるが、この「自己喪失」の内容が、一九九五年版と二〇〇二年版では異なるのである。一九九五年版では、神経症概念が明記されていないものの、アルコホリックとイネイブラーの関係や同類結婚を想起させる記述が残っているが、二〇〇二年版では、自己のあり方の話に終始しており、神経症概念は、ほとんど喪失していると言っていいだろう。その一方で、共依存を幼少期における「家庭内トラウマ」として位置づける見方は強まっている。共依存からの回復において、その「トラウマ」を克服し、主体的な生き方を身につけることが重要であるとされている。

共依存を語るときには、それが「自己喪失の病」である以上、自己のあり方に対する議論が避けられない。共依存の回復において重要なのは、自身の「真の自己」を再発見し、「内なる子ども」を癒すことだと言われている。ウィットフィールドによれば、内なる子どもを癒し、真の自己であることを学ぶことによって、自己に変容がもたらされる。変容によってもたらされるのは、ありのままの自己でいることに対して、後ろめたい気持ちをもたずにリラックスできるようになることだけではない。自己は、同時に、欲求を制限することや、「健全に欲求を満たすこと」[69]も学ぶ。自己の変容とは究極的には、「単に人生を生きることから、存在の表現として人生を生きることへの移行であり[70]」、この変容によって、自己の成長を導き、より多くの自己責任を取れるようになることが目指される。

ウェグシェイダー＝クラウスは、このような変容を遂げた人の特徴を、次の**表6－1**ように示している。変容した人の特徴こそ、共依存の回復において目指されているあり方の一例である。共依存言説における痛みを癒す話は、このように目指すべき人格の話や、いかに生きるべきかという話と、同時に展開される傾向にある。そして、その変容すべき人格特性と望ましくない人格特性は、これまで本書でも示唆してきたように二分法で提示される傾向にあり、両者は交わらない関係にあるとされている。共依存言説においては、その二分法のあいだに存在するはずの変容の過程が記述されていていない。それは、ギデンズが嗜癖関連の自助本に記載されている「嗜癖的な関係性」と「親密な関係性」の二分法的特徴を紹介したうえで、なおかつ、共依存を「親密性への通過点」と示したことにも示唆されている。通過点であるはずの嗜癖的な関係性は二分法の一方によって描写し得るものとして、嗜癖業界では記述されている。精神分析理論から導き出された「真の自己」と「偽の自己」の理論においても同様である。

表６－１　変容における対比

変容した人びと	変容していない人びと
彼らは，服従に対して抵抗する。	他者に服従する。
彼らは，新たなライフスタイルを創り出す。	犠牲者のごとく振る舞う。
彼らは，創造的な人格をもっている。	従属者である。
彼らは，自身の目標を自分で定義する。	目標を上手く定められない。
彼らは，内なる自己によって導かれる。	他者によって導かれる。
彼らは，個人的な経験を信じる。	他者が信じるものを信じる。
彼らは，現在を生きている。	過去ないし未来を生きている。
彼らは，必要なものとして痛みを受け入れる。	痛みを隠す。
彼らは，そのままの自分になる。	支離滅裂であり続ける。
彼らは，確固たる価値システムをもっている。	矛盾した価値観。
彼らは，直接的で飾り気がない。	混乱していて複雑である。
彼らは，決断力がある。	優柔不断である。
彼らは，自由を感じている。	動けないと感じており，無力さを感じている。

出所）Wegscheider-Cruse, 1985, p. 181.

精神分析理論においては、両者のあいだには変容の過程が記されており、なおかつ「偽の自己」は時として好ましい二重性を有したものとして描写されているが、嗜癖業界ではその変容の過程も、二重性も存在しないのである。

嗜癖業界においては、自分自身が自分の親になる能力を身につけることも最終目標として見出される。ズパニック（C. Zupanic）によれば、アダルトチルドレンの「治療」においては、第一に、子ども時代の喪失を認め、理想化・幻想化している親を捨て去ること、第二に、自分が自分の親代わりになる技術を学ぶことという二つの「治療」目標があり、その目標を達成するために以下の三段階の回復プロセスを経過する必要がある。

第一段階は、防衛的「否認」を解き、それに関連する感情的無感覚を開放することである。アダルトチルドレンも共依存者も、自分自身の子ども時代の「喪失」および理想化・幻想化していた親の「喪失」をなかなか認めようとしない。例えば、アルコホリックの子どもが「父親は『少しだけ』飲酒をしていた」と述べたり、虐待されて育った子どもが「親は私のことを軽くはたいた（spanked）」と描写したりして、自身に起きた出来事に対して最小限の評価をしようとする。自身の子ども時代の出来事の真相を認め、安全な場所である自助グループなどでその喪失体験を開示し、それを他者と共有することが求められる。

第二段階では、否認していた怒り、抑うつ、罪障感、絶望感、無力感などの感情を表現することが求められる。今まで否認してきたそれらの感情は蓄積されていたため、今や非常に強い感情となって現れてくるだろう。子ども時代に剥奪されていた喪失を受け入れるという真の意味での喪失体験においては、同時に理想化・幻想化していた親を捨て去ることを伴う。ズパニックによれば、多くのクライエントが「治療」を去るのはこの段階である。

第三段階では、「再養育（reparenting）」を行う。この段階では、クライエントは幻想的な親と別れ、親の代わりになって支えてくれる人を探す。途中段階では、それが自助グループ、社会的ネットワーク、セラピストが親代理になることが必要かもしれないが、最終的には「養育的で尊重的な仕方によって、愛情をこめて自分自身の欲求を認め、自分自身に愛情をもって応答することによって[71]」、自分自身が自分の「養育的な親（nurturant parent）」になることが目指される。要約すれば、「否認」の感情を認め、それを表現し、幻想的な親を去らせ、自分自身が自分の親になることで、嗜癖の回復はもたらされると考えられている[72]。

自助グループの仲間と互いに支え合うことも大切であるが、嗜癖の最終「治療」目標は、個人が自分自身を支えることや癒すことができるように、インナーアダルト（inner adult）を育てることであると語られている。成長した「大人」になることで、個人は回復を遂げたと見なされる。共依存言説においては、他者にばかり目を向けて「自己喪失」していた個人が、主体的に自分自身の人生を生きることを学び、そのようなあり方が推奨されている。共依存の自助本は、「再帰性の過程の現れ」であり、「自律的発達を妨害する影響から個人を解放しようとしている」と言われている[73]。このことは裏を返せば、自律的発達を成し遂げることこそ再帰的近代においてふさわしいものであり、その流れに沿わないものは、その生き方を「妨害」していると見なされているという主張であると読み取れる。再帰的近代が認める意味での「再帰性」を有し、自律した個人と成長する生き方の外にあるものに対する潜在的かつ婉曲的排除が、この思想によって促進されるのである。

❖「否認の病」からの回復

「アルコホリックに比べればましだとか、アルコホリックほどの病人ではないと感じることこそが、私の病気だった」[74]と、自身の病理を振り返る元共依存者で共依存専門家のシェフは、以下のように述べている。

回復過程において私たちは、責任を取るということが自分の人生を引き受けることだと知る。しかし、回復していない人には区別ができず、責任を取ることを非難されることだと見なす。嗜癖者や私たちが共依存者と呼ぶ人たちは、自尊心が低いため、「非難され」ることや、人間関係解消の責任を取ることは、耐えられないことと感じている。特に、密かに責任を取りたくないと望んでいればなおさらである。この責任を認めないことが、否認システムの温存に一役買い、病理を長引かせ、破壊的な関係性に留まらせるのである。[75]

嗜癖業界において、「自分が依存症であることを認めないのが依存症者である」という前提の定着は根深いものがある。共依存者にいくらイネイブリングを止めるように促したり、ＤＶ関係から撤退することを説得したりしても、結局は共依存者自身がそれを受け入れなければ変化はもたらされない。信田によれば、このような「態度を『否認』と名づけ、病気を認めないことが病気であるというレトリックを用いることで、援助者たちはかろうじてプライドを保っ[76]」ている。共依存や嗜癖が「否認の病」ならば、それを「否認」と判断するのは他者であり、自己の判断は考慮の対象になっていない。自己は、必ず他者から、「依存症者」と同定されることになってしまう。

この論理は、元々はＡＡをはじめとする自助グループにおける、自分自身の病理を認めることが病理の回復の第一段階であるという確信に由来するだろう。酔っ払いが自身をアルコホリックであると認めることによって、回復の兆しが見えてくるという事実がここには存在する。この確信は嗜癖業界全般に行き渡っている。家庭内トラウマを抱えている大人は、自身をアダルトチルドレンと認めることで自分のトラウマを癒す準備が整う。共依存者たちは、自分が共依存者だというアイデンティティを得ることで、自身の漠然とした苦しみを描写することができるようになり、苦しみからの回復の道へと歩き出すことができる。つまり、あらゆる嗜癖の回復の大前提は、自身の病理を認めることとされてきたのである。ここで重要なことは、このように自己同定を行う権利がこの場合は「本人」に認められていることである。

病理を認めるという行為の反対が、病理の否認である。嗜癖の回復において、病理の存在を認めることが必要条件ならば、病理を否認する者は回復できないというレトリックが成り立つ。しかし、このレトリックにおいて見落とされているのは、誰がその病理を認めたり、否認したりするのか、ということである。「病理を認めること」においては、「自己」の判断が尊重され、「病理の否認」においては、「他者」の判断が優先されている。おそらくこの場合の「他者」は、「自己」が病理を認めたときは、それに賛同するだろう。したがって、もし嗜癖を「否認の病」と言い続けるならば、このことは嗜癖業界において、実は自己の判断に関係なく「他者」の判断が優先され、病理を認めることがいずれにせよ是認されるという状況が生じている事態を暴露している。このような批判に対して、依存症をチェックする「チェックリスト」があると言われるかもしれない。しかし、この「チェックリスト」も他者が決めた基準である。共依存者の「チェックリスト」が非常に曖昧で、誰もが共依存者になりかねないものであるのと同様に、ＤＳＭを含め、あらゆる「チェックリスト」的なものは他なるものの価値観によって構成されている。嗜癖概念が近代以降に誕生したように、この価値観も時代と文化に依拠したものである。したがって、この「チェックリスト」の判断を拒否する者がいたとしても、それを絶対的な誤りと見なすことはできない。もちろん、嗜癖の「治療」に対する純粋な恐怖心から、病理を否認する者もいるだろう。しかし、「治療」を別の意味から拒否することは、「否認の病」という解釈において想定されていない。メロディは、自身が発見した共依存の回復プロセスを提唱すると同時に、以下のように述べている。

あなたの回復の秘訣は、自身の個人史を抱きしめることを学ぶことである。個人史を見つめ、理解し、過去の養育的とは言えない出来事で味わった感情を体験するべきた。というのも、そうしなければ、個人史に原因がある問題は軽視され、否認され、幻想として保たれ、あなたの気づかない悪霊となってつきまとうからである。あなた自身の機能不全行動により、この事態はあなたを不幸にし続けるだろう……もしあなたが、機能不全というものを抱きしめなければ、あなたはそれを繰り返しながら苦しみから逃れられない運命にあるのだ(77)。

ここにおいて、共依存者がその回復論を拒否する理由は存在しない。回復論を唱えるにあたっては、確固たる理由からその回復論を受け入れない者がいることを想定されないことは問題である。もし「治療」の過程で、それを中断する者がいたなら、彼らは「否認の病」にあると見なされる。ここに見落とされている視点は、その回復プログラムがその個人には不適応であったという可能性である。いかなる心理セラピーにおいても、それが個人に不適応である場合があるため、一概に「治療」が進まない原因を個人に帰することはできない。私は、共依存の回復論を完全に否定しているわけではない。そうではなくて、問題としているのは、その回復論を常に正しいものとしてしか見なさない固定観念である。「否認の病」と言ってしまえば、その回復論を認めない全ての人が病人になりかねない。この回復論で回復できるクライエントがいることも事実であり、それは強調されるべきことであるに違いない。しかし、この回復論の「否認」を選択しようとしている者に対して、それを押しつけることは、イネイブラーが「あなたのために」と言って近づいてくることと非常に近い関係にあるのではないだろうか[78]。

他者からの客観的な判断に従って共依存者の回復が求められ、その回復の姿が、「自己喪失の病」から回復した自律的な自己であり、そして、それが共依存者の取り戻すべき「真の自己」ならば、回復論の目指す「真の自己」とは、他者の価値観に従う意味での「真の自己」になってしまう。そのような特性の保有に失敗した個人は病人として認識され、回復や成長を促される。共依存は、「真の自己」を発見し、健全な仕方で他者と関わることができるようになるための通過点として捉える言説も[79]、回復論の適用を促すだろう。こうして、このような特性の獲得に到達した「真の自己」という役割を演じる個人が、ここに生まれるのである。

その「真の自己」が役割を演じている結果のものだとしても、客観的なまなざしのもと自律的で主体的に見えている限り、その個人は、回復に成功した者として認知されるだろう。ここにあるのは、「回復者」という役割とも言えるものである。共依存概念が、神経症的な意味での「偽の自己」について必ずしも問わず、その回復論が、主体的に生きる個人像を目指すならば、その文脈における「真の自己」とは、神経症的な意味での「偽の自己」と近い関係にあるものになる可能性がある。そして、もしその個人さえも、自己を喪失した病人として定義され、その「偽の自己」からの回復が必要だと言われるならば、いったい回復論は何を目指しているのだろうかという疑問が生まれる。ここに存在する自己は、決して主体的な存在ではなく、回復論に服従した存在である。小池が述べるように、「セラピーでは、自己の内的現実を志向なものとして称揚するいっぽうで、カウンセラーや心理学といった権威も存在し、また当該社会の理想の人間像を教え込む可能性も潜んでいる……自己啓発セミナーの問題に見るように、セラピーを受ける個人を、何か特定の目標へと向かわせるツールとなってしまうこともある[80]」のだ。

このように、共依存の回復論は、「個人の苦痛の除去」と「自律的な個人への成長」という二つの目標を同時に唱えた結果、回復論における矛盾した状態を生みだしてしまっている。さらに問題とすべきことは、問題とされるべき状況、すなわち、「個人の苦痛の除去」の必要性を訴えることによって、「自律的な個人への成長」の必要性を正当化する事態が、ここに生じてしまっていることである。このため、「自律的な個人への成長」が正当化されることによって生じる「個人の苦痛」は、不適切なものとして否認されるのである。

2-2 親密性

共依存症の回復目標は、「真の自己」を形成することにある。しかし、「真の自己」であることへの要請は、他者の権力下において、自己が他者によって正当化された規範を押しつけられることでもあると分かった。それと同様の批判が、共依存関係の回復の姿である親密性を推奨する議論にも向けられる。

親密性とは、「二人以上の人間が、互いにあえてリアルな自己であろうとすること[81]」と定義されるようなものであり、「揺るぎない自己アイデンティティを形成している個人のあいだでのみ可能である[82]」関係性だと考えられている。そのため、親密性を築こうとする自己と他者は、互いに「真の自己」の形成に成功した者同士である必要がある。たとえ、自己自身が回復していたとしても、内なる子どもを癒す作業をしていない他者と関係性を築いてしまったとき、その関係性に引きずられる恐れがある。親密性を築くにあたって、回復した自己は、他者が共依存者である場合、その回復を促したうえで関係性の構築に努めるか、関係性を築くパートナーとして非共依存者を選び直して、健全な親密性を築くべきとされる。このような思想が、親密性言説には内在しているため、親密性言説は、人間関係の形成において「あるべき関係性」を要請していると考えられる。この種の批判に対して、ギデンズは以下のように述べている。

親密性は抑圧的なものになり得るとした主張もあり、かりに親密性を情緒的接近の絶え間ない要求と見なすのであれば、明らかにそのとおりかもしれない。しかしながら、親密性を対等な人間同士による人格的絆の交流とみなすのであれば、まったく異なる輝きを放つ。親密性は、公的領域における民主制と完全に共存できるかたちでの、対人関係の領域における無差別的な民主化という意味合いをもっている。さらにもっと別な含意もある。親密性の変容は、近代の諸制度全体を崩壊させるような影響力ももつだろう。というのも、経済成長を最大限に求めることに取って代わり、情緒的な満足感の獲得が重きをなしていく社会は、われわれが今日承知している社会とは、異なったものになり得るからである。今日、セクシュアリティに影響を及ぼしている諸々の変化は、確かに大変革を、しかも徹底した形でもたらしているのである。[83]

ギデンズによれば、(前節で紹介した)再帰的な関係性の新しい型である「純粋な関係性」は、他者を尊重するだけでなく、他者に対して心を開いて関わることで得られる「性的にも感情的にも対等な関係性[84]」である。カップルにとって、「純粋な関係性」は、互いに心を開き合い、互いの独特な性質を楽しみ合い、相互的公開を通じて互いに継続的な信頼をよせ合うことを伴うと言われている。彼は、このような関係性の構築は、平等な関係性とそれに伴う平等な社会の形成に役立つと考えているのである。

社会学者ジェイミソン(L. Jamieson)は、上記のようなギデンズの立場に異議を唱える。ギデンズは近代社会が平等であることや、親密性の変容が平等さをもたらしていることを前提として議論を進めているが、異性愛カップルにおける力関係を含め、多くの個人的生活は、依然として不平等なものによって構造化されている。したがって、関係性の「変容の過程に労力を費やす以上に、不平等さが存在するにもかかわらず、親密性の感覚を持続させることに労力が費やされている[85]」。「親密性」というあるべき関係性を築くことが先行しており、その陰で不平等さが見えなくなってしまっているのである。

樫村は、ギデンズの議論は、再帰的な強い自己を前提とし、エリートに限ったユートピア的なものであると主張する。ギデンズにおける「再帰的自己は、制度やさらには市場からも自律した自己(86)」である。さらに「純粋な関係モデルでは、互いが対等な自立した個人であることが前提となっている」ため、子どもと大人の関係に分かりやすく見られるような非対称性は考慮の対象になされていない。非対称的な関係は、成人同士のほとんどの関係にも見出しうるものと言えるだろう。「理想的には規範フリーで自律した成人であるからこそ最もフレキシブルに育てうる可能性がそこにはあるのに、非対称的な関係についてのモデルの不在のためその可能性は閉ざされてしまう」。樫村は、セラピーでは転移関係という非対称関係が構成されるが、ギデンズは、セラピーを「ひたすら純粋な関係へ導く技術(87)」として考えており、そのような発想が欠いていると指摘している。

不平等さが不可視化されていることはもちろん、親密性の構築が重要課題として掲げられていることに対しては、信田も違和感をもっている。信田の述べるように、ACないし共依存の目標が「対人関係の悩みを解決すること」になってしまえば、対人関係に悩みをもっていない人などほとんどいないため、それはかなり高度な目標となってしまう。問題を全て解決することが「回復のゴール」と見なされるならば、誰も一生回復することができない。信田の述べるように、その人が「楽になれば、それでいい」はずであった回復論は、別の姿に変容を遂げてしまっている(88)。

個人の痛みに焦点を当てていた「コ・アルコホリック」を前史にもつ共依存は、その言語が生成された元々の目的からかけ離れ、理想的なあり方の追求を促す語に変化したと言える。このような変化を遂げた意味での共依存言説が病理化しているものは、神経症的なものではなく、理想とされる個人のあり方や関係性の枠組みから外れたものである。この過程には、「真の自己」の議論でみたように、健全な生き方／関係性に対する道徳論が介入しているのであり、それにそぐわない生き方／関係性が、病理として倫理的に非難される対象となってしまっているのである。

2-3　回復論の拒否

ある二〇代の女性は、精神科医との個別面談において、自身の痛ましい過去の出来事を語るとき、まったく感情を見せなかった。彼女は、アルコール依存症の母親が一一歳のとき自殺したこと、母の情夫であった男（つまり語り手の実父）が自分を性の対象として追い掛け回していたことなどを、悲しむことも怒ることもせず、ただ淡々と語った。個別面談を不定期に続けていくなかで、次第に幼少期のトラウマについて語るのを止めてしまった彼女は、現在同棲中のパートナーとの共依存関係についてのみ話題にするようになった。個別面接と別に、自助グループ「性的暴力のサヴァイヴァーたちの会（SSA）」にも参加するようになったが、しばらくほとんど発言せず、他のメンバーの話に感情を動かす気配もなかった。しかし、一年半ほど経過したある日、彼女は自助グループで子ども時代の重要な話を語ることができた。その直後、精神科医に個別面接を求めた彼女は、実母の家のなかで起こったことを、初めて激しい怒りと悲哀の感情と共に語ることができた。この日から彼女は、自分のトラウマを、涙を流しながら語れるようになり、自分の過去を癒すための能力を手に入れた。それから数カ月たったある日、彼女は、以下のように述べた。

○月×日、私は理由もなく嬉しい気分に包まれました。誰かが生まれたようなのです。誰だかわかりませんでしたけれど……。その二日後、もっとはっきりと喜びを感じました……きれいなのです。まわりが息づいて感じられるのです。すべてが生き生きしていて、鮮やかです。クスリのせいかな？　と思ったのですが、いま、クスリは飲んでいないし……(89)。

である。

ここで「生まれた」のは、他でもない「彼女自身」である。彼女は、「治療」を通じて、「再誕生」を成し遂げたのである。

嗜癖症状から抜け出した多くの人は、まずは抑うつ状態に入るが、それから数年たった頃に、彼女と似たような経験を語り出すことがある。「いつも見ている風景が妙に生々しい」、「道端の石ころまでが何か自分に語りかけているようだ」、「風ににおいがあるのが初めてわかった」、「何だか変です。クスリのせいでしょうか」。これらの体験は、「世界の認知の仕方の変化[90]」によってもたらされた、自己の変化と自己の再誕生を示している。この自己は、「自己を守り、自己を傷つける相手と戦うことを学習し、トラウマに再び出会うことを防ぐ術を身につけた新しい自己[91]」である。共依存をはじめ、嗜癖やアダルトチルドレンからの回復論では、「自己の変容」が目指される。今までの苦しい過去に囚われた自己を癒し、新たな自己として生まれ変わる。この生まれ変わった「幼い自己」は、周りの様々な支援を受けることで、「育て直し」されるのであり、最終的には、自分自身がその自己を守れる大人になることが求められる。

ここまでの道のりは、非常に過酷である。自己は、目もそむけたくなるような、振り返りたくもない過去と対面し、向き合い、受け入れなければならない。自己を崩壊させてしまいかねないような苦痛と戦わなければならない。しかし、共依存の回復論が目指すものは、その先にある新しい世界である。今まで見ていたものと違う、生き生きとした世界がそこには広がっている。共依存の専門家たちは、過去は必ず乗り越えられるということを訴えかけ、今、苦しみを抱えている人たちに、新しい世界を眺めることの感動を味わってほしいと望んでいる。特に、元共依存者の専門家たちは、過去の前に屈し続けることが、いかに救いようもなく無意味なことかを身をもって知っている。だからこそ、現在の「病人」たちの回復を望み、そのための一助になりたいと思っている。この望みから生じる支援は、「イネイブリング」とも解釈し得るものである。しかし、その「イネイブリング」に肯定性が見いだされることは、本書でも触れたところである。支援者たちは、支援を通じて癒されているかもしれない。しかし、支援者たちが、心から現に苦しんでいる人の「回復」を望んでいることや、ここに導き出された回復論のおかげで苦しみが除去され、新たな人生を得た多くの人びとがいるのは事実として報告されてきたことであり、尊重すべきことである。

他方、依存症が「否認の病」と言われており、この回復論にそわない「病人」が、自分の病気を認めることができない者としての烙印を押されていることは、この事実とは切り離したうえで問題視すべきことである。諸々の回復論を拒否する者を、拒否すること自体において「病人」と見なすことが正当化されるならば、その人自身の主観は考慮の対象から外れていると言っても過言ではない。本項では、回復論を「拒否（denial）」する者が存在することを示唆し、その生き方を選ぶこと自体が非難の対象になることに対して疑問を提示する。まず、ここで確認しておきたいことは、回復論を拒否するものは、治療現場に現れないことである。あるいは、一旦治療現場に現れたとしても、やがてひっそりと姿を消すであろう。治療現場に、彼らが求めるものはないからである。したがって、共依存に関する著書をはじめとした心理系の関連書籍に、彼らはほぼ現れてこない(92)。現れたとしても、彼らは回復しないので、治療の成功例として描写されえない。そのような事情から、以下では、小説『O嬢の物語』や、冒頭で紹介した映画『リービング・ラスベガス』といった作品に言及することで、回復論を拒否する者について考察していきたい。これらの作品は「ファンタジー」かもしれないが、この作品に出てくる登場人物のような欲求を持ち合わせた者や、このような欲求を密かに成熟させている者の存在は、完全な「ファンタジー」とは言いがたい、あるいは、そこで描かれている「ファンタジー」は人間のもつ欲望にせまったものと言える。

❖「治療」しない者

エロティック小説の名著として誉高い『O嬢の物語』は、一九五四年にパーリーヌ・レアージュ（Pauline Réage）というペンネームの著者によって出版された。以降、四〇年間、著者名は公開されていなかったが、その露骨な性描写を理由に、多くの批評家によって男性が著者であると考えられており、特に序章「奴隷状態における幸福」の執筆者ポーラン（J. Paulhan）が候補に挙がっていた。しかし、一九九四年に女流作家のドミニク・オークリー（Dominique Aury）が、公的に自らが著者であることを認めた。彼女にとってポーランは雇主であり恋人だった。

ポーランは序章において、執筆者が誰か分からないと述べたうえで、小説の細部の描写から著者は女性に違いないと推測した。彼は、『O嬢の物語』は「単なる心情の吐露というよりは、むしろ論文を思わせ、胸に秘めた思いをつづった日記というよりは、むしろ手紙を思わせる」[93]と述べ、その小説を「世の男性が今までに受け取った最も激越な恋文」[94]として認識する。おそらく、彼の感じたことは正しかったのであろう。

小説は、O嬢が恋人のルネの要請に応えて、男性たちが女性を心身共に調教するための場所、ロワッシー城に連れて行かれる場面から始まる。そこでO嬢は彼女の身体のすべてが彼女のものではないと教育され、「唯一の真の仕事」として男性たちに身を任せるよう命じられた。性行為や鞭打ちを含むあらゆる性暴力を許容し、O嬢を男性たちに引き渡したのはルネであるため、それらすべてにルネが関与していることになる。ルネの奴隷として調教されたO嬢は、物語後半では、ルネの敬愛の対象であるステファン卿へ贈呈されることになる。O嬢は、ルネの主人とも言える存在であるステファン卿の性奴隷ひいては性玩具になることを受け入れる。O嬢はステファン卿の持ち物である証として彼の名前の頭文字を烙印され、性器に鉄の輪をつけられる。「削除された最終章では、O嬢はふたたびロワッシーへもどり、そこでステファン卿に捨てられるのである……ステファン卿に捨てられようとしている自分を見て、彼女はむしろ死ぬことを選んだ。ステファン卿もこれに同意した[95]」。

この小説において、O嬢は男性による暴力にさらされ続けており、人間としての生を失っていく。しかも、それをO嬢自身が望んでいるかのような描写によって物語は進行していく。例えば、O嬢はルネから以下のようにささやかれて、自分が愛されていると感じて幸福に打ち震えたと語られている。

神が被造物を支配するように、ぼくはきみを支配したいと思う。神は化けものや鳥や、見えない霊や、あるいは法悦そのものの姿になって、その被造物を支配するのだからね……自分のものでなければ、どうして他人に与えることができよう。ぼくがきみを他人に与えるのは、他人の手からきみをただちに取りもどすためであり、そして取りもどされたきみは、ぼくの目には、以前よりも豊かになっているのだ。ちょうど平凡な品物でも神聖な用途に供されれば、それによって一段と浄化されて見えるようにね(96)。

また、下記のステファン卿の言葉は、ルネがあらゆる指令をO嬢に与えるのは、O嬢が自らルネにそうさせるように促しているということを示唆している。

あなたはルネを愛していながら浮気する。ルネは、あなたが自分に気のある男をすべて手に入れたがっているのを知っているので、あなたをロワッシーへやったり、他の男の手に引き渡したりして、あなたが公然と浮気をするための口実をつくってやっているのではありませんか(97)。

O嬢はこの言葉を否定することができておらず、むしろ「心のうちを見破られ」ることを恐れて、ステファン卿から目を背けている。そして、物語が進むにつれて、ルネのように自分のことを愛してくれず、自分を物としてしか扱わないような主人であるステファン卿に完全服従をすることを自ら求めていく。

このように、性暴力の理由を女性に押しつけるような記述に対して、当然フェミニストは抗議した。たとえ作家が女性であったとしても、男性の欲求を満たすためだけに書かれたように感じられる文章を女性に書かせたこと自体も、男女の権力関係を考えるならば問題とされるべきことである。

しかし、精神分析家のジェシカ・ベンジャミン（Jessica Benjamin）は、『O嬢の物語』に対するフェミニストたちからの批判について以下のように述べている。

フェミニストたちがこの小説に異を唱えている最大の点は、おそらく、O嬢が自発的に屈服している描写にあるだろう。彼女たちは、O嬢のマゾヒズムの物語を、承認を得たい願望の寓話的表現として見るのではなく、自分のおとしめにさえも抵抗できないほどに弱く、洗脳された、無力な、被害者女性の物語としてしか理解していない……フェミニストたちの見方は、人々が現実に支配関係に心から同意しているという事実、実際にはサドマゾヒズム関係を行わない多くの人々も、心理内面では、支配と屈従の空想を活発に働かせているという事実を、都合が悪いために否定してかかっている。『O嬢の物語』は、人々は単に恐怖のためだけではなく、自分の心底からの願望を込めた同意でもって屈服することもしばしば頻繁に生じているという考え方を、私たちに大胆に突きつける[98]。

ベンジャミンによれば、「O嬢は自分を、理想的で全能である他者の手に委ねることによってしか恩寵を回復できない、魂を失った人間」としているが、同時に屈服し、徹底的に主体性を放棄して物になり下がることで、彼女は「聖者の自己放棄（martyrdom）にも似た含み[99]」をもつものとして現れてくる。また、O嬢にみられるような屈服願望は、実は承認を求める願望が特異な形で転化したものであり、この小説におけるO嬢の屈服と虐待は、常識的理性では捉えにくい精神的ないし心理的な満足を描き出そうとする試みとして書かれている[100]。この小説によって描かれているO嬢は、「世の女たちがけっして告白しようとしないこと」を語る、「一人の告白する女[101]」なのである。ベンジャミンは、「矛盾にうまく対処することができない理論と政策、不合理なものを否定してかかり、人間生命の官能的、空想的な部分を理性でもって浄化してしまうような理論と政策は、支配の行き着く先を明らかにすることなど絶対にできるはずがなく、ただその部分から目をそらし続けているだけである」[102]と考えている。O嬢のような成人女性の欲求が存在することを明言し、その支配構造が生じる原因を幼児期に見出すことで、それらを考慮したうえで成立する支配からの解放を訴えている[103]。

斎藤は、ある論文で『O嬢の物語』を論評したうえで、臨床家から見たら非常に病的に見えるO嬢が、臨床家の前には自ら姿を現さないと述べる。

オー嬢は奴隷を選択した『自由人（勇者）』ですから、自殺を選択することはあっても治療には訪れないでしょう。この小説が表象しているのは、愛する者への屈服という閉鎖的な形に塑型された女性の性的空想です。それは個体の滅びさえ顧みない激しさを伴いながら、女を外部（男）から閉ざし、それとともに精神の解放をもたらします……願望充足への努力が生む苦痛（元来、目的とする陶酔そのものが空想上のものですから、決して現実に充足されることはないという点で、それは苦痛なのです）にもかかわらず、彼らが自ら私たち臨床家の外来に来て加療を請うことはしません[104]。

ここで斎藤が述べていることは、ベンジャミンのようにO嬢のような欲求を認めているにとどまらず、そのような者がO嬢のように常識を脱する仕方でそれを満たしている「病人」の場合、その「病人」は治療現場にそもそも現れないということが考えられるということである。そのような「病人」自身は、自らを「病人」とさえ定義しないかもしれない。O嬢の物語で、O嬢は自らの欲求を病理として疑うことも、治療を求めることもしていない。ただただ屈服を望むばかりである。このような欲求と実践が存在した場合、それが傷害事件として他者に認識されない限り、公にはされないであろう。

O嬢のように常識的理性では捉えにくい欲求をもち、かつその状態でいることに疑いをもたないがゆえに、治療言説に登場しない者もいるだろう。もちろんO譲のような欲求をもつ者が、必ずしも治療現場に訪れないわけではない。ただ、治療現場に現れたとしても、途中で姿を消すかもしれないし、治らないまま治療を続けているかもしれない。ここで示唆したいことは、大多数の病人に効果を発揮する回復論においても、必ずその回復論に適応しない／できない例外が存在するということである。多数派の回復言説が光を浴びる一方で、そのような存在は「病人」というカテゴリーのなかにおいても、極めて「異常」な存在として浮かび上がってくるのである。

❖「治療」したくない者

ウィットフィールドは、「治療」を放棄する共依存者たちについて、以下のように述べている。

（「治療」の過程で）私たちはしばしば混乱、恐れ、熱意、興奮、悲しみ、無感覚、怒りを体験し始める。これらの体験は、私たちが再び感情を持ち始めていることを意味する。私たちは本当の自分――内なる子ども、リアルな自己――と接触し始める。この時点で脱落し、この先に進もうとしない人もいる。というのも、そのような人は、これらの感情を脅威と感じるため、（神経症ないし共依存のぶり返しと呼ばれる）偽りの自己へ引き戻る方が簡単で、ずっと「心地よい」と思うからである。[105]

この引用から伺えるように、心理セラピーの多くの言説では、回復することが絶対的善としてみなされる圧倒的な傾向がある。しかし、絶対的善とみなす思想は「例外」とされるような人を見落としている可能性がある。ギデンズは以下のように述べている。

「内なる子ども」を養育することは、過去の取戻し――過去を遡り、うろ覚えないし抑圧された子ども時代の経験を再現する過程――を意味するが、それはただ、過去の経験を開放するために行うのである。重点は、現在と過去に置かれており、また、過去との断絶がいかに辛辣なものであるかは、過去を断ち切るために悲嘆の過程が必要であるという事実によって示されている[106]。

ギデンズは、嗜癖からの回復のために、その原因となる過去を「手放す（let go）」ことや「断ち切る（break away）」ことの必要性に同意している。しかしながら、悲哀を有する過去との断絶を拒否することが、必ずしも悲嘆の追求とは言い切れない。「病理的」であるが、その悲哀を含む過去それ自体も自己の一部であり、その自己をかけがえのないものと感じている者もいるからである。それを手放すことが回復であるならば、回復とは、「真に望んでいるもの」を完全に放棄することで、自己を「偽の自己」へと変容させることである。しかし、ここで形成された「偽の自己」は、あるべき姿と関係性の構築に役立つため、少なくても共依存言説に従うならば、「真の自己」と認識されるだろう。ここで述べたいのは、「回復論」が目指す回復のあり方を拒絶したうえで生きていきたい者を、現在の回復論には受容できないということである。回復を望まない者にとっては、現在存在するイデオロギーによって構成されている「回復論」で回復すること自体が、「偽の自己」として生きることなのである。河野は以下のように述べている。

> 心理学の臨床実践（カウンセリング）は、人間の崇高な資質を求めていると言うか、理想的・純粋な努力志向の傾向を持つ、とわたしは考えている。言い換えれば、曖昧、不明、後ろ向き、不純なものを排し、人間の「ドロドロ」を整理して、自己と他者の違いをはっきりさせる。そしてこれを「正常化」と呼ぶ……より本質的な問題とも言える「人間の過剰さや逸脱そのもの」については「異常」以外で説明しないでいる[107]。

このように回復論には、人間の「ドロドロ」を不可視化することを通じて構築し得る一種の強制力が存在する。「治療」が「強制」になる可能性があることを信田は以下の実体験から論じている。一九八七年に旧ユーゴスラビアのザグレブにて、信田は、ある病院のアルコール病棟やアルコールグループを訪問した。アルコール病棟では、患者たちの自由時間はほとんどなく、休む暇（あるいは、飲む暇）もないほど、忙しいプログラムが繰り広げられていた。退院後は、自分の地域にあるアルコールグループに通うことが半ば義務づけられていた。アルコールグループでは、本人の名前とともに三年間の予定がぎっしり印刷されたカードが配られる。カードにはミーティングの出席記録もつけられていた。ミーティングでは、参加者全員で抗酒剤を服用する場面もあり、医療管理も可能となっていた。このように、「ザグレブでアルコール中毒になりアルコール病棟に入院したら、三年間は完全な医療の管理下で過ごすことになる」。この経験を経て、信田は以下のように述べている。

たしかにアルコールを飲めば死に至るかもしれない。徹底した治療体制によって管理されることで、再飲酒を免れ断酒へと方向づけられるかもしれない。しかし、私はこの地でアル中になりたくないと思った。当時から、日本のアルコール治療の不十分さに憤りすら感じていた私だったが、カードに印刷された、断酒に向けての緻密で息の詰まるような日程表を見ながら、「酔っぱらって死ぬ自由がほしい」と思わずつぶやいてしまったのである。(108)

この例は、極端な状況下において導き出されたものかもしれない。しかし、ここに見えてきた「治療しない自由」に対する考察こそ、現在の回復論が見落としがちなものである。

ここで、冒頭に紹介した映画『リービング・ラスベガス』についてもう一度触れたい。ジョン・オブライエンの原作では、皮肉に満ちた「言葉遊び」のような表現がいくつか見られる。マイク・フィギス監督は、その「言葉遊び」を忠実に映画で採用している。例えば、ベンとサラの出会いのシーンである。ラスベガスの道路を運転していたベンが、歩いているサラの「暗い美しさ」に惹かれて、車を降りて話しかけた。「仕事中？（Are you working？）」と聞いたベンに対し、サラは少し怒って「仕事？　どういう意味よ？　私は歩いているのよ。（I'm walking.）」と二、三歩進んでいるところを見せつけた。アメリカの独立したプロの娼婦にとって、停車中の車が連なっている道路も客を見つけるための仕事場である。しかし、当然ではあるが、彼女たちはいつでも仕事中なわけではない。物語では、顔なじみに対して不機嫌な態度を取ったサラが、「スト中か？」と笑い飛ばされたり、娼婦だからと軽く見られて暴力的な扱いを受けたりするシーンがある。この「言葉遊び」は、娼婦が受ける偏見を示唆したものである。

ベンが発した「言葉遊び」を見てみよう。映画の冒頭で、酔っぱらいのベンは、バーで一人の女性を執拗にナンパするが断られる。女性は去り際に「たぶんそんなにたくさん飲んではいけないわよ（Maybe you should't drink so much）」と言い残していく。去っていく女性を横目に、パッとひらめいたベンは「たぶん僕はあんまり呼吸しないほうがいいね！（Maybe I shouldn't breathe so much！）」と言って大声で笑う。ここでは、アルコホリックのベンにとって「飲酒」と「呼吸」が同列になっていることが表現されている。

別のシーンを見てみよう。ベンとサラはレストランでお酒を飲みながら、「初めてのデート」をしていた。そこでサラは、ベンに「なぜお酒を飲むの？」とたずねた。そんなことが本当に聞きたいのかとベンが戸惑うので、サラは言葉を変えて畳みかける。「私はただ、なぜあなたが自殺しようとするのか知りたいの」。ベンは感心して答える。「興味深い言葉の選び方だね。覚えていないんだ。ただ、そうしたいということだけは分かっている」。そしてサラが、「お酒を飲むことが自殺するための方法なの？（Are you saying your drinking is way of kill your self？）」とたずねると、ベンは間髪入れずに、「あるいは、自殺することが酒を飲むための方法かな（Or killing my self is way of drink）」と答えた。サラの評価は「すごく賢いのね」であった。(109) サラはお酒を飲む理由と自殺する理由の二つについて尋ねたわけであるが、ベンは「そうしたいということだけは分かっている」と答えることによって、同時に二つの質問に回答している。ベンにとって「自殺する方法」と「飲酒する方法」も同列である。それらを区別することが、ベンにとって無意味なのである。そんな実感をもつベンにとって、自分の飲酒と初めて向き合ってくれたのがサラなのである。

物語はベンの死と共に終焉し、残されたサラの涙で幕を閉じる。映画版では、ベンの死後も生き続けるサラの「語り」によって、この物語は展開される。サラの「語り」はカウンセラーに向けてのものと推測される。サラはカウンセリングを通じて、ベンを忘れることを望んでいるのだろうか。ベンと愛し合った自分ではない、「真の自己」としての生まれ変わりを望んでいるのだろうか。サラの「語り」にはそういう演出をされていない。むしろ、ベンといることでこそ、サラは「本当の自分」になることができたと語っている。この物語は、回復することができなかったアルコホリックと、ベンを忘れることができないでいるサラの不幸な共依存関係の物語なのだろうか。この映画が表現しているものは、そんなものではない。

映画監督のマイク・フィギス、主演（ベン役）のニコラス・ケイジ、サラ役のエリザベス・シューによるインタヴューでは、あまりにも多くのことが語られている。

マイク・フィギス：これは男と女の物語です。男はアルコホリック、女は娼婦。深い闇のなかで愛し合う二人が、スコット・フィッツジェラルドの生きた一九二〇～三〇年代の映画に出てくるような感覚を持ち、一九九〇年代の冷酷で無感覚でロマンスのない町、ラスベガスに捨てられ、出会い、興味深い強烈なロマンスへと発展していきます。映画は深い闇を抱えていますが、このカップルの核にはお互いに対するポジティブなエネルギーがあります。生きることが彼らの要因と矛盾するのです。

ニコラス・ケイジ：ベンは自殺しようとしますが、肉体的な苦しみのなかで、真実の愛（true love）を見つけるのです。ベンは「娼婦」としてのサラではなく、彼女の真の心を他の誰よりも上手く見つけ出します……彼には苦しみはありません。苦しみから抜け出したのです。

エリザベス・シュー：サラは非常に複雑であると同時にシンプルな女性です。彼女はとても傷ついていて、絶望のなかで希望にしがみついています。そして、彼女は自分が誰で、何が必要かを学ぶためにこの世界へ来たのです……サラは娼婦でベンはアルコホリックでした。だからこそ生まれた愛があるのです……この二人は現実の世界を生きていません。神話の様に無条件に愛し合うのです……これは絶望的な世界に生まれたラブストーリーです。この愛は、純粋に彼らが必要とするものなのです。

著書『わたしって共依存？』の一節で、映画『リービング・ラスベガス』について言及した河野は以下のように述べる。こちらも少し長いが、ぜひとも引用させていただきたい。

酒をやめない決心、生きない決心をするベンと、それをサポートするサラ。二人のこのような選択を第三者が理解するのはほとんど不可能である。「なぜそんなにやさしいのか」とベンに聞かれて「あなたが必要。あなたを利用している」と独り言のように言うサラ。この言葉をして、二人の関係を「共依存」と言い、治療方法を考えるのはおそらく短絡的であろう。「心理学」とも「回復」とも無縁に、あるいはそれを拒否して生きる（死ぬ）人生の重みを感じることこそが必要だと思うのだ。この映画に流れている静かな悲しみを、わたしはどうしてもそっとしておきたいのである。ベンとサラを誰かが救うことができるのだろうか。二人は救われたいのだろうか。いたわりあい、慰めあった時間だけが、たとえそれがどれだけ短く自滅的であろうと、二人にとっては確かな時間なのである。[110]

共依存という語は、個人の症状のみを意味できる語であり、したがって、共依存関係を形成することがなく苦しんでいる共依存者もいることを確認しておきたい。ベンとサラは「共依存関係」と呼ばれ得る関係にあったかもしれない。サラはベンの死後、さらに苦しんだかもしれない。しかし、ベンと出会ったこと、たとえ短く一時的な関係だったとしても、彼と関係することで、サラは救われたのだ。[111] それはベンにとっても同じである。ベンの死後、苦しんでいるときにでさえ、サラにとってはそうなのである。そこで見つけた愛は、絶望のなかで生きていた二人が出会い、「共依存」的な関係を築くことでしか、決して見つけることのできなかった「真実の愛」だったのだ。

付記

第6章・第1節は、小西真理子、二〇一三「自己紹介に嗜癖する――ギデンズ、フーコーを手掛かりに」『アディクションと家族』vol. 29(2). をもとに、加筆、改良したものである。

注

（1）Giddens, 1992, pp. 90-91.
（2）Giddens, 1994, p. 72.
（3）Giddens, 1992, p. 91.
（4）Giddens, 1992, pp. 107-108.
（5）Giddens, 1992, p. 94.
（6）Giddens, 1992, p. 3.

（7）Gartner& Riessman, 1977, pp. 24-27.
（8）通称ビッグブックと呼ばれるＡＡの理念やＡＡメンバーの体験談が記されたＡＡの基本テキスト。
（9）葛西、二〇〇七、一二〇―一二五頁。
（10）葛西、二〇〇七、八九頁。
（11）「神」などの表現から連想されるように、ＡＡはその起源において宗教（キリスト教）と関わりを持っている。ＡＡの創始者ビルにＡＡの思想のきっかけをもたらした友人はプロテスタントであり、ＡＡは設立当初においては、プロテスタント系の宗教運動の一部として活動していた（葛西、二〇〇二、九七頁）。ＡＡのミーティングも、一部においてキリスト教のミサを連想させる形式が存在している。しかし、ＡＡが特定の宗教（あるいは宗教そのもの）に規定されることに反対したメンバーたちによって、次第に宗教的なものと一定の距離を取る指針が示されるようになった。一二ステップにおいても、原案では、「神」と表記された箇所が、「自分なりに理解した神」に修正されている。
　宗教性からは距離をとっているが、ＡＡが霊的なものを推奨していることは無視できないであろう。ＡＡによって回復したカトリック信者がさらなる霊性を追求するために設立した Calix Society という団体や、ＡＡを離脱した人物が作った宗教共同体シナノン（Synanon）も注目に値する。一方、依存症からの非宗教的な回復を強調する Rational Recovery Systems や Secular Oganization for Sobriety という団体もある。葛西の述べるように、「ＡＡは宗教運動の影響を受けながらもそこから独立し、自身を宗教団体から区別して」おり、「宗教ではないがスピリチュアリティはある」団体だと言えるだろう（葛西、二〇〇二、八四―八五頁）。また、「心理学的人間」という概念を提唱した社会学者フィリップ・リーフからは、集団へのコミットメントを要求するようなセラピーは、本質的に宗教に近くなっていくという指摘もされている（Rieff, 1966）。

　なお、宗教ならびにスピリチュアリティを受け入れにくい精神を持つ日本においては、それらの要素を取り除いた断酒会が設立された。日本ではＡＡよりも断酒会が、アルコール依存症の自助グループとして主流である。
（12）アルコホリック・アノニマス、二〇〇二、八五―八六頁。この引用は、一二ステップの邦訳版が日本の自助グループで定着しているため、原著からではなくあえて邦訳から行っている。
（13）Al-Anon Family Group, 2005, p. 3.
（14）Alcoholics Anonymous, 2001, p. 59.
（15）一二ステップの日本語訳では、通常 moral が省かれて訳される。
（16）Alcoholics Anonymous, 2001, p. 293.
（17）Alcoholics Anonymous, 2001；葛西、二〇〇七、一二四頁；Smith 1993.

(18) 斎藤、二〇〇九、四二頁。
(19) 前田、一九八四、二四五頁。
(20) 葛西、二〇〇七、一八頁、二七頁。
(21) Alcoholics Anonymous, 2001, p. 152.
(22) 伊藤、二〇〇九、一一三頁。
(23) アルコホリック・アノニマス、二〇〇二、三六〇頁。
(24) 葛西、二〇〇二、六六頁。
(25) 例えば、メロディは、AAの仲間と共に嗜癖の回復を目指すあり方をヒントにして、自身がカウンセラーを務める施設で、自らの共依存症を、クライエントの共依存者と共有し合うことで、共依存からの回復の道を模索し、その経験から生まれた知見を、自助本に記している（Mellody, 1989）。
(26) Giddens, 1992, pp. 61-62.
(27) Giddens, 1992, p. 2.
(28) Giddens, 1992, p. 90.
(29) Giddens, 1992, p. 190.
(30) 山家、二〇〇三、七三―七四頁。
(31) Giddens, 1992, p. 64.
(32) Giddens, 1992, p. 64, 156.
(33) Giddens, 1992, p. 185.
(34) Hazleden, 2004, p. 202.
(35) Giddens, 1992, p. 189.
(36) Giddens, 1992, pp. 193-194.
(37) Deleuze, 1969, pp. 184-188.
(38) 英語の現在完了は同様の構造を持つものと言えるが、それはドゥルーズのいうように現在の硬化と過去の逃走の硬化の関連性が絶頂に達する時期に限定されているものである。ドゥルーズの分析になぞらえるものであり、あくまで過去を指し示すものである複合過去はフランス語独自の文法と言える。
(39) 「飲まないアルコホリック」は、アルコホリックが飲まないでいるときに感情のコントロールが出来ず、飲酒時に類似する症状をみせる「ドライ・ドランク（飲まない酔っ払い）」とは区別されるべき自己定義である。
(40) 松島、一九九六、一五―一一頁。
(41) 松島、一九九六、一二頁。
(42) 葛西、二〇〇七、一四―一五頁。
(43) Alcoholics Anonymous 日本語版、二〇〇二、三三六頁：葛西、二〇〇七、九頁。
(44) 「飲まないアルコホリック」は、アルコホリックが飲まないでいるときに感情のコントロールが出来ず、飲酒時に類似する症状をみせる「ドライ・ドランク（飲まない酔っ払い）」とは区別されるべき自己定義である。
(45) 野口、一九九六、一八九頁。
(46) Alcoholics Anonymous, 2001, p. 89.
(47) Alcoholics Anonymous, 2001, p. 15.
(48) Alcoholics Anonymous, 2001, p. 16.
(49) Smith, 1993, p. 691.
(50) 三〇代男性のインタヴューより。
(51) Veysey & Christian, 2009, p. 17.
(52) Veysey & Christian, 2009, p. 23.
(53) Mellody, 1989, pp. 214-215.
(54) Foucault, 2004（1979）, p. 274.
(55) Foucault, 2004（1979）, p. 232.
(56) Foucault, 2004（1979）, p. 281.
(57) Foucault, 2004（1979）, p. 274.
(58) Foucault, 2004（1979）, p. 274.
(59) Giddens, 1990, pp. 21-29.
(60) 久保、二〇一一、五六―五七頁。ここでいう形式化とは「コンテクストを欠いた標準的な諸要素間の関係を一般的な原理（規則、法則）に基づいて定式化するというやり方によって対象となる領域を把握したうえで、特定の前提から特定の帰結が自動的に導出されるように組織することである」。
(61) もちろん、久保は、フーコーが「人間」の消滅を受け入れているに対して、ギデンズは意思決定の主体としての近代的な人間観を前提としつつその現代的変容を語っている点、フーコーの「一般化されたホモ・エコノミクス」がおのずから合理的な行動様式をもつと想定された理念的な存在であるのに対して、ギデンズの「再帰的な自己」は抽象的システムと接続しながら自らの行為や性質を絶えず形式化していく実践を通じて初めて現れる点など、フーコーとギデンズの議論の間には異なりがあることを認めたうえで、両者の接続を試みている。

(62) 斎藤、一九九三、xv—xvi頁。
(63) 箱田、二〇一三、二〇四—二〇五頁。
(64) 箱田、二〇一三、二三四頁。
(65) 箱田、二〇一三、二三六—二三七頁。
(66) 山家、二〇〇三、七二頁。
(67) ASK, 1995, p. 367.
(68) ASK, 2002, pp. 17-18.
(69) Whitfield, 1987, p. 120.
(70) Whitfield, 1987, p. 107.
(71) Zupanic, 1994, p. 193.
(72) Zupanic, 1994, pp. 186-194.
(73) Giddens, 1992, p. 64.
(74) Schaef, 1989, p. 108.
(75) Schaef, 1989, pp. 133-134.
(76) 信田、二〇一二b、一七頁。
(77) Mellody, 1989, p. XXVIII.
(78) 久保は、専門家たちはソーシャルワーカーがクライエントとの関係において、クライエントより権力を持っていることを認めているにもかかわらず、そのような関係性のなかで作られる問題について議論された研究があまりないと批判している。彼女は、その理由の一つは「支援／援助は善である」という絶対的価値であると考えるような思想にあるという（久保、一九九五）。支援を受ける側が、支援を受けることをいかに受け取っているかということも重要である。
(79) Whitfield, 1991, p. 6.
(80) 小池、二〇〇二、一〇七頁。

(81) Whitfield, 1987, p. 75.
(82) Giddens, 1991, p. 95.
(83) Giddens, 1992, p. 3.
(84) Giddens, 1992, p. 2.
(85) Jamieson, 1999, p. 477.
(86) 樫村、二〇〇二、二三二頁。
(87) 樫村、二〇〇二、二三一頁。
(88) 信田、一九九六、一五〇頁。
(89) 斎藤、一九九六、二二〇—二二一頁。
(90) 斎藤、一九九六、二二〇—二二二頁。
(91) 斎藤、一九九六、二二二頁。
(92) 第5章第4節で紹介したDV関係にあるカップルの例は、ここで想定している共依存者のうち、治療現場に現れ、それが文書に示されている貴重な例だと考えている。この「例外」が発生した条件として、この二人のDV関係が傷害事件として成立するほどのものであったにもかかわらず、著者である斎藤が、この女性に対して治療者でありながらも（自身で記しているように）「傍観者」という態度をとったことがあげられる。ここで紹介された女性は、DV男性とくっついたり離れたりと繰り返しているわけであり、DVシェルターとは距離を取らざるを得なくなってしまったわけではあるが、傍観者という立ち位置をとった精神科医のもとには通いやすかったのだろう。また、言うまでもなく、このような事例が記される最大の条件は、治療者が回復したわけではない患者の例をあえて取り上げることである。
(93) ポーラン、一九九二、九頁。
(94) ポーラン、一九九二、二〇頁。
(95) レアージュ、一九九二、二五七頁。
(96) レアージュ、一九九二、六四—六五頁。
(97) レアージュ、一九九二、一二五頁。
(98) Benjamin, 1988, p. 55.
(99) Benjamin, 1988, p. 60.
(100) Benjamin, 1988, p. 56.

(101) レアージュ、一九九二、一〇頁。
(102) Benjamin, 1988, p. 10.
(103) ベンジャミンはマゾヒズムの欲求の形成を成育歴にみているが、マゾヒズム研究においては、マゾヒストが生まれながらの性質であると考える立場もある。
(104) 斎藤、二〇〇九、三八頁。
(105) Whitfield, 1987, p. 63.
(106) Giddens, 1992, p. 102.
(107) 河野、二〇〇六、二六―三三頁。
(108) 信田、二〇一二a、一一頁。
(109) この「すごく賢いのね」というセリフは原作にはなかった。
(110) 河野、二〇〇六、九二―九三頁。
(111) ホーナイによる自己消去タイプの分析を思い出してほしい。ホーナイは、自己消去タイプは「愛、特に性愛の楽園においてのみ、すべての苦しみや孤独から解放され、「自分が価値ある人間だと感じること」や「自分の人生に意味を与えること」ができる」と指摘する。この意味を理解するならば、命をもってベンがサラを救ったことが分かる。愛する人の死において、その人の人生を救ったことは、サラを生涯にわたって支えることになるだろう。『リービング・ラスベガス』は男の「ファンタジー」のみに還元できるようなものではない。原作者のジョン・オブライエン、監督のマイク・フィギス、サラ役のエリザベス・シューは共依存者の「ファンタジー」も相当に理解していたのである。

終章

「異常者」という「忘れられた存在」

共依存の専門家ビーティーは、ベストセラー *Codependent No More*（邦訳『共依存症』）においてアルコホリックの妻で五人の子どもの母親だった女性について触れている。彼女は「与えるばかりで自分が享受することを知らない人」であり、あまりにも尽くす苦しい生活を続けたため、わずか三三歳の若さで「老衰死」したと記されている(1)。情報はこれ以外にない。この女性はどんな人生を歩んできたのだろうか。誰が何をもって、この女性を尽くしすぎて亡くなったと判断したのだろうか。尽くすことに没頭した女性の人生は、「空っぽ」だったのだろうか。何をもって、そのような人生は不幸だと判断されるのだろうか。他にも、DV関係から抜け出せず、相手の暴力が原因で亡くなってしまった人の人生は「哀れ」なのだろうか。このような人びとが、「自分の行為を共依存として捉え、治療に向いたらよかったのに、ということはもちろん考えられてよい。しかしそれはある種の『高み』からの物言いな気がしてならない(2)」。誰かの人生（死）を本質的な意味で、他者が評価することはできるのだろうか。この類の疑念が、本書には一貫して流れている。

ここまで論じてきたように、共依存概念を考察すれば、その概念を受け入れる社会において、「自律主義」や「個人主義」が非常に根強いものであることが分かる。この思想のもとでは、「依存」ないし他律的なものは、批判の対象になりやすい。最もラディカルに「共依存」を批判している専門家の一人がシェフであろう。元共依存者でもあるシェフは、自身を振り返り、「私の病気は、自分に起こっていることを、外側から定義づけることだった」[3]と述べる。共依存概念は、アルコホリックや嗜癖者を前提としてできた言葉であり、共依存者は、他者によって定義づけられた存在である。したがって、シェフによれば、もはや共依存という言葉で自己を定義することや、自身の定義として「共（co）」というラベルを使用することも病理である。すべての依存を回避し、すべてのものから「共」を外すことで、自己は主体的な「嗜癖者」だと認識すべきであると訴える。さらに、彼女は、相互依存（interdependence）も自立／脱依存（independence）も、「依存（dependence）」という言葉によって規定されていることを指摘し、人間関係が「依存」という語で規定されること自体に対して異議を唱え、「依存は親密性を殺す」[4]と断言している。「自己自身を決して他者から分離せず、常に他者の延長と見なす」人間関係は幽閉のようなものであり、なかでも「二人で一人というイメージは最悪のものである」[5]。しかもこのような人間関係の構造は社会システムにおいて成立しているようなものであり、その社会システムに屈することを拒否し、憎き「依存」をすべて取り除くべきであるというのがシェフの考えである。

このような議論に対しては、依存を受容する各種ケア論から異議が唱えられるだろう。ケア理論の先駆者であるミルトン・メイヤロフ（Milton Mayeroff）は、「他者をケアするということは、最も重要な意味で、その人の成長と自己実現を助けることである」[6]と定義する。彼は、「他者に病的に依存するような寄生的な関係」[7]の依存と、「自己の人生の意味を生きること」と同義であるものとしての自律を創造する依存とを区別し、「私は他者に献身しているがゆえに、また他者に依存しているがゆえに自律的である」[8]と主張する。この議論は後に「父親」をモデルとした男性的な議論として批判されるが、「依存」を肯定的に示したことにおいて、後の研究に対する重要な財産を残している。

本書の第4章で示したようなフェミニスト心理学の立場からは、より強力な批判がなされるだろう。ケアの倫理の創始者であるキャロル・ギリガンらの思想に強く影響を受けている関係内自己理論では、共依存的なあり方における「共感」能力は、女性の特長として肯定的に捉えなおされる。自律、独立、自立、自己実現を価値あるものと見なし、一方で依存を完全に排除しようとするような理論や治療言説は、関係内自己理論の視点から見れば、男性中心主義の伝統に支配されている。それに対して、関係内自己理論は、個としての独立や分離を推奨するのではなく、つながりや関係性を重視したうえで問題解決を図ろうとする。そのために、自己が自己をケアする能力のエンパワメントが目標に掲げられる。関係内自己理論を採用することによって、依存を否定するのではなく相互依存を目指し、他者だけではなく自己のケアも怠らないような関係性を目指すことで、これまでの関係性を修復したり、これまでの関係性を抜け出して新たな関係性を構築したりすることができる。このようなオルタナティヴな回復論は、関係性を重視する女性が、既存の回復論に対して持っていた違和感を克服するための一助となるであろう。

　ここで目指される相互依存やエンパワメントは、「共依存」の回復にとって重要な概念となる。というのも、共依存言説は、心理的に自己と他者が未分化の状態にあるような関係性を打破すべきものとして描写しているからである。この自他未分化性は、フェミニスト心理学の視点からも回復すべきものである。ギリガンによれば、自己と他者が相互依存することこそ、人間の成熟の姿であり、そこで築かれる相互依存関係は、「〈自己〉と〈他者〉との差異性（＝違い）をきちんと認識したうえでなお」[9]築き得るものである。この認識は、共依存の回復論において目指されている「他者との境界を確立した上でもなお、その人を愛することができる」[10]ような関係性を築き上げることへの規範によって示されている。ギリガンの発達心理学理論は、分離論に対する批判から始まったものではあるが、彼女の理論が発達心理学であるがゆえに、個人が道徳的発達段階のより高次のレベルに成長を遂げることを目標として掲げている。ギリガンによれば、女性は、成人期や関係性について語ったり、自己と他者の相互依存について言及したりするとき、同時に「現行の愛着関係を成熟に至る道として描く」[11]。この観点において、成熟した相互依存に到達するために、幼少期から成人期に発達することが重要となってくる。

二〇一三年一月にニューヨーク大学にて、私はギリガンにインタヴュー調査を行った。ギリガンに共依存について尋ねると、彼女は、共依存者は共依存的自己から自由になるべきであり、「人々は、共依存のような状態から自立しなければならない」と断言した。ギリガンによれば、私たちは関係性とは何かということと、関係性に見えるものは何かということを区別しなければならない。共依存は後者であり、そもそも関係性と呼ぶに値するようなものではない。自己はたとえ沈黙を保っていたとしても、その内に自らの声を抱えるような存在である。自己の声を持たず、無私的に夫や子どものことばかり話すような人は共依存者であり、そのような人にとって必要なことは自立することであるとギリガンは主張した。

ケアの倫理の依存にまつわる言説を吟味すれば、ケアの倫理が依存を肯定する一方で、よいケア／依存と、悪い「ケア／依存」のあいだに線引きを与え、その線引きにより潜在的あるいは意識的に倫理的規範を生み出すことで、従来とは別の自立主義、すなわち、依存を伴った上での自立的なあり方を要請していることが分かる。したがって、ケアの倫理の依存・自立の構図には、心理的に依存し続ける成人や、そのような成人同士からなる依存関係――たとえば共依存――が位置づく余地はなく、そういった依存／依存関係をふるい落とし、不可視化してしまう。依存の肯定性を主張してきたケアの倫理に示されているような立場においてさえ、自立を尊ぶ個人主義は内在しているのである(12)。

共依存言説には、あるべき姿とあるべき関係性を指し示す倫理観が内在していることが分かる。この倫理観は、その流れにそわない者を「病人」とみなし、その生き方を排除する危険をもっている。他方、共依存概念は、これまで善いものとしてのみ見なされてきた献身的なあり方に対する支配的暴力や、関係性そのものの病理性を直視した概念である。しかし、この暴力的な振る舞いや暴力から成り立っているような関係性においても、愛やケアから生まれるような肯定的側面がある。本書における結論は、共依存と呼ばれ得る現象が様々な観点において両義的であり、そのような現象に対して、完全に肯定することも否定することもできないということである。さらに主張するなら、その判断に普遍的な結論を与えることこそ倫理的でないと考える。前述したように、ケアの倫理には個人主義の思想が内在している。しかし、ギリガンによるケアの倫理では、特定のテーマに対する普遍的な「正しい道」が存在しないことが訴えられており、個人の声を重視した文脈依存的な判断が求められている。このような視点に、本書が論じた倫理観が、倫理学へと接合する可能性を見出している。

本書の研究成果を生かし、今後は、客観的に見て完全に否定的な関係性における肯定的側面を示すことによって、共依存者をはじめとする「病理的な」関係性にとどまり続けることを望む者たちの生き方が楽になるような議論を諸言説に加えること、そして、そのための具体的な方法を考えていきたい。そのためにまず、彼らが引き起こす諸問題において「第三者」がいかに介入するべきか／介入しないべきかについて研究を進めていきたい。「第三者」の介入について考察するにあたって、その「第三者」が、当事者にとって身近な他者であるか、他人なのか、専門家や労働者なのか、国家機関なのか、あるいは、より超越的な存在としての他者なのかによって、その介入についての議論は異なってくるだろう。また、本書で論じたように、「病理的な」関係性において本人たちが実感せざるをえない肯定性があることを考慮すれば、介入そのものの暴力性が想起される。したがって、「病理的な」関係性にとどまり続けることを望む者たちの「介入されない権利／治療しない自由」について検討したうえで、当事者が介入を望まない場合、いかなる基準をもって介入するべきなのか、あるいは、生命の危険がある場合においてさえ、当事者には「介入されない権利／治療しない自由」というものが存在するのかを考察する必要がある。

本書では、成人カップルを主な対象としてきたが、今後は「病理的」な関係性に直接巻き込まれた当事者が「子ども」である場合も扱っていきたい。ある報道番組で、母親から虐待される子どもたちの特集があった。特集の最後は、子どもたちによる母親の弁護で締めくくられた。ある子どもは「お母さん、怒るけど、かわいいよ」と言い、別の子どもは「お母さんは、怒ると恐いけど、本当は優しいんだよ」と述べた。スタジオのキャスターは、「こんなふうに思わないとやっていけないんでしょうね」とコメントした。アルコホリックの親など、問題含みの親をもつ人びとが、親を痛烈に批判し、それによって救われることもあるが、一方、彼らが親への愛や尊敬の念そして、親に愛された経験を語ることは、めずらしいことではない。「第三者」は、暴力・虐待などの問題行動のみをクローズアップする傾向にあるが、問題含みの親は、いつも問題含みの行動を取っているわけではなく、子どもたちはそれとは違う扱いを受けている瞬間もある。これはDVカップルにおいても、同様のことが言える。当然であるが「第三者」はそのような光景を知らない。今後は、複雑な想いを抱えながらも虐待者との関係性の継続を望んでいる人が、その望みを叶える方法について研究していきたい。

その研究の一環として、関係性の修復を目指す修復的正義について考察することで、分離のみを推奨する回復論に異議を唱え、共依存的問題における分離とは異なる解決策を導き出すことを課題として掲げたい。これまでのDV関係や児童虐待のような関係性の諸問題において、その対策として問題ある関係性にある個々人を引き離す分離的対処のみが推奨される傾向にあった。しかし、一部の個人は、客観的に見て別れるのが最善であるように見える関係性においても、その関係性に留まり続けることを望んでいるため、この研究は現代において早急に求められているものだと考えている。(13)

また、「病理的」な関係性における介入論を展開するうえで、当事者の関係性に巻き込まれる「身近な他者」（特に家族）がいるとき、その考察はさらに複雑になることは明らかであり、その考慮が求められる。さらに、以上の議論の大前提として、「病理的な」関係性の当事者やその家族が、何らかの圧力によって現状に満足させられている可能性についても検討する必要がある。(14) そのうえで、「『その人がどう感じているか』が大事にされる(15)」あり方について検討していきたい。

最後に、本書は、アメリカを中心として展開されてきた共依存の回復論に内在する倫理観に異議を唱えるものであった。しかし、アメリカは、「家族の中で大人が子供に、男が女に振るう暴力や性的虐待を直視し始めた最初の国である[16]」ことは忘れていけない。児童虐待、DV、共依存的暴力など、これらの暴力がすべて認識されずに現在も水面下でのみ進行していたとしたら、今もこれらの暴力にさらされている人たちが、声をあげることもできずに苦しみぬいていたかもしれない。共依存をはじめとする各種回復論に疑問を呈しながらも、不可視化されていた暴力を可視化させた国、アメリカの功績を見逃すことはできない。そのうえで、本書が提示したいのは、そこでもたらされた可視化にさえ取りこぼされた部分である。そして、皮肉なことに、その可視化が特権をもつことで、より不可視的なものとなってしまった存在である。人間が多様である以上、このような逆説的な出来事は避けられないのかもしれない。論理性をもって主張できない者、感情に訴えかけることさえできない者、より弱い（と認識され得る）者、より「異常」な者が、「忘れられた存在」として声を潜めなければならないのだろうか。しかし、アルコホリックの存在する家族のなかで、声を潜めていた『忘れられた子ども（*The Forgotten Children*）[17]』が認識されることで、被虐待児の痛みが認識され、彼らを救う方法が考えられるようになった。そうならば、現在固定化しつつある価値観ではなく、もう一度「忘れられた存在」を見直すことで、今なお見落とされている存在があることに私たちは気づくことができるのではないだろうか。

注

（1） Beattie, 1987, p. 2.

（2） 河野、二〇〇六、六八頁。

（3）Schaef, 1989, p. 108.
（4）Schaef, 1989, p. 106.
（5）Schaef, 1989, p. 117.
（6）Mayeroff, 1971, p. I.
（7）Mayeroff, 1971, p. 7.
（8）Mayeroff, 1971, pp. 94-95.
（9）森村、二〇〇〇、一一〇頁。
（10）Borovoy, 2001, p. 95.
（11）Gilligan, 1982, p. 170.
（12）詳しくは、小西、二〇一六ａを参照されたい。
（13）DVを修復的正義に適用させる研究としては、リンダ・ミルズの研究成果を参照されたい（Mills, 2008；小西、二〇一六ｂ）。ミルズを中心としたプロジェクトは、二〇一七年現在もニューヨーク大学の暴力と回復センターにおいて進行中である。また、児童虐待を修復的正義に適応させる実践もある（小長井、二〇一〇）。
（14）具体的には、適応的選好やバタード・ウーマン・シンドロームを対象とした研究を想定している。
（15）河野、二〇〇六、一八一頁。
（16）斎藤、一九九五ｂ、一〇頁。
（17）Cork, 1969.

あとがき

NHK番組「みんなのためのバリアフリー・バラエティー：バリバラ」は、二〇一七年五月一四日に「見え始めた精神医療の実態」と題して、精神病院に長期入院する人びとの実態について放送した。諸外国と比較して、日本では人口に対する精神病床数が圧倒的に多いことや、精神科の入院期間が圧倒的に長いことに対する問題提起からはじまり、精神病院に三〇年以上の長期入院する患者の「退院したい」という切実な声が届けられた。しかも、入院患者の多く（たとえば四〇人患者がいれば、三八人）は、医療的には入院の必要がない患者ということだ。一方、日々の安心した暮らしを送るためにも、働くためにも、精神病の家族を病院に預けざるを得なかったという精神病者の家族の痛切な想いも届けられた。

矢吹病院副院長の佐藤浩司医師は、次のように語っている。

なんで入院を長くしていたかというと、ご家族だとか世間が置いといては困るという形で、じゃあ受けましょうという病院があったならば、受けてくれるわけさ。その方が世の中が丸く収まるという形で精神病院というのは存在していたわけさ。

入院患者のリストには、統合失調症、アルコール依存症、知的障碍、器官性精神障碍、てんかんといった病名が連なっている。知的障碍はそもそも精神病院が対象とするものではないが、それを請け負ってくれるのも精神病院だったのである。

精神科医の高木俊介によれば、日本で一九五〇年に高度経済成長がはじまり、その頃に厚生省は、精神障碍者を生産阻害因子ないし治安を乱す存在として認定し、精神病院を大増設し、彼らをどんどん入院させていった。高木は「地域や世間でこれはやっかいだ困ったと思うと何でもかんでも精神病院に放り込んでしまう」日本の歴史について解説した。

番組内で他の入院患者と少々異質な存在だったのは、三〇年近く精神病院に入院しているある女性患者である。彼女には軽度の知的障碍があるというが、精神的な問題を抱えたことも、精神薬を飲んだこともないという。医師も、彼女には入院の必要が全くないと断言している。ではなぜ精神病院に入院しているのか。

女性患者：旦那が暴れて、暴力振るったからね。子どもにね。それで入れられたの。私も。酒飲んでな、旦那が。

佐藤医師：旦那が酒飲んで暴れたから旦那が病院入れられちゃうのは分かるけど……。

女性患者：私まで入れられちゃった。

佐藤医師：なんで私まで入れられちゃったんだろうな。不思議な話だな。

この短い会話から、この女性患者は、酒を飲んで子どもに暴力を振るうような夫から家族や地域を守るために、夫を積極的に精神病院へ入院させようとするような「正常」な人ではなかったのであろうということが推測される。この女性患者の背景は、これ以上は分からない。しかし、本書が論じてきた典型的な「共依存者」が、もしアルコホリックが強制入院をさせられそうになったらどのように振る舞うのか、あるいはアルコホリックが、「入院の必要はないけれど家族・地域・世間にとって有害な人」としての入院患者になり得る人だったとしたら、果たして入院させようとするのか、ということを考えれば、このような精神医療の実態が存在する場合、どのような事態が生じるかは自ずと分かってくるだろう。共依存者の欲求を認めては、家族・地域・世間が困る。精神病院の実態について考察した場合にも、共依存と呼び得る事態や、共依存者と認定され得る人を、「病理」や「異常」、あるいは、彼女たちの思考を「洗脳」や「苦渋の納得」として解釈しなければ、不都合を被る人が多かったであろう。夫から暴力を振るわれる子どもに安全な環境を与えることこそ最重要事項かもしれない。しかし、他方、共依存者が守ろうとするものの肯定性が、すなわち、「隔離された方がいい」とされ、地域や世間に包摂されずに排除されるような存在さえも守ろうとするような情念が、ここにも浮かび上がってくるのである。

本書は、二〇一四年三月に立命館大学大学院先端総合学術研究科に受理された博士論文「共依存の倫理――精神分析と臨床心理を越えて」を加筆修正したものである。論文審査では、主査を博士課程の指導教員である立命館大学教授の小泉義之先生に務めていただいた。小泉先生は、博士論文の骨格も定まらない状態から、一つずつ私の混沌とした思考の糸を紐解くための道を示してくださった。先生のご指導がなければ、ここまで明確に問題意識を表に出すことはできなかっただろうと深く感謝している。副査は、関西大学教授の品川哲彦先生、立命館大学教授の松原洋子先生、同じく竹中悠美先生に務めていただいた。大学院の演習や、博士論文の口頭諮問などを通して、先生方には温かく鋭いご指摘をいただいた。それらのご指摘は、もちろん本書に大いに反映させていただいている。

また、学部生時代にお世話になった立命館大学教授の北尾宏之先生、修士時代の指導教員である立命館大学教授の谷徹先生にも感謝を伝えたい。北尾先生は、共依存という現象の研究が、倫理学の領域でも可能かもしれないと思わせてくれたキャロル・ギリガンの「ケアの倫理」の思想を最初にご指導くださった方である。谷先生は、「なぜ哲学専修で共依存?」という誰もが抱いていた疑問をそのままに、研究テーマの変更を一切求めず熱心にご指導くださった。そして、現在、日本学術振興会特別研究員ＰＤの受け入れ研究者である国際基督教大学教授の川本隆史先生には、私の研究と修復的正義との接点についてご指摘いただいた。特別研究員PDの二年目には妊娠・出産を経験したが、それに伴う諸々の事態に対して、先生は深いご理解を示してくださった。

育児は忙しく、義理の両親の協力がなければ、私の研究は今よりもっと行き詰っていた。夕方以降に研究予定が入るときや、休日出張の際には、夫と共に子どもたちの世話を引き受けてくれた。朝早くから研究予定があるとき、義父は車で送ってくれた。私が追い詰められそうになったとき、義母が振る舞ってくれる愛情たっぷりのおいしい食事は、すり減った心を癒してくれた。これらのサポートがなければ、復帰後の研究成果の多くがなかったものであっただろう。

また、本書は平成二六年度JSPS科学研究費補助金（特別研究費）による研究成果の一部である。いわゆる学振制度は、私のこれまでの研究、そして、これからの研究を支えてくれている。そして、本書のインタヴューに協力してくれた方々にも感謝の気持ちを伝えたい。

私が執筆した論文を読んで、私の研究に興味を持ってくださった編集担当の晃洋書房の井上芳郎さん。博士論文の原稿をお送りしたとき、「本内容は私が是非、編集すべき本です。是非、世に問いたい本です」と、この上なくありがたいお言葉をくださり、出版に関して右も左も分かっていない私を出版の道へと導いてくださった。本書の意図を深くご理解・ご評価してくださる編集者に出会えたことが、本書刊行にあたっての最大の幸運であったと思っている。同じく、晃洋書房の校正担当、石風呂春香さんは、本書刊行にあたってご丁寧なやり取りと校正をしてくださった。『共依存の倫理』にピッタリな素敵な装丁も大変嬉しく思っている。先端総合学術研究科の先輩の新山智基さんは、二つ返事で校正のサポートをしてくださった。どうもありがとうございます。

最後になったが、私に文章を書く楽しさと「ケアの倫理」を教えてくれた母、不器用な私が粘り強く目標に向かうことの意味と、「見守る」ということを教えてくれた穏やかな父、女同士の共感し合い励まし合い理解し合う楽しい関係を教えてくれた妹、私がいかなる変容を遂げても一貫して傍にいてくれ、今を生きることの楽しさを教えてくれた夫、そして、私に存在意義を与えてくれた双子の娘たちに感謝を伝えて本書を締めくくりたい。大切な家族が支えてくれるからこそ、本書は生まれたのである。

小西 真理子

二〇一七年七月　京都府長岡京市の自宅にて

《著者紹介》

小西 真理子（こにし　まりこ）

1984年　岡山県岡山市生まれ
2014年　立命館大学大学院先端総合学術研究科一貫制博士課程修了
2014年　博士（学術）立命館大学
2014年　日本学術振興会特別研究員 PD
現　在　大阪大学大学院文学研究科講師

主要著書（論文）

“Regards croisés entre l’éthique du care et le concept japonais d’Amae,” Bourgault, S. & Perreault, J. (eds.), *Le Care : Éthique Feministe Actuelle,* Remue-Ménage, 2015, pp. 261-273.

「『共依存』再考――フェミニズムによる批判の検討」,『倫理学研究』, 関西倫理学会, vol. 45, 2015年, pp. 123-133.

「ケアの倫理に内在する自立主義――相互依存・依存・共依存の検討を通じて――」,『倫理学年報』, 日本倫理学会, vol. 65, 2016年, pp. 265-278.

翻訳論文

キャロル・ギリガン著「道徳の方向性と道徳的な発達」,『生存学』生活書院, vol. 7, 2014年, pp. 229-244.

など.

共依存の倫理
――必要とされることを渇望する人びと――

2017年 9 月30日　初版第 1 刷発行　　＊定価はカバーに
2019年 4 月15日　初版第 2 刷発行　　表示してあります

著者の了
解により
検印省略

著　者　小 西　真理子©
発行者　川 東 義 武
印刷者　江 戸 孝 典

発行所　株式会社　晃 洋 書 房
〒615-0026　京都市右京区西院北矢掛町 7 番地
電話　075（312）0788番㈹
振替口座　01040-6-32280

装丁　クオリアデザイン事務所　　印刷・製本　㈱エーシーティー

ISBN978-4-7710-2927-9

人名索引

〈ア　行〉

〈カ　行〉

〈サ　行〉

〈タ　行〉

〈ナ　行〉

〈ハ　行〉

〈マ　行〉

〈ヤ　行〉

事項索引

〈ア　行〉

〈カ　行〉

〈サ　行〉

〈タ　行〉

〈ナ　行〉

〈ハ　行〉

〈マ　行〉

〈ヤ　行〉

〈ラ　行〉

参 考 文 献

アラノン家族グループ（出版年不明）『ロイスの物語』アラノンジャパン G. S. O..

Al-Anon Families Groups, 2005, *Al-Anon's Twelve Steps & Twelve Traditions Revised,* Al-Anon's Family Group Headquarters.

Alcoholics Anonymous, 2001, *Alcoholics Anonymous: The Story of How Many Thousands of Men and Women Have Recovered from Alcoholism Fourth Edition,* Alcoholics Anonymous World Services（2002『アルコホーリクス・アノニマス――無名のアルコホーリクたち』AA 日本出版局）.

American Psychiatric Association. 1987, *Diagnostic and statistical manual of mental disorders. Third edition-revised: DSM-III-R*（高橋三郎編, 1988『DSM-III-R 精神障害の分類と診断の手引』医学書院）.

――― 2000, *Diagnostic and Statistical Manual of Mental Disorders, 4th Edition, Text Revision: DSM-IV-TR*（高橋三郎・大野裕・染矢俊幸訳, 2003『DSM-IV-TR 精神疾患の分類と診断の手引』医学書院）.

――― 2013, *Diagnostic and statistical manual of mental disorders. Fifth Edition: DSM-5,* American Psychiatric Association.

Anderson, R. O., 1986, "The physician as an enabler of the chemically dependent patient: How to avoid the traps," *Postgraduate Medicine,* vol. 79(8).

あさみまな, 2010『いつか愛せる――DV 共依存からの回復［新版］』朱鳥社.

Asher, R. & Brissett, D., 1988, "Codependency: A View from Women Married to Alcoholics," *The International Journal of the Addictions,* vol. 23(4).

ASK, 1995『アディクション――治療相談先・全ガイド』アスク・ヒューマン・ケア.

――― 2002『アディクション――治療相談先・自助グループ全ガイド』アスク・ヒューマン・ケア.

麻生克郎, 1995「阪神・淡路大震災時における精神科の援助活動」『公衆衛生研究』vol. 44(3).

Beattie, M. 1987, *Codependent No More: how to stop controlling others and start caring for yourself,* Hazelden Foundation（村山久美子訳, 1999『共依存症 いつも他人に振りまわされる人たち』講談社）.

Benjamin, J., 1988, *The Bonds of Love: Psychoanalysis, Feminism, and The Problem of Domination,* Pantheon Books（寺沢みづほ訳, 1996『愛の拘束』青土社）.

Black, C., 1981, *It will Never Happen to Me: Growing Up With Addiction As Youngsters, Adolescents, Adults,* MAC Publication（斎藤学訳, 2004『私は親のようにならない』誠信書房）.

――― 1990, *Double Duty Series*（*Food Addicted, Chemically Dependent, Sexually Abused*）, CLAUDJA, inc.（鈴木美保子・水澤都加佐訳, 1998『もちきれない荷物をかかえたあなたへ』アスク・ヒューマン・ケア）.

Black, C., Buckv, S. F., Wilder-Padilla, S. 1986, "The Interpersonal and Emotional Consequences of Being an Adult Child of an Alcoholic," *The International Journal of the Addiction,* vol. 21(2).

Borovoy, A., 2001, "Recovering from codependence in Japan," *American Ethnologist,* vol. 28.

Bowen, M., 1974, "Alcoholism as viewed through family systems theory and family psychotherapy," *Annals of the New York Academy of Sciences,* vol. 233.

——— 1975, "Family therapy after twenty years," *American Handbook of Psychiatry,* vol. 5.

——— 1978, *Family Therapy in Clinical Practice,* Jason Aronsen.

Bradshaw, John, 1992, *Home Coming: Reclaiming and Championing Your Inner Child,* Bantam.（新里里春監訳『インナーチャイルド――本当のあなたを取り戻す方法』）.

Burgess, A. W., & Holstrom, L. L., 1974, "Rape Trauma Syndrome," *American Journal of Phychiatry,* vol. 131.

Cermak, T. L., 1986a, *Diagnosing and Treating Co-Dependence,* Johnson Institute Books.

——— 1986b, "Diagnostic criteria for codependency," *Journal of Psychoactive Drugs,* vol. 18.

——— 1991, "Co-addiction as a disease," *Psychiatric Annals,* vol. 21.

Chancer, L., 1992, *Sadomasochism in Everyday Life: The Dynamics of Power and Powerlessness,* Rutgers University Press.

Chappelle, L. & Sorrentino, E., 1993, "Assessing CO-dependency Issues within a Rursing Enviroment," *Nursing Management,* vol. 24(5).

Collins, B. G., 1993, "Reconstruing Codependency Using Self-in-Relation Theory: A Feminist Perspective," *Social Work,* vol. 38(4).

Corad, P. & Schneider, J. W., 1992, *Deviance and Medicalization: from Badness to Sickness,* Temple University（振動雄三監訳・杉田聡・近藤正秀訳, 2003『逸脱と医療化――悪から病いへ』ミネルヴァ書房）.

Cork, M., 1969, *The Forgotten Children,* Addiction Research Fundation.

Coudert, J., 1972, *The Alcoholic in Your Life,* Warner Paperback Library.

Crothers, M. & Warren, L. W., 1996, "Parental Antecedents of Adult Codependency," *Journal of Clinical Psychology,* vol. 52(2).

Davis, D. R. & Jansen, G. G., 1998, "Making Meaning of Alcoholics Anonymous for Social Workers: Myths, Metaphors, and Realities," *Social Work,* vol. 43(2).

Dear, G., 1996, "Blaming the Victim: Domestic Violence and the Codependency Model," in Sumner, Chris & Israel, Mark, et al. (eds.), *International Victimology,* Australian Institute of Criminology.

土居健郎, 1956, "Japanese Language as an Expression of Japanese Psychology," Takeo

Doi, 2005, *Understanding Amae: The Japanese Concept of Need-love,* Global Oriental.

――― 1989, "The Concept of *Amae* and its Psychoanalytic Implication," Takeo Doi, 2005, *Understanding Amae: The Japanese Concept of Need-love,* Global Oriental.

――― 1992, "On the Concept of *Amae*", Takeo Doi (dir.), 2005, *Understanding Amae: The Japanese Concept of Need-love,* Global Oriental.

――― 2001『続「甘え」の構造』弘文堂.

――― 2007『「甘え」の構造（増補普及版）』弘文堂.

Deleuze, G., 1969, *Logique du Sens,* Les Éditions de Minuit（小泉義之訳，2007『意味の論理学　上・下』河出文庫）.

Edwards, G., C. Harvwy &P. Whitehead, 1973, "Wives of Alcoholic: A Critical Review and Analysis" *Quarterly Journal of Studies on Alcohol,* vol. 34.

遠藤優子，2001「臨床から見た共依存・アダルトチルドレン問題」清水新二編『共依存とアディクション　心理・家族・社会』培風館.

Erickson, A. M., 1988, "Co-dependence and nursing," *AD Nurse,* vol. 3(5).

Fajardo, R., 1976, *Helping Your Alcoholic before He or She Hits Bottom: A Tested Technique for Leading Alcoholics into Treatment,* Crown.

Falkin, G. & Strauss, S., 2003, "Social Supporters and Drug Use Enablers: A Dilemma for Women in Recovery," *Addictive Behaviors,* vol. 28.

Favorini, A., 1995, "Concept of Codependency: Blaming the Victim or Pathway to Recovery ?," *Social Work,* vol. 40(6).

Foucault, M., 2004, *Naissance de la Biopolitique: Cours au Collège de France 1978-1979,* Edition établie sous la direction de François Ewald et Alessandro Fontana, par Michel Senellart（慎改康之訳，2008『ミシェル・フーコー講義集成〈8〉生政治の誕生（コレージュ・ド・フランス講義1978-79）』筑摩書房）.

Fox, E., 1940, "Reawakening the Power of Your Wonder Child," in *Power Through Constructive Thinking,* Harper&Row.

Friel, J. & Friel, L., 1986, *Adult Children: Secrets of Dysfunctional family,* Health Communications.

フロイト，ジークムント，1895（芝伸太郎訳，2008「ヒステリー研究」『フロイト全集２』岩波書店）.

――― 1917（高田珠樹・新宮一成・須藤訓任・道籏泰三，2012「精神分析入門講義」『フロイト全集15』岩波書店）.

――― 1940（渡辺哲夫・新宮一成・高田珠樹・津田均訳，2007「精神分析概説」『フロイト全集22』岩波書店）.

Fromm, E. 1941, *Escape from Freedom.* Avon Library（日高六郎訳，1951『自由からの逃走』東京創元社）.

――― 1956, *The Art of Loving,* Harper & Row（鈴木晶訳，1991『愛するということ（新訳版）』紀伊國屋書店）.

——— 1964, *The Heat of Man: Its genius for good and evil,* Harper & Row（鈴木重吉訳，1965『悪について』紀伊國屋書店）.

Futterman, S. 1953, "Personality trends in wives of alcoholics," *Journal of Psychiatric Social Works,* vol. 23.

Gartner, A., & Riessman, F., 1977, *Self-help in the Human Services,* Jossey-Bass Inc Pub（久保紘章訳，1985『セルフ・ヘルプ・グループの理論と実際』川島書店）.

Giddens, A., 1990, *The Consequences of Modernity,* Polity Press（松尾精文・小幡正敏訳，1993『近代とはいかなる時代か？——モダニティの帰結』而立書房）.

——— 1991, *Modernity and Self-Identity: Self and Society in the Late Modern Age,* Polity Press, 1991（秋吉美都・安藤太郎・筒井淳也訳，2005『モダニティと自己アイデンティティ——後期近代における自己と社会』ハーベスト社）.

——— 1992, *The Transformation of Intimacy: Sexuality, Love and Eroticism in Modern Societies,* Polity Press（松尾精文・松川昭子訳，1995『親密性の変容——近代社会におけるセクシュアリティ，愛情，エロティシズム』而立書房）.

——— 1994, "Living in a Post-Traditional Society," in Beck, U, Giddens, A., Lash, S., *Reflexive Modernization: Politics, Tradition and Aesthetics in the Modern Social Order,* Polity Press（松尾精文・小幡正敏・叶堂隆三訳，1997『再帰的近代化——近現代における政治，伝統，美術原理』而立書房）.

Giele, J. Z., 1961, "Social Change in *The Feminine Role: A Comparison of Woman's Suffrage and Woman's Temperance,* 1870–1920," unpublished dissertation, Radcliffe College.

Gilligan, C., 1982, *In a Different Voice: Psychological Theory and Women's Development,* Harvard University Press（岩男寿美子監訳，1986『もうひとつの声——男女の道徳観のちがいと女性のアイデンティティ』川島書店）.

Griffing, S., et al., 2005, "Reasons for Returing to Abusive Relationship: Effects of Prior Victimization," *Journal of Family Violence,* vol. 20(5).

箱田徹，2013『フーコーの闘争——〈統治する主体〉の誕生』慶応義塾大学出版会.

Hands, M., & Dear, G., 1994, "Co-dependency: a critical review," *Drug and Alcohol Review,* vol. 13(4).

Hayes, J., 1989, *Smart Love: A Codependence Recovery Program Based on Relationship Addiction Support Groups,* Jeremy P. Tarcher.

Hazleden, R., 2004, "The Pathology of Love in Contemporary Relationship Manuals," *The Sociological Review,* vol. 52(2).

Hendricks, G., & Hendricks, K., 1990, *Conscious Loving: The Journey to Co-commitment,* Bantam Books（片山陽子訳，1993『コンシャス・ラブ——二人の愛を育てる本』春秋社）.

Herman, J. L., 1992, *Trauma and Recovery,* Basic Books（中井久夫訳，1999『心的外傷と回復』みすず書房）.

Hoagland, S. L., 1990, "Some Concerns About Nel Noddings' *Caring,*" *Hypatia,* vol. 5

(1).

Hogg, J. A., & Frank, M. L., 1992, "Toward an Interpersonal Model of Codependence and Contradependence," *Journal of Counseling and Development,* vol. 70(3).

本田恵子，2001「アメリカにおける共依存研究の展開と最近の動向」清水新二編『共依存とアディクション――心理・家族・社会』培風館.

洪金子，2007「共依存アセスメントに関する一考察」『日米高齢者保健福祉学会誌』vol. 2.

Horney, K., 1950, *Neurosis and Human Growth,* New York: Norton Press（榎本譲・丹治竜郎訳，1998『神経症と人間の成長』誠信書房）.

稲村厚，2016『ギャンブル依存と生きる――家族，支援者と生きづらさを乗り越えるために』彩流社.

Inclan, J., & Hernandez, M., 1992, "Cross-Cultural Perspectives and Codependence: The Case of Poor Hispanics," *American Journal of Orthopsychiatry,* vol. 62(2).

伊藤智樹，2009『セルフヘルプ・グループの自己物語論――アルコホリズムと死別体験を例に』ハーベスト社.

Jackson, J. K., 1954, "The Adjustment of the Family to the Crisis of Alcoholism," *Quarterly Journal of Studies on Alcohol,* vol. 15.

――― 1958, "Alcoholism and the Family," *Annals of the American Academy of Political and Social Science,* vol. 315.

Jamieson, L., 1999, "Intimacy Transformed?: A Critical Look at the 'Pure Relationship'," *Sociology,* vol. 33(3).

Johnson, F. A., 1993, *Dependency and Japanese Socialization: Psychoanalytic and Anthropological Investigations into Amae,* New York University Press.（江口重幸・五木田紳訳，1997『「甘え」と依存――精神分析学的・人類学的研究』弘文堂）.

Jordan, J. V., 1984 "Empathy and Self Boundaries," in Jordan, J. V. et al. (eds.), 1991, *Women's Growth In Connection: Writings from the Stone Center,* The Guilford Press.

Jordan, J. V. et al. 1991, "Introduction" in Jordan, J. V. et al. (eds.), 1991, *Women's Growth In Connection; Writirgs from the Stone Center,* The Guilford Press.

Jung, C. G., & Kerenyi, C., 1951, *Einführung in Das Wesen Der Mythologie: Das Göttliche Kind/Das Göttliche Mädchen,* Publisher, 1969, *Essays on a Science of Mythology: The Myth of the Divine Child,* Bollingen Series（柚木浦忠夫訳，1975『神話学入門』晶文全書）.

金平茂紀，2016「テレビと政治との『共依存』関係」『Journalism』vol. 318.

葛西賢太，2002「セルフヘルプのスピリチュアリティ――ささえあい文化の可能性」田邉信太郎・島薗進編『つながりの中の癒し――セラピー文化の展開』専修大学出版.

―――，2007『断酒が作り出す共同性――アルコール依存からの回復を信じる人々』世界思想社.

樫村愛子，2002「代替生活世界的コミュニケーションの展開――若者たちに見るポストモダン的共同性」田邉信太郎・島薗進編『つながりの中の癒し――セラピー文化の展

開』専修大学出版.
Kasl, C. D., 1989, *Women, Sex, and Addiction,* Perennial Library.
加藤篤志, 1993「社会学的概念としての「共依存」――関係論的視点から」『年報社会学論集』vol. 6.
河野貴代美, 2006『わたしって共依存？』日本放送出版協会.
Khantzian, E. J. & Albanese, M. J., 2008, *Understanding Addiction as Self Medication,* Rowman & Littlefield Publishers（松本俊彦訳, 2013『ひとはなぜ依存症になるのか――自己治療としてのアディクション』星和書店）.
Kerr, A. S. & Hill, E. W., 1992, "An Exploratory study comparing ACoAs to Non-ACoAs on Current Family Relationships," *Alcoholism Treatment Quarterly,* vol. 9.
小林理子, 1996「あとがき」ジョン・オブライエン『リービング・ラスベガス』泉文社.
小池靖, 2002「文化としてのアダルトチルドレン・アディクション・共依存」田邉信太郎・島薗進編『つながりの中の癒し――セラピー文化の展開』専修大学出版.
小長井賀與, 2010「児童虐待と修復的実践」細井洋子・西村春夫・高橋則夫編『修復的正義の今日・明日――後期モダニティにおける新しい人間観の可能性』成文堂.
小西真理子, 2012「共依存と病理性――アルコホリックの妻を追う」『生存学』vol. 5, 生活書院.
――― 2013a, "What is Enabling: A Study of Support Groups of the Tohoku Earthquake"『立命館言語文化研究』vol. 24(4).
――― 2013b, "The Double Effect of Confession: Narration and Sexual Addiction," (The 2nd Asia Pacific Behavioural and Addiction Medicine Conference (2nd APBAM); Transforming Journeys, Singapore, 22-23 May, 2013).
――― 2013c「自己紹介に嗜癖する――ギデンズ, フーコーを手掛かりに」『アディクションと家族』vol. 29(2).
――― 2014, "Codependence as a Symbiosis: Focusing on Sexual Relationship," (8th Global Conference: Exploring the Erotic, Inter-Disciplinary. Net, Mansfield College of University of Oxford, Oxford, United Kingdom, September, 2013).
――― 2015a, 「『共依存』再考――フェミニズムによる批判の検討」『倫理学研究』vol. 45.
――― 2015b, "Regards croisés entre l'éthique du care et le concept japonais d'Amae," Bourgault, S. & Perreault, J. (eds.), *Le Care: Éthique Féministe Actuelle,* Remue-Ménage.
――― 2016a, 「ケアの倫理に内在する自立主義――相互依存・依存・共依存の検討を通じて――」『倫理学年報』vol. 65.
――― 2016b, 「DV における分離政策のオルタナティヴのために――リンダ・ミルズおよび修復的正義の視点」『生存学センター報告――〈抵抗〉としてのフェミニズム』vol. 24.
Koppel, F., Stimmler, L., & Perone, F., 1980, "The Enabler: A Motivational Tool in

Treating the Alcoholic," *The Journal of Contemporary Social Work,* vol. 61(9).
幸地芳朗・保坂卓昭・見野耕一・岩尾俊一郎・柴田明・菅野雅彦, 1997「阪神大震災の被災地におけるアルコール関連問題——光風病院入院患者の統計から」『病院・地域精神医学』vol. 39(4).
Krestan, J. & Bepko, C., 1991, "Codependency: The Social Reconstruction of Female Experience," in Bepko, C. (eds.), *Feminism and Addiction,* The Haworth Press（斎藤学訳,「共依存——女性の経験の社会的再構築」1997『フェミニズムとアディクション——共依存セラピーを見直す』日本評論社).
Kritsberg, W., 1985, *Adult Children of Alcoholics Syndrome,* Health Communications.
久保明教, 2011「〈機械—人間〉というイマージュ——生政治学と計算機科学における自己の編成」檜垣立哉編『生権力論の現在——フーコーから現代を読む』勁草書房.
久保美紀, 1995「ソーシャルワークにおける Empowerment 概念の検討—— Power との関連を中心に」『ソーシャルワーク研究』vol. 21(2).
Kupfer, D. J., First, M. B., & Regier, D. A., 2002, *A Research Agenda for Dsm-V,* American Psychiatric Association（黒木俊秀・松尾信一郎・中井久夫訳, 2008『DSM-V 研究行動計画』みすず書房).
Levine, H. G., 1978, "The Discovery of Addiction," *Journal of Studies on Alcohol,* vol. 39(1).
———— 1984, "The Alcohol Problem in America: From Temperance to alcoholism," *British Journal of Addiction,* vol. 79.
Lodl, K. M., 1995, "A Feminist Critique of Codependency," in Babcock, M. & Mckay, C. (eds.), *Challenging Codependency: Feminist Critiques,* University of Toronto Press.
Lyon, D. & Greenberg, J. 1991, "Evidence of Codependency in Women with an Alcoholic Parent: Helping Out Mr. Wrong," *Journal of Personality and Social Psychology,* vol. 61(3).
前田ケイ, 1984「セルフヘルプ・グループ」『季刊精神療法』vol. 10(3).
真栄里仁・樋口進, 2011「災害とアルコール」『現代思想』vol. 39(12), 青土社.
Masterson, James, 1985, *The Real Self: A Developmental, Self, and Object Relations Approach,* Routledge.
松本俊彦, 2010「DSM-5ドラフトにおける物質関連障害」『精神科治療学』vol. 30(4).
————, 2013「訳者まえがき」エドワード・カンツィアン, マーク・アルバニーズ著『人はなぜ依存症になるのか——自己治療としてのアディクション』星和書店.
松島恵介, 1996「『しない私』と『した私』——断酒的自己を巡るふたつ（あるいはひとつ）の時間について」佐々木正人編『想起のフィールド——現在のなかの過去』新曜社.
Mayeroff, M., 1971, *On Caring,* Harper Perennial（田村真・向野宣之訳, 1987『ケアの本質——生きることの意味』ゆみる出版).
McIntyre, J., 1991, "Reflections on Male Codependency," in Bepko, C. (eds.), *Feminism*

and Addiction, The Haworth Press（斎藤学訳，1997「男性の共依存についての考察」『フェミニズムとアディクション――共依存セラピーを見直す』日本評論社）.

Mellody, P., 1989, *Facing Codependence: What it is, Where it comes from, How it Sabotages our lives,* Harper San Francisco（内田恒久訳，2002『児童虐待と共依存――自己喪失の病』そうろん社）.

Mendenhall, W. M., 1989, *Co-dependency definitions and dynamics.* Alcoholism Treatment Quarterly.

Miller, A., 1979, translated by Ward, Ruth, 1997, *The Drama of the Gifted Child: The Search for the True Self,* Basic Books（山下公子，1996『才能ある子のドラマ――真の自己を求めて』新曜社）.

Miller, A., 1988, *The Enabler: When helping harms the ones you love,* Ballantine Books（夏生悠訳，1999『何がまちがっていたの――「愛」で支配するひと・イネイブラー』ヘルスワーク協会）.

Mills, L. G., 2008, *Violent Partners: A Breakthrough Plan for Ending the Cycle of Abuse,* Basic Books.

Missildine, W. H., 1963, *Your Inner Child of the Past,* Pocket Books（泉ひさ訳，2000『幼児的人間――あなたの内なる過去の子ども』黎明書房）.

水澤都加佐，1998「人生という旅は，軽装備のほうがいい！――監訳者による解説」『もちきれない荷物をかかえたあなたへ』アスク・ヒューマン・ケア.

――――2016a『あなたのためなら死んでもいいわ――自分を見失う病「共依存」』春秋社.

――――2016b「共依存を理解するカギは『感情』です。（前編）」『機関誌ビィ＝Be！』vol. 124.

――――2016c「共依存を理解するカギは『感情』です。（後編）」『機関誌ビィ＝Be！』vol. 125.

Mitchell, S., 1988, *Relational Concepts in Psychoanalysis,* Harvard University Press（鑪幹八郎監訳・横井公一訳，1998『精神分析と関係概念』ミネルヴァ書房）.

Morgan, J. P., 1991, “What is Codependency?,” *Journal of Clinical Psychology,* vol. 47（5）.

森村修，2000『ケアの倫理』大修館書店.

Morita, A., 2011, “Amae and Belonging: An Encounter of the Japanese Psyche and the Waning of Belonging in America,” *Brigham Young University Journal of Public Law,* vol. 25(2).

Murck, M., 1988, “Co-dependence among helping professionals,” *Observer: News From the Johnson Institute,* vol. 10(3).

中山道規・佐野信也・一ノ渡尚道，1995「ACOA」『精神科治療学』vol. 10.

西尾和美，1995「共依存症の精神療法」斎藤学編，1999『依存と虐待』日本評論社.

信田さよ子，1995「アダルト・チルドレンと共依存」斎藤学編1999『依存と虐待』日本評論社.

──── 1996『アダルト・チルドレン完全理解──一人ひとり楽にいこう』三五館.
──── 2004『夫婦の関係を見て子は育つ──親として，これだけは知っておきたいこと』梧桐書院.
──── 2006「アディクション・アプローチと家族療法──権力という問題」『アディクションと家族』vol. 22(4).
──── 2009『共依存・からめとる愛』朝日新聞出版.
──── 2012a「アルコールグループ・断酒会・AA」『現代思想』vol. 40(11)，青土社.
──── 2012b「否認の病から家族の医療化へ」『現代思想』vol. 40(17)，青土社.
──── 2014a「アディクションと家族──『共依存』と『AC』を超えて」『臨床倫理学』vol. 14(4).
──── 2014b『依存症臨床論──援助の現場から』青土社.
──── 2017「共依存をめぐるスペクトラム──ケアから支配まで」『アディクションと家族』vol. 32(2).
野田哲朗，1996「震災後のアルコール関連問題」『精神科治療学』vol. 11.
野口裕二，1996『アルコホリズムの社会学──アディクションと近代』日本評論社.
O'Brien, J., 1990, *Leaving Las Vegas,* Watermark Press（小林理子訳『リービング・ラスベガス』角川書店）.
尾木直樹，2015『親子共依存』ポプラ社.
緒方明，1996『アダルトチルドレンと共依存』誠信書房.
Olmsted, M. E., Crowell, J. A., & Waters, E., 2003, "Mating Among Adult Children of Alcoholics and Alcoholics," *Family Relations,* vol. 52(1).
パーリーヌ・レアージュ著，澁澤龍彦訳，1992『O 嬢の物語』河出書房新社.
Paolino, T. & McCrady, B. 1977, *The Alcoholic Marriage: Alternative Perspectives,* Grune & Stratton.
Pixley, J. M., & Stiefel, J. R., 1963, "Group Therapy Designed to Meet the Needs of the Alcoholic Wife," *Quarterly Journal of Studies on Alcohol,* vol. 24.
Policinski, H., 1986, "Family Caretakers … Professional Caretakers," *Focus on Family and Chemical Dependency,* vol. 6(5).
ポーラン，ジョン，1992「奴隷状態における幸福」パーリーヌ・レアージュ著，澁澤龍彦訳『O 嬢の物語』河出書房新社.
Prest, L. A. & Probinsky, H., 1993, "Family systems theory: A unifying framework for codependence," *The American Journal of Family Therapy,* vol. 21.
Price, G. M., 1945, "A Study of wives of twenty alcoholics," *Quarterly Journal of Studies on Alcohol,* vol. 5.
Réage, P., 1954（澁澤龍彦訳，1992『O 嬢の物語』河出書房新社）.
Rice, J. S., 1998, *A Disease of one's own: psychotherapy, addiction, and the emergence of co-dependency,* Transaction Publishers.
Rieff, P., 1966, *The Triumph of the Therapeutic: Uses of Faith after Freud,* Chicago: University of Chicago Press.

Rimmer, J., & Winokur, G., 1972, "The Spouses of alcoholics: an Example of Assortative mating", *Disease of Nervous System,* vol. 33.

Roach S., 2014, *Unbalanced: The Codependency of America and China,* Yale University Press.

Rosalie, A., Caffrey, R. N., & Caffrey, P. A., 1994, "Nursing: Caring or Codependent?," *Nursing Forum,* vol. 29(1).

Rotunda, R. J., 1996, *Behavioral Enabling Scale,* Unpublished questionnaire.

Rotunda, R. J. & Doman, K., 2001, "Partner Enabling of Substance Use Disorders: Critical Review and Future Direction," *The American Journal of Family Therapy,* vol. 29(4).

Rotunda, R. J., West, L., & O'Farrell, T. J., 2004, "Enabling Behavior in a Clinical Sample of Alcohol-Dependent Clients and Their Partners," *Journal of Substance Abuse Treatment,* vol. 26(4).

斎藤学，1988「アルコホリック家族における夫婦相互作用と世代間伝達」『精神神経学雑誌』vol. 90(9).

──── 1989『家族依存症──仕事中毒から過食まで』誠信書房.

──── 1993「監訳者まえがき」『嗜癖する社会』誠信書房.

──── 1995a「イネイブリングと共依存」『精神科治療学』vol. 10(9).

──── 1995b「共依存と見えない虐待」斎藤学編，1999『依存と虐待』日本評論社.

──── 1996『アダルト・チルドレンと家族──心のなかの子どもを癒す』学陽書房.

──── 2004『「自分のために生きていける」ということ──寂しくて，退屈な人たちへ』大和書房.

──── 2009「エロティシズムとアディクション──現代人の恋愛，共依存，親密性」『アディクションと家族』vol. 26(1).

Schuckit, M. A., 1994, "Are Daughters of Alcoholics More Likely to Marry Alcoholics?," *American Journal of Alcohol Abuse,* vol. 20(2).

Seligman, M. E. P., 1975, *Helplessness: On Depression, Development, and Death,* W. H. Freeman（平井久・木村駿監訳，1985『うつ病の行動学──学習性絶望感とは何か』).

Schaef, A. W., 1986, *Codependence: misunderstood, mistreated,* Harper & Row.

──── 1987, *When Society Becomes an Addict,* Harper & Row（斎藤学監訳，1993『嗜癖する社会』誠信書房).

──── 1989, *Escape from Intimacy: Untangling the "Love" Addictions: Sex, Romance, Relationships,* Harper San Francisco（高畠克子訳『嗜癖する人間関係──親密になるのが怖い』誠信書房).

清水新二，1992『アルコール依存症と家族』培風館.

──── 2001「家族と共依存」清水新二編『共依存とアディクション──心理・家族・社会』培風館.

Shimizu, S., Aso, K., Noda, T., Ryukei, S., Kochi, Y., & Yamamoto, N., 2000, "Natural

disasters and alcohol consumption in a cultural context: the Great Hanshin Earthquake in Japan," *Addiction,* vol. 95(4).

篠田靖子, 1983「アメリカにおける禁酒運動と婦人参政権」『金城学院大学論集』vol. 16.

Sloven, J., 1991, "Codependent or Empathically Responsive?" in Bepko, C. (eds.), *Feminism and Addiction,* The Haworth Press (斎藤学訳, 1997「共依存か, 共感的反応か？」『フェミニズムとアディクション——共依存セラピーを見直す』日本評論社).

Smith, A. R., 1993, "The social construction of group dependency in Alcoholics Anonymous," *Journal of Drug Issues,* vol. 23(4).

Smith, A. W., 1988, *Grandchildren of Alcoholics: Another Generation of Co-dependency,* Health Communications (斎藤学監訳・和歌山友子訳, 1988『アダルト・チルドレンの子どもたち』誠信書房).

Snow, C. & Willard, D., 1989, *I'm Dying to Take Care of You: Nurses and Codependence: Breaking the Cycles,* Redmond, Prodessional Counselor Books.

Spann, L., 1996, *Attribution about Codependency on the Part of Feminists and Nonfeminists,* A Dissertation in Marriage and Family Therapy, Submitted to the Graduate Faculty of Texas Tech University in Partial Fulfillment of the Requirements for the Degree of Doctor of Philosophy.

Steinglass, P., 1976, "Experimenting with Family Treatment Approaches to Alcoholism 1950-1975: A Review" *Family Process,* vol. 15.

Surrey, Janet L., 1983, "The "Self-in-Relation": A Theory of Women's Development," in Jordan, Judith V., et al. (eds.), 1991, *Women's Growth In Connection: Writings from the Stone Center,* The Guilford Press.

鈴木俊博, 2012「被災と支援とアディクション——ある精神科病院の3. 11——」『アディクションと家族』vol. 28(4).

宿谷晃弘, 2010「ドメスティック・バイオレンスにおける修復的司法プログラムの課題と展望」細井洋子・西村春夫・高橋則夫編『修復的正義の今日・明日』成文堂.

武田圭太, 1997「日本人の生涯キャリアの創造——共依存関係のなかでの個性化の実現」『Business Insight』vol. 17.

Tallen, B. S., 1995, "Codependency: A Feminist Critique," in Babcock, M. & Mckay, C. (eds.), *Challenging Codependency: Feminist Critiques,* University of Toronto Press.

谷口恵子, 2007「日本社会の中での共依存」『日米高齢者保健福祉学会誌』vol. 2.

Troise, F. P., 1995, "An Examination of Cermak's Conceptualization of Codependency as Personality Disorder," *Alcoholism Treatment Quarterly,* vol. 12.

上野千鶴子, 2000「『プライバシー』の解体——私的暴力と公的暴力の共依存をめぐって」『アディクションと家族』vol. 17(4).

上野加代子, 2001「アディクション・共依存の社会的構築」清水新二編『共依存とアディクション——心理・家族・社会』培風館.

上野易弘，1997「孤独死，自殺，労災死などの震災関連死の実態」神戸大学〈震災研究会〉編『苦闘の被災生活』神戸新聞総合出版センター．

――― 1999「震災死と『孤独死』」『都市政策』vol. 96

Verdiano, D. L., Peterson, G. W., & Hicks, M. W., 1990, "Toward an Empirical Confirmation of the Wegscheider Role Theory," *Psychological Reports,* vol. 66(3).

Vernig, P. M., 2011, "Family Roles in Homes with Alcohol-Dependent Parents: An Evidence-Based Review," *Substance Use & Misuse,* vol. 46(4).

Versey, B. M. & Christian, J., 2009, "Moments of Transformation: Narratives of Recovery and Identity Change," *Japanese Journal of Sociological Criminology,* vol. 34.

Walker, L. E., 1979, *The Battered Woman Syndrome,* Harper&Row（斎藤学訳，1997『バタードウーマン――虐待される女たち』金剛出版）．

Wallace, J., 1983, "Ideology, belief and behavior: Alcoholics Anonymous as a social movement", in E. Gottheil, K. Draley, T. Skolada, H. Waxman (eds.), *Etiologic Aspects of Alcohol and Drug Abuse*, Springfield.

Walters, G., "The Codependent Cinderella who loves too much …… fights back," in Babcock, M. & Mckay, C. (eds.), *Challenging Codependency: Feminist Critiques,* University of Toronto Press.

Wegscheider-Cruse, S., 1981, *Another Chance: Hope and Health for the Alcoholic Family,* Science and Behavior Books.

――― 1984, "Co-dependency: The Therapetic Void," in Wegscheider-Cruse (eds.), *Co-dependency,* Health Communications.

――― 1985, *Choice-Making: For Co-dependents, Adult Children and Spiritual Seekers,* Health Communications.

Wegscheider-Cruse, S. & Cruse, J. R., 1990, *Understanding co-dependency,* Health Communications.

Weisner, C. M. & Room R., 1984, "Financing and Ideology in alcohol treatment" Social Problems, vol. 32.

Whalen, T., 1953, "Wives of alcoholics: four types observed in a family service agency," *Quarterly Journal of Studies on Alcohol,* vol. 14.

Whitfield, C. L., 1987, *Healing the Child Within: Discovery and Recovery for Adult Children of Dysfunctional Families,* Health Communication（斎藤学・鈴木美保子訳，1997『内なる子どもを癒す＝アダルトチルドレンの発見と回復』誠信書房）．

――― 1991, *Co-dependence,* Health Communications.

Whitney, B., 2015, "Revisiting "Leaving Las Vegas" and the Final Days of John O'Brien," *The Fix*（2017年5月8日取得，https://www.thefix.com/remembering-john-obrien）．

Williams, E., Bissell, L., & Sullivan, E., 1991, "The effects of co-dependence on physicians and nurses," *British Journal of Addiction,* vol. 86(1).

Winnicott, D., 1960, "Ego Distortion in Terms of True and False Self," in *The Maturational Process and the Facilitation Environment,* International Universities Press（牛島定信訳, 1977「本当の, および偽りの自己という観点からみた, 自我の歪曲」『情緒発達の精神分析理論――現代精神分析双書　第Ⅱ期第2巻』岩崎学術出版社）.

Wiseman, J. P., 1975, "An Alternative role in the wife of an alcoholic in Finland," *Journal of Marriage and the Family,* vol. 37.

Woititz, J., G., 1983, *Adult Children of Alcoholics,* Health Communications（斎藤学・白根伊登恵訳, 1997『アダルト・チルドレン――アルコール問題家族で育った子供たち』金剛出版）.

Wolin, S. J., Steinglass. P., Sendroff, P., Davis, D. I., & Berenson, D., 1975, "Marital Interaction during Experimental Intoxication and the Relationship to Family History," in Gross, M.（ed.）, *Experimental Studies of Alcohol Intoxication and Withdrawal,* Plenum Press.

Wray, L. M., 1989, "Codependency: nurses who give too much," *American Journal of Nursing,* vol. 89(11).

山田正行, 2012「アイデンティティと歴史の自己教育的研究（V）――エディプスコンプレックス, 去勢コンプレックス, デモーニッシュなものに即して」『大阪教育大学紀要』vol. 61(1).

山家歩, 2003「依存を通じての統治―― ACや共依存に関する言説についての検討」『ソシオロジ』vol. 47(3).

Zupanic, C. E., 1994, "Adult Children of Dysfunctional Families: Treatment from a Disenfranchised Grief," *Death Study,* vol. 18.